DEEP BRAIN STIMULATION

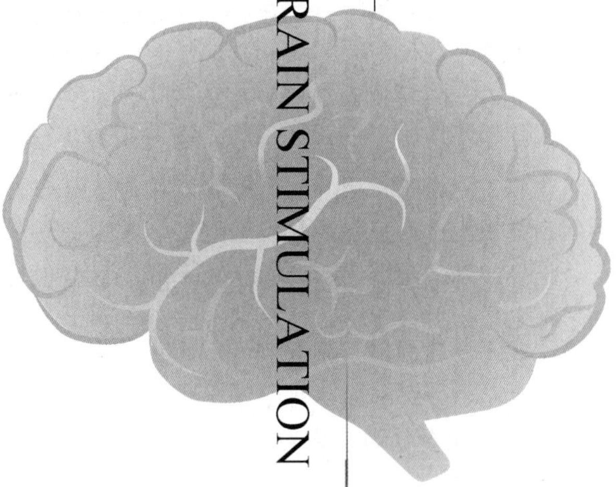

脑深部

电·刺·激·术

主　编　王学廉　陈礼刚

副主编　于炎冰　孙伯民　李　楠　明　杨

人民卫生出版社

图书在版编目（CIP）数据

脑深部电刺激术/王学廉，陈礼刚主编.—北京：人民卫生出版社，2018

ISBN 978-7-117-27035-9

Ⅰ.①脑… Ⅱ.①王…②陈… Ⅲ.①神经系统疾病-电疗法②精神病-电疗法 Ⅳ.①R741.05②R749.059

中国版本图书馆 CIP 数据核字(2018)第 166483 号

脑深部电刺激术

主　　编：王学廉　陈礼刚
出版发行：人民卫生出版社（中继线 010-59780011）
地　　址：北京市朝阳区潘家园南里 19 号
邮　　编：100021
E - mail：pmph @ pmph.com
购书热线：010-59787592　010-59787584　010-65264830
印　　刷：北京盛通印刷股份有限公司
经　　销：新华书店
开　　本：787×1092　1/16　　印张：16
字　　数：389 千字
版　　次：2018 年 9 月第 1 版　2018 年 9 月第 1 版第 1 次印刷
标准书号：ISBN 978-7-117-27035-9
定　　价：128.00 元
打击盗版举报电话：010-59787491　E-mail：WQ @ pmph.com
（凡属印装质量问题请与本社市场营销中心联系退换）

编著者名单

（以姓氏笔画为序）

于炎冰　国家卫生健康委员会中日友好医院
王　中　苏州大学附属第一医院
王　景　中国人民解放军空军军医大学唐都医院
王守岩　复旦大学类脑智能科学与技术研究院
王学廉　中国人民解放军空军军医大学唐都医院
叶　明　苏州大学附属第一医院
田　宏　国家卫生健康委员会中日友好医院
付　锴　武汉大学中南医院
许　峰　中国人民解放军沈阳军区总医院
孙伯民　上海交通大学医学院附属瑞金医院
苏明明　中国人民解放军空军军医大学唐都医院
李　楠　中国人民解放军空军军医大学唐都医院
李慎杰　西南医科大学附属医院
李嘉明　中国人民解放军空军军医大学唐都医院
杨　艺　中国人民解放军陆军总医院
西　建　西南医科大学附属医院
邱　纯　中国人民解放军空军军医大学唐都医院
何江弘　中国人民解放军陆军总医院
何海平　西南医科大学附属医院
汪　鑫　中国人民解放军空军军医大学唐都医院
汪　鑫　中国人民解放军空军军医大学唐都医院*
张　捷　武汉大学中南医院
张陈诚　上海交通大学医学院附属瑞金医院
张津安　中国人民解放军空军军医大学唐都医院
陈　磊　中国人民解放军空军军医大学唐都医院
陈义天　苏州大学医学部
陈礼刚　西南医科大学附属医院
陈礼道　武汉大学中南医院
陈明生　西安医学院第二附属医院
明　杨　西南医科大学附属医院
周　杰　西南医科大学附属医院
郑朝辉　中国人民解放军空军军医大学唐都医院
郑皓文　西南医科大学附属医院
赵海康　西安医学院第二附属医院
荆江鹏　中国人民解放军空军军医大学唐都医院
夏小雨　中国人民解放军陆军总医院
高丹丹　中国人民解放军沈阳军区总医院
陶英群　中国人民解放军沈阳军区总医院
黄永志　英国牛津大学附属 John Radcliffe 医院
彭里磊　西南医科大学附属医院
葛顺楠　中国人民解放军空军军医大学唐都医院
曾　山　西南医科大学附属医院
蔡晓东　深圳市第二人民医院

* 作者中名为汪鑫的有两人，且同一单位。第五章作者汪鑫为 1983 年生人，第十四章作者汪鑫为 1988 年生人。

主编简介

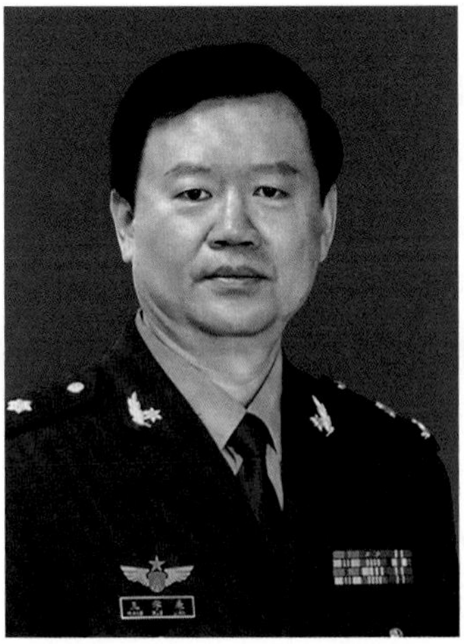

王学廉，主任医师，教授，博士研究生导师，空军军医大学附属唐都医院神经外科主任。中华医学会神经外科分会功能神经外科学组副组长，中国医师协会神经调控专业委员会常委，中国医师协会功能神经外科专家委员会委员兼学术秘书，全军第九届神经外科学专业委员会功能学组委员，陕西省医学会神经外科分会常委。

研究领域为立体定向和功能性神经外科及神经调控技术，擅长应用脑深部电刺激手术治疗运动障碍疾病（帕金森病、肌张力障碍、扭转痉挛、痉挛性斜颈、梅杰氏综合症、特发性震颤）、物质依赖（吸毒成瘾、酒精依赖）、强迫症、抑郁症、抽动秽语综合症、神经性厌食症、药物难治性癫痫等。研究方向为功能性脑疾病的基础和临床研究，特别是帕金森病和吸毒成瘾的发生机制和神经调控治疗新方法。主要研究脑深部电刺激术在难治性功能性脑疾病中的应用，从治疗疾病的机制入手，发现关键的调控靶点，探索有效的干预策略和治疗手段。

获国家科学技术发明二等奖 1 项，军队医疗成果一等奖 2 项，陕西省科技进步二等奖 1 项。获实用新型专利 4 项。完成国家自然科学基金面上项目课题 2 项，以主要骨干参与并完成国家自然科学基金重点项目课题 1 项，国家十一五科技支撑计划子课题 1 项，国家“863”计划子课题 1 项，总后勤部卫生部军队临床高新技术重大项目课题 2 项，陕西省科技统筹创新工程计划项目课题 1 项，累计获得各类课题资助经费 1500 余万元。

参编著作 4 部，其中以第一副主编参编著作 1 部。发表 SCI 收录的论文 50 余篇。

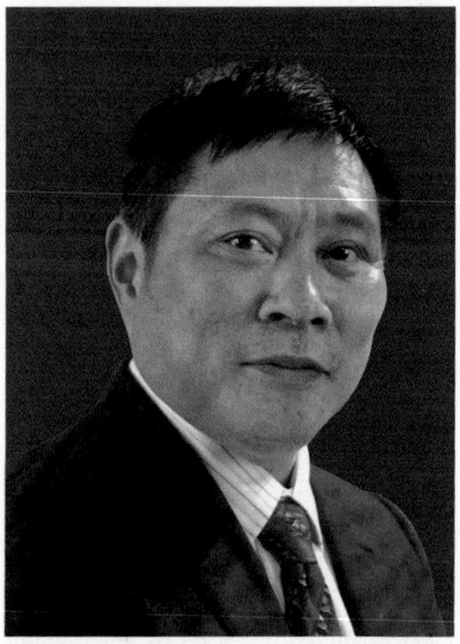

陈礼刚，二级教授、博士、博士生导师，国务院特殊津贴专家，国家自然科学基金评审专家，四川省学术和技术带头人。现任西南医科大学附属医院外科教研室主任，大外科主任，神经外科主任和PI实验室主任；中华医学会神经外科学分会委员；中国医师协会神经外科医师分会常委；中国医师协会神经外科医师分会功能神经外科专家委员会副主任委员；中华医学会创伤分会神经创伤专业委员会副主任委员；中国研究型医院学会神经外科专业委员会常委兼秘书长；中国研究型医院学会神经外科专业委员会神经创伤专家委员会主任委员；中国研究型医院学会微侵袭神经外科专家委员会常务委员；中国研究型医院学会神经外科专业委员会脑神经疾患诊疗学组副组长；中国医疗保健国际交流促进会神经外科分会常务委员；海峡两岸医药卫生交流协会神经外科专业委员会常务委员；中国医药教育协会神经外科专业委员会常务委员；中国医药教育协会移动医疗工作委员会常务委员；世界华人神经外科协会委员兼神经创伤专业委员会副主任委员；中国胶质瘤协作组委员；四川省医师协会第三届神经外科医师分会候任会长；四川省医学会神经外科专业委员会第八届委员会副主任委员；四川省专家评审委员会委员；《中华神经医学杂志》《中华神经外科疾病研究杂志》《Translational Neuroscience and Clinics》编委。

从事神经外科临床、教学及科研工作30年。尤其擅长脑功能性疾病、脑肿瘤、颅脑损伤规范化救治及儿童脑肿瘤的个体化治疗。先后赴日本东京大学医学院、国立台湾大学医学院、美国斯坦福大学医学院、美国哥伦比亚大学访问学习。近五年发表文章200余篇，SCI文章收录30余篇。主编全国高等学校教材5部，主编及参编各种专著20余部。参与编写《神经外科锁孔显微手术中国专家共识》《颅脑创伤后癫痫防治中国专家共识》等多份专家共识。已完成国家自然科学基金课题等6项。在研课题有国家自然科学基金面上项目、国家十二五支撑项目子课题、国际协作项目，四川省科技厅及四川省卫生厅项目等多项科研课题。获2002年四川省科技进步二等奖、2008年四川省科技进步三等奖、2011年四川省科技进步一等奖、2013年中华医学科技进步三等奖、2016年泸州市科技进步一等奖、2017年华夏医学科技奖二等奖。已培养硕士研究生42名，现有硕士9名、博士2名在读。

序 一

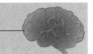

脑深部电刺激术是近三十年来立体定向和功能神经外科中发展极为迅速的技术手段之一。该技术是通过立体定向手术方法在人脑中的特定神经结构植入刺激电极，并在人体内植入神经刺激器以连接电极，发放可被调节控制的弱电脉冲，从而改变大脑神经环路和网络的电活动及功能，达到控制和改善患者症状的目的。该技术在 1987 年首次用于震颤的控制治疗，取得了令人惊叹的疗效。其后又扩展到帕金森病、肌张力障碍等运动障碍疾病的治疗，其有效性和安全性在国际上已得到高等级循证医学证据支持。近来脑深部电刺激疗法在难治性精神疾病、癫痫和疼痛等领域也显示出良好的应用前景。

脑深部电刺激术自 1998 年被引入国内，首先在北京、上海、西安、广州等地开展，早期每年全国治疗的病例数仅有数十例。尽管该时期的手术治疗例数不多，但由于该技术疗效确切、立竿见影，且具有对脑组织无损伤、可逆可调节等优势，逐步得到了功能神经外科和神经内科医师的认可及广大患者的接受。近几年来，该技术在国内呈快速发展趋势，目前全国已开展该项技术的医院近百家，其中不乏年手术量超过百例的区域性治疗中心，每年全国治疗的病例数亦达上千例。

另外，随着脑深部电刺激术的快速发展和在临床上良好的应用前景，其治疗装置的技术性能方面也不断得到改进，并实现了国产化。在未来，该疗法仍然存在很大的发展空间，如进一步阐明其作用机制、拓宽适应证、改进手术技术、探索闭环（反馈式）刺激模式等，而这些都需要临床医生更深入地了解该技术本身，并与其他交叉学科通力合作，才能促进其进步，造福广大患者。

此书作者在查阅大量相关文献的基础上，结合自己长期的临床实践，以图文并茂的方式，详述了脑深部电刺激术的基本概念、原理和手术方法等，内容翔实，实用性强，是一部系统的、有价值的介绍脑深部电刺激相关知识的参考书籍，涵盖了脑深部电刺激术治疗以帕金森病为代表的运动障碍性疾病以及新的适应证。我推荐此书给初窥门径的年轻医生和研究生，以及对该项技术有兴趣的高年资神经科医生，相信读者一定能从本书中获益。

中国工程院院士
上海神经外科临床医学中心主任
上海华山神外（集团）研究所所长
周良辅

序　二

经过近30年的发展，在运动障碍疾病（如帕金森病、肌张力障碍、特发性震颤等）的外科治疗方面，脑深部电刺激术（deep brain stimulation，DBS）已经基本上替代了传统的射频毁损手术，被证实是一种更加安全、有效的方法。由于它具有可逆性和可调性，因此大大减少了手术所致并发症的风险。2002年，美国FDA批准了丘脑底核电刺激治疗中晚期帕金森病的疗法，迄今全世界范围内已有超过10万名包括帕金森病在内的患者由此获益。2014年9月8日，素有“诺贝尔奖”风向标之称的“拉斯克临床医学研究奖”，授予了法国神经外科医生Benabid教授和美国神经内科医生Delong教授，以表彰他们在DBS治疗帕金森病领域所作出的杰出贡献，这充分证明了DBS在功能神经外科发展中的重要性。

在脑科学发展热火朝天的今天，DBS更是成为其研究的热点和焦点。2013年，美国“脑计划”启动，在其1亿美元经费的预算中，有7000万美元明确用于大脑调控研究。作为第一个能够直接干预大脑功能的人工系统，DBS为脑科学和神经科学的研究提供了一个难得的工具。在DBS治疗疾病的同时获取大脑信息，对于我们认识、研究大脑及其疾病是一个颠覆性的变革。

中国人民解放军空军军医大学唐都医院神经外科作为国家级重点学科及全军唯一的功能神经外科研究所，是国内最早开展DBS的临床中心之一，也是为数不多的年DBS手术量超过百例的临床中心。从1999年11月开展首例帕金森病患者的DBS植入手术开始，到现在已过去18年，我们累计完成DBS手术近千例，大部分为帕金森病、肌张力障碍等运动障碍疾病，积累了相当多的治疗经验，规范了DBS的手术流程，提高了电极植入的精准度和治疗效果。

近些年来，DBS治疗的新靶点和新适应证也在不断扩展。难治性精神疾病、癫痫、疼痛等疾病的DBS治疗方兴未艾。我们围绕DBS开展了基础及临床科研工作，获得多项国家、军队、省部级科研课题资助，牵头组织编写和参编发表了该领域多份专家共识，多次应国际会议邀请作专题报告。我们在国际上率先开展了伏隔核脑深部电刺激用于药物成瘾戒断后防复吸的临床试验，目前已完成手术20余例，治疗效果良好，并正在牵头开展全国多中心前瞻性随机对照临床研究。

在此基础上，我们会同国内同道，精心总结了近年来的研究成果和临床经验，群策群力，字斟句酌，终于编成本书。希望本书可以对我国功能神经外科的进一步发展，DBS技术的普及并惠及更多的患者有所裨益。对于本书的不足之处，欢迎各位同仁不吝赐教、批评与匡正。

中国医师协会神经外科分会副会长
中华医学会神经外科学分会功能神经外科学组组长
全军功能神经外科研究所所长
中国人民解放军空军军医大学唐都脑科医院院长

2018年7月

前 言

在20世纪80年代，美国的Mahlon DeLong医生首先发现毁损丘脑底核能够显著改善帕金森病模型猴的症状。此后不久，法国的Alim-Louis Benabid医生发现在脑内植入电极，电刺激丘脑底核能够明显改善帕金森病患者的症状。自此，脑深部电刺激疗法（deep brain stimulation，DBS）逐渐在世界各地开展起来，成为功能神经外科领域治疗效果最好的手术方法之一。目前DBS已成功应用于临床运动障碍性疾病的治疗，还有望应用于精神障碍性疾病、癫痫、认知障碍性疾病、疼痛及成瘾性脑病等的治疗。

国内于1998年引入DBS，近20年来DBS在国内飞速发展，越来越多的医院开展该疗法。但从宏观角度而言，DBS在我国仍然没有普及，在不同地区间其发展还存在很大的不均衡性。有鉴于目前国内尚无一部专门系统论述DBS的专著，我们组织了国内有关专家在参阅了大量国内外文献的基础上，结合我国的具体国情并采纳国内外DBS的主流观点，编纂此书。希望本书能够对国内开展DBS工作的同道起到一定的参考和借鉴作用。需要指出的是，DBS仍然处在不断地发展与进步中，同时该疗法的某些方面也还存在一定的争议，临床医师在具体的工作中应结合实际情况综合考虑。

本书综合了神经解剖、神经电生理，神经内、外科，精神科、康复和护理等方面的相关内容，分为三篇。第一至八章为第一篇，介绍DBS的发展历史、作用机制假说、临床常用靶点、手术方法、并发症及术后患者的管理与程控，同时还介绍了基底神经节的解剖与生理，并展望了局部场电位及闭环电刺激的可行性；第九至十四章为第二篇，介绍了DBS治疗运动障碍性疾病的临床应用；第十五至二十二章为第三篇，介绍了DBS新的和潜在的适应证，如难治性抑郁症、强迫症及成瘾性疾病等，并展望了DBS未来可能的发展方向。

本书在编写过程中得到了中国工程院周良辅院士的亲切关怀和鼓励，并在百忙之中为本书作序。此外，本书在出版过程中还得到了人民卫生出版社郝巨为编审的大力支持。感谢本书各位编者出色的工作，他们的建议和智慧为本书增色不少。

由于本书为国内第一部关于DBS的专著，加之编写时间仓促且水平有限，如有不足之处，还望各位同道积极反馈为盼，以便再版时修订。

王学廉　陈礼刚

2018年8月

目 录

第一篇　脑深部电刺激的概述

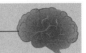

第二篇 脑深部电刺激治疗运动障碍性疾病

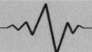

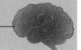

第三篇　脑深部电刺激治疗的新适应证

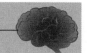

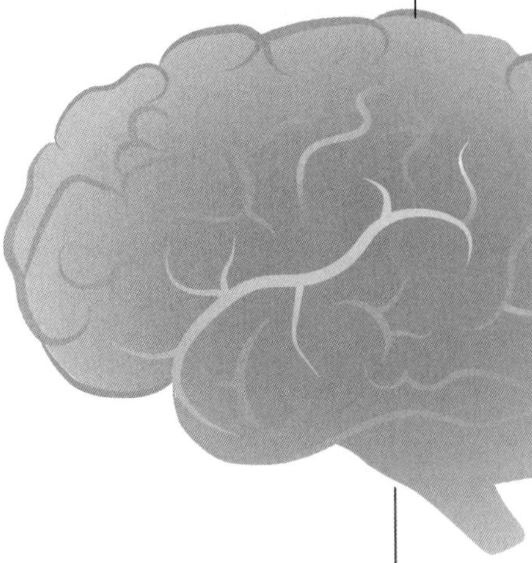

第一篇

脑深部电刺激的概述

第一章

脑深部电刺激简介

脑深部电刺激（deep brain stimulation，DBS）是近 30 年来神经外科领域发展最迅猛的技术，是治疗运动性神经系统疾病的新方法。DBS 是通过刺激发生器发出的高频电脉冲信号刺激脑神经核团或神经传导束调节异常的神经环路。现已成为治疗帕金森病、特发性震颤、肌张力障碍等运动障碍疾病的常规手术方法。自 1997 年 DBS 通过美国食品药品监督管理局（food and drug administration，FDA）认证用于治疗特发性震颤以来，已有超过数万名运动障碍患者接受该疗法，而国内最早在 1998 年将 DBS 应用于帕金森病临床治疗，迄今已有数以万计的患者因此受益。近年来，DBS 的临床适应证不断地扩大，从最初的运动障碍病逐渐发展到治疗其他神经和精神疾病，如抽动秽语综合征、强迫症、抑郁症、神经性厌食症、难治性疼痛、癫痫、植物状态和阿尔茨海默病等，可以预见，未来的 DBS 技术将成为众多疾病的重要治疗方法。

第一节　脑深部电刺激的概念

DBS 又称为脑起搏器，是一种神经系统疾病外科控制疗法与电子技术相结合的临床新疗法，主要采用立体定向手术将脉冲发生器（impulse generator，IPG）植入患者体内，通过发放弱电脉冲，经微电极刺激脑内控制运动的相关神经核团，抑制了引起疾病症状的异常脑神经信号，从而改变相应核团或神经环路的兴奋性，以消除疾病症状、使患者恢复自如活动和自理能力为目的的一种植入式医疗电子设备。

植入式神经/脑刺激系统包括体内植入部分和体外控制部分。体内植入部分由刺激电极、导线、IPG 以及延伸导线等组成。刺激电极为四触点电极。IPG 是一种类似于心脏起搏器的产品，由控制电脉冲的微电子电路和电池组成，它的碳锂电池可维持若干年，其使用年限取决于所应用的刺激参数。刺激参数可根据所选择的触点和触点所处的状态进行调整，同时能够调节刺激强度、脉宽和频率。临床使用过程中，将 IPG 植入患者皮下组织，一般植入患者锁骨区皮下。

体外控制部分包括医生程序控制器和患者控制部件。医生利用程序控制器，通过遥测技术与 IPG 进行通讯、阅读、改变和下载参数，用来对各个患者的不同需求进行操作，以满足每位患者的需求。患者也可以将治疗控制器置于 IPG 的上方，查看系统信息和电池状态，或者利用控制磁铁开启或关闭 IPG。

一般来说，DBS 和毁损的疗效是相似的，都是达到对异常脑电活动的抑制，但 DBS 又明显优于毁损，因为它是一种可逆性的手段，任何与刺激有关的不良反应均可通过调节刺激而得到控制。另一个重要特点是其刺激是因人而异的，它可以根据患者的症状来调整刺激参数。DBS 的可逆、可调整及非毁损性使其更容易为医患双方共同接受。另外，DBS 刺激部位可以通过影像学定位结合微电极记录及电刺激定位来确定。

第二节 脑深部电刺激的发展历史

DBS 治疗方法从出现至今近 30 年的时间。开始出现于 20 世纪 50~70 年代，最先是应用丘脑-脑深部电刺激术治疗慢性顽固性疼痛，之后也尝试用于痉挛、小脑麻痹、癫痫等疾病的治疗。但因当时定位手段落后、缺乏客观的疗效评价标准、伦理道德方面存在争论等原因使得 DBS 的进一步应用受到限制。

1987 年法国神经科医师 Alim-Louis Benabid 教授与 Grenoble 大学的团队首次采用 DBS 刺激丘脑腹中间核（ventral intermediate nucleus，Vim）以控制震颤现象，获得成功后，开始了一系列的试验性研究。在此之后，DBS 得到了快速发展，开启了 DBS 治疗帕金森病的新纪元。随后的一些相关研究也证实相对于传统毁损术而言，DBS 具有手术安全、可调节、并发症少且可逆等特点。1992 年 8 月欧洲多中心颤抖临床研究首度将 100 多位患者纳入试验。1995 年秋，Medtronic 临床研究中心首度利用丘脑底核或苍白球刺激以控制重度帕金森病患者症状，总共包括美国、欧洲、加拿大与澳洲共 160 位患者。1997 年 7 月 Medtronic DBS 震颤控制疗法在美国通过 FDA 认证，用以治疗原发性震颤与帕金森病震颤。1998 年 4 月 Medtronic DBS 治疗帕金森病在欧洲、加拿大与澳洲通过认证，用以治疗重度帕金森病的运动障碍。2002 年 1 月 Medtronic DBS 治疗帕金森病在美国通过 FDA 认证，用以治疗重度帕金森病的运动障碍。美国 FDA 于 1997 年批准 DBS 治疗特发性震颤后，2002 年批准了帕金森病的 DBS 治疗方法，2003 年批准了原发性肌张力障碍的 DBS 治疗，2009 年批准了强迫症的 DBS 治疗，至今全球已超过十万人因此受益。美国 Delong 教授对 DBS 治疗帕金森病的作用机制有其独特见解，并因此获得 2014 年 Lasker-DeBakey 临床医学奖。由此可见，DBS 技术治疗功能性疾病日臻成熟。最初 DBS 只是应用于帕金森病和特发性震颤的治疗，近几年人们开始将其用于治疗肌张力障碍、抽动秽语综合征等疾病，并尝试将 DBS 用于癫痫、中枢性疼痛、强迫症等精神障碍疾病领域。

第三节 脑深部电刺激技术的影响

DBS 是近 30 年来神经外科领域发展最迅猛的技术，是治疗运动性神经系统疾病的新方法，也是功能神经外科发展的必然产物。DBS 能够避免由破坏神经核团所引起的严重并发症，为病人今后接受其他新疗法保留了机会，也可在术后进行无创性调节，以达到最佳症状控制和最小副作用。因此，DBS 目前已几乎完全取代了毁损术。

但是，一种手术方法的产生必然有其客观的优缺点的存在。与传统的手术方法相比，DBS 存在以下的优点：①不毁损靶点的神经元，对脑内核团的结构理论上可达到“无创”；

②可行双侧手术，手术可逆；③术后可根据病情变化和副作用程度，通过皮下 IPG 实施可逆性调节，调整改变刺激参数的方式来获得长期疗效，减少并发症的产生。

DBS 手术也存在一定的缺陷，有可能在手术前后会引起多种不良反应，主要分为以下 4 种：①与手术相关的不良反应。有关研究结果显示，在接受 DBS 治疗的全部 360 例患者中，发生的并发症主要有感染或出血、定向力障碍、点痛发作、肺栓塞等。除了颅内出血外，其余的并发症并不会造成永久性的神经后遗症，且这一情况的发生概率，相较于传统毁损手术明显降低。②与硬件相关的副作用。主要表现为电极错位导致电极重置，导线折断或脑组织腐蚀导致电极的更换，功能障碍或皮肤生长引起的 IPG 更换或重置。③与刺激相关的不良反应。有感觉异常、构音障碍、眼睑抬起不能、偏身投掷症等症状，但是一般反应较轻微，通过调整参数可解决。④由 DBS 诱导的药物治疗变化相关的不良反应。这种情况极少见。

由此可见，DBS 手术相较于传统外科手术疗法，优点明显，因此有更好的发展前景。现已经证明很多疾病可通过 DBS 疗法获得临床症状的改善，临床研究者仍在不断探索应用这种技术治疗一些新的手术适应证和选择新的最佳的刺激位置，并探索更多的研究领域，使 DBS 疗法发挥其最大作用。

（王学廉　陈礼刚）

第二章

基底神经节的解剖与生理

第一节 正常解剖与生理

基底神经节指的是位于大脑半球基底部、丘脑外侧的数个皮质下核团结构，传统的定义包括纹状体以及杏仁核复合体，而现在认为基底神经节仅包含纹状体以及与其功能相关的一些间脑及中脑结构。这一变化主要是基于上述结构形成了一个在运动控制和行为动机中发挥重要作用的功能复合体，而屏状核功能不清且杏仁核被认为与边缘系统关系更为密切。

纹状体包括尾状核、壳核以及苍白球。由于位置毗邻，苍白球和壳核被统一定义为豆状核复合体。随着对核团结构和功能越来越深入的了解，壳核被证实与尾状核具有相同的细胞化学构筑与功能连接，因此被合称为新纹状体或简称纹状体。纹状体被认为是基底神经节的“门户”，因为它接受大量来自于其他神经结构向基底神经节的传入，而它的传出投射主要指向苍白球和黑质网状部。苍白球（主要是苍白球内侧部）和黑质网状部被认为是基底神经节的传出接口，直接向丘脑发出大量纤维投射。基底神经节的功能异常主要表现为运动、肌张力以及姿势的异常，临床表现十分多样，可能表现为运动减少和肌张力增高（典型疾病是帕金森病），也可能表现为运动过多。因此，针对各种运动障碍疾病的治疗都是基于基底神经节各个结构的解剖和功能而实现的。

尾状核是一个弯曲的蝌蚪形核团，它的头侧体积较大，向尾段逐渐缩小，形成一个向下弯曲的尾部。尾状核头部被覆室管膜，处于侧脑室前脚的底和外侧壁，其向后缩小的体部位于侧脑室体的底部，最狭窄的尾部伴随侧脑室下角的屈曲。尾状核内侧紧邻丘脑，其上方是胼胝体。尾状核大部分由内囊前肢与豆状核复合体分离，然而在前穿质上方，尾状核头的下部与壳核下极相连接。在尾状核大部分长轴上，都有不同数量的细胞桥连接壳核与尾状核，这些细胞桥在前部较为发达，与内囊前肢相互穿插。大部分的尾状核以及壳核被称为背侧纹状体，而前方靠内下的纹状体被称为腹侧纹状体，主要包含伏隔核。豆状核复合体位于岛叶深部，与屏状核间有一薄层白质分隔。屏状核将岛叶下白质分为最外囊和外囊，后者将屏状核和壳核分开。内囊将豆状核复合体与尾状核分开。

一、纹 状 体

（一）纹状体的组成和细胞构筑

纹状体包括尾状核、壳核以及腹侧纹状体，前两者合称背侧纹状体（图 2-1）。纹状体是一个高度血管化的富含神经元的结构，其内部穿插有大量由有髓及无髓纤维聚合成的纤维束（多数是纹状体的传入及传出纤维），这也是纹状体得名的原因。无论是腹侧还是背侧纹状体，其内部的神经元主要是中等有棘神经元（medium-sized spiny neurons，MSNs）。中等有棘神经元是γ-氨基丁酸（γ-aminobutyric acid，GABA）能投射神经元，同时还表达编码脑啡肽或P物质/强啡肽的基因，其中表达脑啡肽的亚群主要表达D1型多巴胺受体，而表达P物质/强啡肽的亚群主要表达D2型多巴胺受体。表达D1和D2型多巴胺受体的两群神经元可能有不同的投射，分别指向苍白球和黑质网状部。此外，纹状体内还分布有一些固有神经元：表达乙酰胆碱酯酶，胆碱乙酰转移酶和生长抑素的中等大小无棘神经元；表达乙酰胆碱酯酶和胆碱乙酰转移酶的伴有棘树突的大神经元；而无棘的大神经元几乎都是固有神经元。

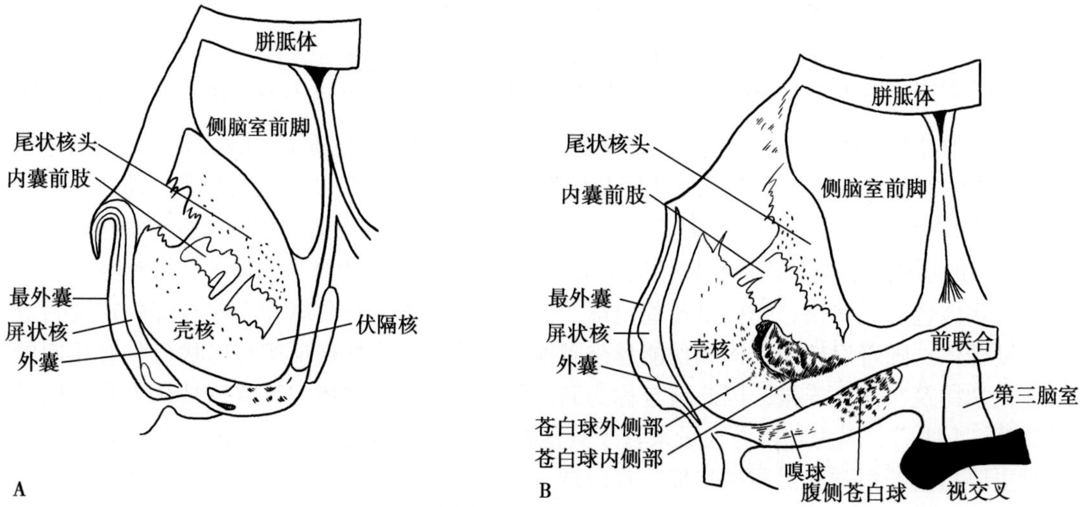

图 2-1 纹状体冠状切面示意图

A. 通过伏隔核的纹状体冠状切面；B. 通过前联合的纹状体冠状切面

纹状体内的神经活性化学分子，无论是固有的还是传入的，在纹状体内分布并不均一，羟色胺和谷氨酸脱羧酶在尾端更为集中，而P物质、乙酰胆碱以及多巴胺则在前端更为密集。纹状体中有明显的“镶嵌”结构，在该镶嵌结构中，神经元密度较高的区域，称为“纹状小体”，而将这些纹状小体隔开的是“基质”。纹状体内的传入纤维的分布也遵守这种“镶嵌”结构，来源于新皮质的传入主要终止于纹状体的“基质”，而来源于古皮质的传入主要终止于“纹状小体”。

（二）纹状体的传入传出投射

无论是腹侧还是背侧纹状体，都接受大量来自皮质的投射传入。背侧纹状体的皮质传入主要来源于大脑皮质的运动区和联络区，而腹侧纹状体的皮质传入主要来源于边缘系统、眶额叶和颞叶皮质，以上皮质向同侧纹状体发出的均为谷氨酸能投射纤维。纹状体还接受来自丘脑的多感觉板内核团，其中接受小脑传入的中央外侧核主要向纹状体前部投射（尾状核），而接受小脑-苍白球传入的中央内侧核主要向壳核投射。此外，纹状体还接受大量胺能神经传入，包括黑质致密部的多巴胺能神经元（A9细胞群）、红核后区的多巴胺能神经元（A8细胞群）、中缝的羟色胺能神经元（B7细胞群）、蓝斑的去甲肾上腺素能神经元（A6 细胞群）。其中黑质纹状体传入又被称为中脑纹状体多巴胺通路，这些胺能神经传入能够调节纹状体对皮质及丘脑传入的反应性。

纹状体的传出投射主要指向苍白球的内外侧部以及黑质网状部。纹状体内向苍白球外侧部（external globus pallidus，GPe）投射的神经元同时表达 GABA 和脑啡肽，组成了间接通路，通过丘脑底核（subthalamic nucleus，STN）的中介影响苍白球内侧部（internal globus pallidus，GPi）神经元，而纹状体内直接向苍白球内侧部投射的神经元同时表达 GABA 和 P 物质/强啡肽，组成了直接通路。纹状体向黑质网状部的投射同样包含直接和间接通路两个组分，后者是通过 GPe 和 STN 的中介。

对于腹侧纹状体而言，其皮质投射主要来源于边缘系统以及古皮质。海马（通过穹隆）和眶额皮质（通过内囊前肢）向伏隔核投射。

嗅皮质、内嗅皮质、前扣带回以及颞视觉皮质同时向伏隔核以及嗅结节投射。皮质向背侧及腹侧纹状体的投射存在一定程度的重叠。腹侧纹状体同样接受来自胺能神经元的投射，包括背侧中缝的 B7 细胞群、蓝斑的 A6 细胞群、黑质旁以及内侧黑质致密部的多巴胺能神经元（A9 及 A10）细胞群。这里的多巴胺能投射组成了中脑-边缘投射，同时还向隔核、海马、杏仁核、前额叶及前扣带回发出投射。

腹侧纹状体向腹侧苍白球发出传出投射，同时也通过直接-间接通路（通过 STN）向黑质网状部发出投射。腹侧苍白球的传出纤维到达丘脑背内侧核（进一步投射到前扣带回和前额叶联合皮质）、丘脑中线核团（进一步投射到海马）以及边缘系统的缰核复合体。

腹侧纹状体包括伏隔核与嗅结节，其中伏隔核的多巴胺能传入投射主要来源于中脑腹侧被盖区的 A10 细胞群。伏隔核被认为是多种神经活性物质的奖赏效应的神经底物，而中脑边缘多巴胺系统被认为介导了神经活性物质的成瘾效应。

（三）纹状体的电生理特性

1. 峰电位特性　纹状体的神经元主要是中型棘突神经元（medium spiny neurons，MSNs），此类神经元占新纹状体细胞总数的 90%以上，是纹状体唯一的投射神经元。以往对 MSNs 膜电位的记录提示动物在安静状态下，MSNs 膜电位可出现缓慢超极化状态或去极化状态。当投射到达纹状体的皮质或丘脑传入增多时，MSNs 出现去极化而导致动作电位产生。脑片膜片钳研究发现，大鼠 MSNs 动作电位的幅值为（82.9± 1.4）mV，阈电位为（-47.6± 1.6）mV，后超极化电位幅度为（10.2± 0.8）mV。注入电流 150pA 可使神经元去极化达到阈电位水平并引起放电，放电频率为（13± 2）Hz。此外，根据电生理特性，纹状体内还存在两类神经元，均属于中间神经元。第一类神经元阈电位水平最低［（-45.3±1.4）mV］，当接受 600pA 、持续 1 秒的去极化电流注入时，可出现（156± 5）Hz 的高频放电，其动作电位幅值为（80.3±1.2）mV，且具有较大幅度的后超极化，后超极化电位幅值为（18.3± 1.1）mV。由于这种神经元的放电频率快，所以称之为快速放电细胞。另一类神经元阈电位水平最高［（-51.3±1.8）mV］，当接受 300pA、持续 1 秒的去极化电流注入时，该神经元呈（30±2）Hz 的中等频率放电，其动作电位幅值为（79.4±2.4）mV。在动作电位产生之前，它的放电具有一个再生性去极化“峰”，类似于一个低阈值放电。当神经元处于去极化状态时，低阈值放电也可在注入的超极化电流结束时诱导产生。由于其典型的电生理学特征是存在低阈值放电，这类神经元被称为低阈值放电神经元。目前由于纹状体并非立体定向 DBS 手术的经典靶点，因此还没有关于人脑纹状体的峰电位研究。

2. 局部场电位特性　关于纹状体场电位研究，最多的报道是关于啮齿类动物的。研究发现，安静状态下，大鼠纹状体局部场电位（local field potential，LFP）的放电频率大多<10Hz，以慢波δ和θ波为主。进一步研究发现，纹状体的背外侧部神经元被高电压纺锤波活动（8Hz左右）夹带，而腹内侧神经元活动被δ节律所夹带。随着立体定向DBS手术和立体定向脑电图技术的推广，研究人员发现帕金森病患者的基底神经节部分核团内（包括STN和苍白球）的LFP有显著的β频带的活动，并认为β振荡是一种病理性的振荡，介导了帕金森病样症状的发生，并推断帕金森病患者，包含纹状体在内的整个基底神经节都存在β振荡，这也在帕金森病模型大鼠和灵长类动物的研究中得到证实。然而，最近的研究发现，灵长类动物的纹状体在生理状态下同样存在β活动，并且与任务执行功能相关。

二、苍白球

（一）苍白球的组成和细胞构筑

苍白球位于壳核与内囊之间，它包括两个部分，分别是GPe与GPi，GPe与GPi之间有一层内髓板相隔离，二者间有丰富的纤维联系。苍白球的细胞密度只有纹状体的不到1/20，GPe与GPi的大部分的神经元有着相似的细胞形态。苍白球内的神经元多数是GABA能的多极神经元，这与黑质网状部十分相似。这类神经元有盘状的树突，与传入的神经轴突呈直角。

（二）苍白球的传入传出投射-直接通路和间接通路

苍白球的外侧部和内侧部都接受大量来自于纹状体的纤维传入，外侧苍白球与STN有双向的投射关系，组成了间接通路（图2-2）。苍白球内侧部被认为与黑质网状部是同源的，因为二者有相同的细胞构筑和纤维连接特点。在神经轴水平，苍白球内侧部与黑质网状部一起作为基底神经节的输出核团，向丘脑发出投射纤维。

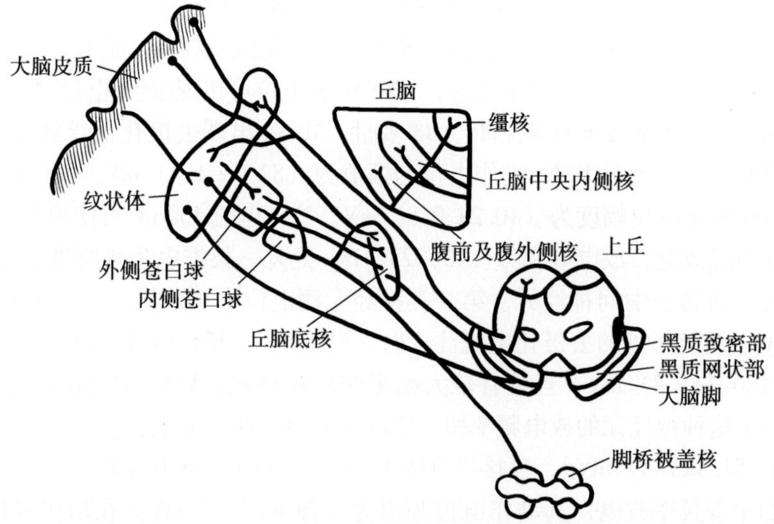

图2-2　组成控制运动的皮质-纹状体-丘脑-皮质环路的不同核团及相互间投射关系

纹状体-苍白球投射被分为两型，分别终止于GPe与GPi。向GPe发出的投射组成了间接通路的起始部，这条通路以GABA作为神经递质，同时也含有内啡肽。GPe内的神经元发出的轴突终末通过内囊前肢内的丘脑下束最终到达 STN。另一条由纹状体向 GPi 发出的投射组成了直接通路。同间接通路一样，直接通路同样以 GABA 作为主要的神经递质，同时也含有 P 物质/强啡肽。从 GPi 内神经元发出的轴突，一部分汇入豆核襻，途经内囊前界，另一部分汇入豆核束，直接穿过内囊。两条通路横穿内囊后在 STN 区域汇合，形成一个水平的发卡样路径，然后返折向上进入丘脑，形成丘脑束。围绕未定带形成的发卡样路径形成一个红核前区。在丘脑内，苍白球-丘脑纤维主要终止于丘脑的腹前核、腹外侧核和板内中央内侧核。最终，丘脑再次发出兴奋性投射纤维（谷氨酸能）回到额叶皮质，主要包括初级运动皮质区与辅助运动皮质区。内侧苍白球还向尾侧发出向脚桥核投射的纤维。脚桥核位于中脑与脑桥交接的区域，紧邻小脑上脚，基本上对应的是生理上定义的中脑运动区。

（三）电生理特征

由于 GPi 是立体定向功能神经外科手术治疗帕金森病的重要靶点，而 GPe 与 GPi 位置毗邻，因此有机会利用微电极记录（microelectrode recording，MER）或 LFP 记录对人脑的 GPi 和 GPe 的电生理特征进行直接研究。

1. 峰电位特征　治疗时，目标靶点是 GPi 的腹后外侧部，其三维空间坐标如下：前后联合中点前 2~3mm，中线旁开 18~21mm，前后联合间径线下 3~6mm。在记录电极从靶上 15~20mm 的位置开始记录时，途经的结构包括内囊、GPe、内髓板、GPi 和视束。

在 GPe 内可以记录到两种主要类型的神经元，第一类神经元表现为低频率放电，点燃频率 40~60Hz，间隔时间 300~500 毫秒。第二类神经元表现为簇放电，点燃频率 20Hz，每组簇放电的间隔不规律，每簇内的峰电位频率为 300~500Hz。相比于 GPi，GPe 的簇放电持续时间更短。无论是 GPi 还是 GPe，两个核团外围的边界细胞都表现为一种低频放电。此外，震颤细胞也能在 GPe 内被检测到，这类细胞的放电频率与患者肢体的震颤频率一致，且放电频率与模式在患者被动运动时会产生改变。

相比于 GPe，GPi 的神经元的电生理活性明显提高。GPe 内的放电是不规则的，但停止间歇时间更短，其平均点燃频率为（91±52）Hz，簇放电内的放电频率为 70~120Hz。GPi 的平均点燃频率和平均放电频率显著高于 GPe，其内部连续的高频放电模式与 GPe 内的细胞显著不同。GPi 内还存在震颤细胞，震颤细胞的平均放电频率高于 85Hz，比 GPi 内的其他细胞的放电频率明显要高（65Hz）。此外，GPi 内还可以找到动力性细胞，其放电模式和频率会在患者肢体发生被动运动时改变，这些被动运动主要包括对侧上下肢的运动以及双侧肢体的运动。

2. 场电位特征　由于 GPi 是治疗各种运动障碍疾病的常用手术靶点，因此，LFP 的研究集中于 GPi。研究发现，14~30Hz 的 β 频段的活动在帕金森病患者的 GPi 的 LFP 中十分显著，且这种 β 振荡在服用多巴胺能药物后会被抑制，并出现显著的 60~90Hz 活动。既往的研究表明，PD 患者 GPi 的 LFP 在 4~10Hz 频带的活动强度与异动症状的严重程度呈正相关。而针对肌张力障碍的患者的研究则直接发现，3~12Hz 频带的 LFP 活动是肌张力障碍发生的病理生理学基础。最近的一项研究表明，肌张力障碍患者在跑步机上进行行走锻炼时，其 GPi 的 LFP 在 θ（4~8Hz），α（8~12Hz）以及 γ（60~90Hz）频段上的活动都有增强，但在 β 频段的活动减弱。最近一项研究发现，亨廷顿舞蹈症患者 GPi 内的 LFP 同时存在 θ/α，β 以及低 γ 频段的活动。

三、黑　质

（一）黑质的组成、细胞构筑和传出传入投射

黑质在中脑水平位于双侧大脑脚深部，它由两个部分组成，分别是黑质网状部和致密部。致密部，连同外侧部，对应的是A9多巴胺能神经元，与红核后区神经元一起，组成了中脑最大的多巴胺能神经元细胞群，也是中脑纹状体多巴胺能投射系统的起源，向纹状体发出大量投射。同侧的黑质致密部通过中脑腹侧被盖区（A10多巴胺能神经元细胞群）向对侧黑质致密部移行。中脑腹侧被盖区细胞是中脑边缘系统的起源，向腹侧纹状体以及毗邻的背侧纹状体、前额叶以及前扣带回皮质投射。黑质致密部（A9）以及中脑腹侧被盖区（A10）的多巴胺能神经元还含有胆囊收缩素以及生长抑素。

黑质网状部含有很多大型的多极神经元，这与苍白球十分类似。苍白球与黑质网状部一起组成了基底神经节的传出接口。黑质网状部神经元有盘状的树突，像苍白球一样，与纹状体传入轴突呈直角。与纹状体-苍白球轴突一样，纹状体-黑质投射同样使用GABA和P物质或内啡肽作为神经递质，它们在黑质网状部内部成差异分布，内啡肽能神经元主要分布在内侧部，而P物质能神经终末则遍布整个黑质网状部。

黑质网状部的传出神经元主要是GABA能神经元，主要向上丘的深层以及脑干网状结构投射，其中也包括脚桥核。从纹状体经黑质网状部向上丘的投射，在双眼凝视的控制中发挥重要的作用，这与通过苍白球、丘脑向辅助运动皮质投射通路启动一般的肢体活动的功能是类似的。晚期帕金森病、进行性核上瘫以及亨廷顿舞蹈症患者的凝视功能障碍支持了这一点。

（二）电生理特性

黑质位于丘脑底核（STN）腹侧，在STN-DBS手术中行微电极记录时，在电极尖端离开STN后，就会进入黑质。尽管黑质不是常规的手术核团，但对于确定STN的下界却显得十分重要。当微电极由STN进入黑质时，可以观察到放电的背景噪声突然下降，黑质内神经元的放电频率稍稍高于STN，平均频率在（71±23）Hz。黑质内部的放电模式相比于STN更为规律，很少有簇放电发生。相比于STN内部不规律的放电，黑质的放电更像是持续规律的蜂鸣声（图2-3）。

四、丘脑底核

（一）丘脑底核的组成、细胞构筑和传出传入投射

丘脑底核（STN）是一个两面凸起、形状像凸透镜一样的核团，位于中脑。STN位于内囊的内侧，其吻侧刚好位于内囊向大脑脚移形的部位。在STN实质内部，小的中间神经元与大的多极神经元通过树突相互交织，而后者的延伸范围可以达到核团直径的1/10。STN的背侧被轴突所包裹，许多轴突是组成底丘脑束的一部分，承载来自于苍白球外侧部的GABA能的投射，即间接通路的一部分。STN还直接接受来自于皮质的投射。在基底神经节的固有环路中，STN十分特殊，主要是因为其内部神经元主要是谷氨酸能神经元。STN同时向苍白球内侧部和黑质网状部发出兴奋性投射。在苍白球内，STN的传出纤维主要终止于苍白球内侧部，也有一部分投射终止于外侧部。

STN不仅对于基底神经节发挥正常生理功能具有十分重要的作用，对于在基底节相关

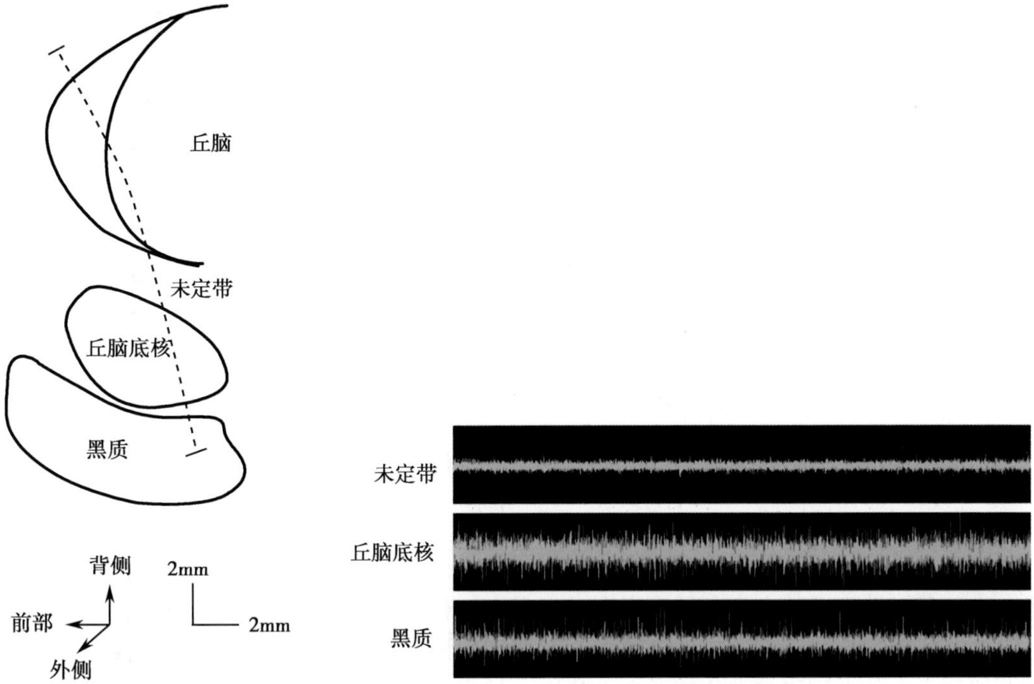

图 2-3　帕金森病患者微电极记录路径上不同核团的放电信号

的神经系统疾病的病理生理功能中也具有关键的作用。在部分很少见的脑中风患者中，STN 的破坏会导致强迫的不受控制的不自主运动的发生，这种症状被称为偏身投掷。STN 在帕金森病的发生中同样具有重要的作用，是立体定向功能神经外科治疗帕金森病的重要靶点核团。

（二）电生理特性

1. 峰电位特性　在 STN-DBS 术中微电极记录的整个路径上（图 2-3），STN 是电信号背景最嘈杂的一个核团。当微电极进入 STN 时，最明显的改变就是神经元放电背景噪声的陡然增加，这种神经元放电活动增加的主要原因归结于 STN 内较高的细胞密度。甚至是在没有记录到单细胞放电的情况下，背景噪声的提高都可以被认为是微电极进入 STN 的可靠标志。STN 放电表现为一种十分有特点的低频振荡（2Hz 左右），这可能与 STN 内部神经元间的簇放电相关。

有 3 种类型的神经元放电活动可以在 STN 内被记录到，分别是不规则型、强直型以及簇放电型。研究表明在 STN 内部 55%～65%的神经元放电类型为不规律型，15%～25%的神经元放电为强直型，另外 15%～50%的神经元表现为簇放电。STN 内部还有许多呈周期性放电的神经元，它们分别被定义为震颤细胞（2～6Hz）或是高频周期性细胞（>10Hz）。单个 STN 细胞的平均放电频率是（37±17）Hz。也有更高的频率被观察到，原因可能是微电极记录到了多个神经元的放电。

对侧上肢或下肢的被动运动，以及对侧面部的感觉刺激都可以诱导出一种感觉运动反应。无论是利用上肢还是下肢，症状最严重肢体的被动运动是诱导感觉运动反应的最佳方案。这种刺激通常会诱导出（很强的）神经元放电相位改变，通常表现为放电频率增高。如果出现较明显的感觉运动反应，就说明电极路径是令人满意的。通常情况下，STN 内神经元这种感觉运动反应有可能表现为不规则型，也有可能表现为强直型，通常发生在STN的背外侧区。簇放电神经元对感觉运动无反应，一般是在STN的腹侧区。

在记录STN的微电极信号的过程中，有一段很短的路径上的（1.5mm）神经元放电十分安静，这说明微电极正在从STN的背侧穿入腹侧。背侧神经元放电的活动比腹侧更为活跃，原因可能是因为STN背侧部有更多的感觉运动相关的神经元。

2. 场电位特征　STN的场电位研究目前是一个热点。研究已经明确，帕金森患者STN内部有显著的β频段（13~40Hz）的场电位活动。患者服用药物或接受DBS治疗后症状改善时，STN内部的β振荡活动被显著抑制，而γ频段（60~90Hz）的活动则显著增强。因此，目前STN内部的β振荡活动被认为是帕金森病的电生理学生物标记物，未来有望被应用于帕金森病的反馈式DBS治疗。

五、红　核

红核位于黑质的背内侧，是一个卵形的结构，直径5mm，呈粉红色淡染。这种核团的染色只有在活体组织上才能被观察到，原因可能是其内部多极神经元富含铁离子色素的原因。这种多极神经元的大小变异度很大，它们在红核中所占的比例和分布模式在不同物种之间也有区别。例如，在灵长类动物中，大型细胞比例下降，而小型细胞比例提高。小的多极神经元在整个核团都有分布。在人脑内，较大的神经元分布于核团的尾侧，估算数目可能仅有200左右。大细胞元素在种系发生上被认为是较古老的，因此在灵长类动物的红核内更占优势的是小细胞。红核的吻侧难以清晰的分界，与网状结构和间质核的尾侧极融合。很多神经束从红核的中间或周围穿越，特别是那些从动眼神经发出的神经束。

红核的主要传入纤维来源于皮质红核和小脑红核纤维。非交叉的皮质红核纤维主要来源于初级躯体运动和躯体感觉区。在动物脑内，红核接受来自对侧小脑中介核（对应于人体的球形和楔形核）和齿状核的神经纤维，纤维途经小脑上脚。红核还与双侧的上丘可能存在相互的纤维联系。在人脑内，红核脊髓束主要来源于尾侧的巨细胞部，向颈部脊髓发出少量的纤维。红核除向下发出红核脊髓束外，还发出红核延髓束，向三叉神经运动核、面神经核、动眼神经核、滑车神经核以及展神经核发出纤维。

人脑红核发出的最多的传出神经纤维位于未交叉的中央顶盖束内部，中央顶盖束则位于中脑的腹侧。中央顶盖束最初走行于内侧纵束的外侧，位于红核以及小脑上脚交叉的背外侧部。当中央顶盖束穿过红核时，很多发自红核小细胞部的神经纤维汇入中央顶盖束，最终到达下橄榄核。还有一部分纤维终止于脑干网状结构。

当人脑的皮质脊髓束受损时，会发生肢体瘫痪，然而对于猴，虽然早期会发生完全的瘫痪，但后期运动功能会逐渐恢复，原因在于红核脊髓束的代偿功能。但当猴的皮质脊髓束和红核脊髓束同时被损伤时，其运动功能便很难恢复，说明皮质脊髓束和红核脊髓束在运动控制中发挥联合作用。两个系统都编码运动的力量、速度与方向，但红核脊髓束在运动的启动和终止阶段发挥更重要的作用。研究表明，皮质脊髓束在学习新动作时更为活跃，而红核脊髓束在完成已习得的自动动作时更为活跃。红核下橄榄投射系统，能够将红核与对侧的小脑皮质直接联系，与同侧的运动皮质间接联系，小脑在运动学习中发挥重要作用，红核下橄榄投射系统可以将皮质脊髓束习得的新动作向红核脊髓束习得的自动动作功能转换。

六、脚　桥　核

50 年前，就有研究表明，在中脑网状结构（mesencephalic reticular formation，MRF）内部存在一个运动控制中心。MRF 的主要功能是调节肌张力、睡眠-觉醒周期以及快速动眼睡眠，而组成 MRF 的最重要的两个结构就是脚桥核与楔形核。脚桥核处于脑干被盖区的核心区域，占据重要的位置，处于众多神经纤维交汇的岔口上。它接受大脑皮质的直接传入，与基底神经节和边缘系统间有许多相互交通的神经纤维，同时又向丘脑发出投射纤维。此外，它还与其他位于脑干和脊髓的运动核团有直接的纤维联系。以往的研究表明，大脑皮质和基底神经节在保持身体姿势和运动协调功能中发挥相互补充的作用，而脚桥核被认为是两套系统的功能接口。还有研究表明，小脑可以通过脚桥核对基底神经节甚至整个丘脑的功能产生影响。

脚桥核位于中脑被盖区尾侧端，从红核尾侧端延伸至臂旁核。在哺乳动物包括人的脑内，脚桥核的内侧界是小脑上脚纤维和大脑脚的交叉纤维，外侧是内侧纵束。在吻侧端，脚桥核前部与黑质接触，紧邻红核。在尾侧端，脚桥核与楔形核以及楔形下核接触。脚桥核的腹侧是脑桥网状结构。整个脚桥核被中脑运动区所包绕。其内部由胆碱能和非胆碱能神经元（谷氨酸和 GABA 能）相互交织形成。从细胞构筑上看，脚桥核可分为两个部分：背侧的致密部，由高密度的胆碱能神经元构成；弥漫部，分布在脚桥核的整个长轴上，分散有谷氨酸能、胆碱能以及其他类型的神经元。脚桥核内部有部分胆碱能神经元，表面分布有 α_1 以及 α_2 肾上腺素能受体，在觉醒过程中，蓝斑发出的神经投射可以通过作用于 α_1 受体而激活这些脚桥核的胆碱能神经元。由于脚桥核在身体姿态维持和运动控制中的重要功能，目前有研究应用 DBS 脚桥核治疗帕金森病患者的步态异常，有明显的疗效。电生理研究表明脚桥核内部的局部场电位活动主要集中在 7~11Hz 频段。

七、丘脑腹中间核

丘脑并不隶属于基底神经节，但丘脑仍是治疗运动障碍疾病的重要靶点。Vim 是治疗各种震颤的重要靶点，DBS-Vim 被广泛地应用于特发性震颤的治疗，也被用于治疗以震颤症状为主的帕金森病的治疗。进入现代神经外科以来，治疗运动障碍疾病的丘脑毁损术主要靶点集中在丘脑的腹侧核群。根据 Hassler 标准，丘脑的腹侧核群从前到后可分为苍白球中继核团腹吻侧核、小脑中继核团丘脑腹中间核以及主要的躯体感觉核团腹尾侧核。Hassler 推断，腹吻侧核的前部应该对僵直症状疗效较好，而腹吻侧核的后部则应该对震颤症状疗效更佳。然而，利用微电极记录发现，腹吻侧核后部的后方还有一个区域，即 Vim，其内部的周期性簇放电与肢体的震颤频率相近，因此有可能是治疗震颤的更好的靶点。在后来的实践中发现，以 Vim 为靶点的立体定向功能神经外科手术，不论是传统的毁损手术，还是目前兴起的 DBS 手术，对各种类型的震颤症状都表现出较好的疗效。Vim 内部神经元最重要的特征就是存在震颤细胞，这类神经元的周期性簇放电与肢体的震颤频率相近，并且对肢体的主动运动有反应性。

第二节　基底神经节疾病的病理生理学

基底神经节的正常功能是难以简洁概述的。然而，就其在控制运动方面的作用而言，一个合理的解释是，它能够促进和维持合适的行为和运动，并抑制不必要的行为和运动。以基底神经节功能障碍相关疾病为例，其特征是，根据不同的病理学基础，表现出无法开始或执行想要的动作（如帕金森病）或者无法控制不必要的动作（如亨廷顿病）。

帕金森病是一种最常见影响基底神经节的疾病。正如它的特征包括运动障碍、肌肉强直和震颤，这是由黑质致密部多巴胺能神经元变性、纹状体中多巴胺耗竭所导致的。这已经通过尸检研究得以充分证实。此外，在帕金森病患者中，由于黑质纹状体突触终端的缺失，正电子发射断层扫描（positron emission computed tomography，PET）揭示了多巴胺存储和重摄取的降低，但是位于黑质纹状体通路中等有棘神经元的多巴胺受体是完整的。

多巴胺似乎对中等有棘神经元起到双重作用。它能抑制间接通路并兴奋直接通路。结果是，当纹状体中缺少多巴胺时，间接通路被过度激活，直接通路激活不足。纹状体向外侧苍白球的投射的过度激活，导致苍白球 STN 神经元抑制，结果使 STN 过度激活。STN 的传出神经介导了内侧苍白球和黑质网状部的过度兴奋，这是由于 GABA 能抑制性间接通路激活不足引起的。过度激活的基底神经节抑制了运动性丘脑核团以及丘脑和皮质间的兴奋性联系。此描述和病理生理学相似。根据帕金森症状的模型产生了基于毁损和 DBS 内侧苍白球和 STN 治疗帕金森病新的手术方法。

当前以左旋多巴（L-DOPA，L-二羟基苯丙氨酸，多巴胺的直接代谢前体）、多巴胺受体激动剂或单胺氧化酶抑制剂等药物治疗帕金森病。尽管这些药物通常会使症状较好的缓解多年，但左旋多巴和多巴胺受体激动剂，最终会使患者出现运动并发症，这其中就包括异动症。长期药物治疗帕金森病的结果会产生不自主运动，这个症状和亨廷顿病的迟发性异动和投掷症状相似。研究表明这很可能有一个共同的神经作用机制。由于多巴胺药物在帕金森或者亨廷顿病中纹状体投射到外侧苍白球的变性的影响，间接通道变得不活跃。通过过度激活苍白球神经元导致 STN 的病理性抑制。因 STN 参与其中，解释了多巴胺所引起的异动症，和 STN 变性导致亨廷顿病产生相似的投掷症状的原因。因不活跃的 STN 降低了苍白球的兴奋性，从而使异动症减退。简单来说，不活跃的苍白球和异动症相关，苍白球变性也会缓解症状。这表明苍白球和黑质在运动方面传出活动上针对异动症中起着重要的作用。

另一种基底神经节功能障碍表现是肌张力障碍，其特点是肌张力增高和姿势异常。这可能发生在左旋多巴治疗帕金森疾病或遗传性疾病中（如特发性扭转性肌张力障碍和奥本汉姆肌张力障碍）。局部肌张力障碍综合征，包括梅杰综合征（梅热综合征）、痉挛性斜颈、痉挛性发音障碍、书写痉挛。肌张力障碍的病理生理学基础是不太清楚的。比如异动症，这可能由不活跃的基底神经节输出所引起，所以 DBS 治疗苍白球可能会有益处。

证据表明基底神经节功能异常是很复杂的，是一种还未被了解的行为和运动障碍。在动物实验中，基底神经节变性，尤其在壳核变性导致无法控制的多动（比如，难以控制的、连续的和重复的行为），表明纹状体可以产生运动决策并约束行为。研究表明，患强迫症的病人是以重复的行为和思想为特征，PET 可在额前皮质和壳核中表现出不正常活动。在儿童多动症可观察到类似的症状。某种意义来说，基底神经节除了接收额叶和边缘系统之间的联系，还能通过黑质网状部和背内侧、腹侧丘脑来影响前额叶和扣带回。

在多巴胺药物出现之前，帕金森病毁损术曾流行一时。基底神经节和丘脑是很适合化学和热毁损的目标靶点。苍白球和丘脑手术通常会改善僵直和震颤，但是对于运动迟缓效果不佳。随着多巴胺药物的治疗，它对运动障碍可产生显著效果，手术治疗帕金森病逐渐衰落。但比较明确的是，长期服用多巴胺会产生副作用，比如异动症、剂末效应和开关现象。最近，因对运动障碍疾病有了更深入的了解，尤其帕金森病的病理生理，人们已经重新使用手术方法治疗运动障碍疾病。

毁损 STN 可缓解震颤、僵直和运动迟缓，表明 STN 可被用于临床靶点。确实，作用在 STN 的毁损产生的效果可以缓解震颤、僵直和运动迟缓，但是，副作用也是很严重的（STN 是一个由纤维包裹靠近下丘脑和内囊的结构）。

在 1992 年，Laitinen 和他的同事重新应用苍白球毁损术治疗晚期帕金森病，毁损部位位于内侧苍白球腹后部，毁损可降低对侧肢体僵直和药物引起的异动，但在震颤和运动迟缓方面效果不佳。

20 世纪 70 年代初开始提出通过高频刺激抑制附近细胞活动的 DBS 概念，直到 20 世纪 80 年代才作为一种先进的手术技术得以推广。这项手术技术可避免永久性的损伤，并能使手术更为安全。已有很多研究报道了双侧苍白球和 STN 刺激的有效性。不同于苍白球刺激，STN 被大多数人接纳，因为它可使病人减少抗 PD 药物。

在这些手术中也有意想不到的作用。在临床上，帕金森病人可发展为腿部疼痛性肌张力障碍，但可对双侧苍白球刺激反应有效，刺激双侧苍白球治疗肌张力障碍，可获得满意的结果。因为肌张力障碍中苍白球的激活低于正常标准，并提出了一个概念性的难题，不知如何刺激肌张力障碍。这种作用于肌张力障碍的刺激机制不同于帕金森病和震颤，因为在肌张力障碍中，几周才能出现症状改善，然而在帕金森病可立即出现改善。

（葛顺楠　王学廉）

参考文献

1. 李萍，温晓妮，李延海. 大鼠纹状体主神经元和中间神经元电学特性的研究. 中国运动医学杂志，2015，34：50-54.
2. Berke JD，Okatan M，Skurski J，et al. Oscillatory entrainment of striatal neurons in freely moving rats. Neuron，2004，43：883-896.
3. Khanna P，Carmena JM. Neural oscillations：beta band activity across motor networks. Current opinion in neurobiology，2015，32：60-67.
4. Courtemanche R，Fujii N，Graybiel AM. Synchronous，focally modulated beta-band oscillations characterize local field potential activity in the striatum of awake behaving monkeys. The Journal of neuroscience，2003，23：11741-11752.
5. Brown P，Williams D. Basal ganglia local field potential activity：character and functional significance in the human. Clinical neurophysiology，2005，116：2510-2519.
6. Chen CC，Kuhn AA，Trottenberg T，et al. Neuronal activity in globus pallidus interna can be synchronized to local field potential activity over 3-12 Hz in patients with dystonia. Experimental neurology，2006，202：480-486.
7. Singh A，Kammermeier S，Plate A，et al. Pattern of local field potential activity in the globus pallidus internum of dystonic patients during walking on a treadmill. Experimental neurology，2011，232：162-167.
8. Groiss SJ，Elben S，Reck C，et al. Local field potential oscillations of the globus pallidus in Huntington's disease. Movement disorders，2011，26：2577-2578.

9. Rodriguez-Oroz MC, Rodriguez M, Guridi J, et al. The subthalamic nucleus in Parkinson's disease: somatotopic organization and physiological characteristics. Brain, 2001, 124: 1777-1790.

10. Andrade-Souza YM, Schwalb JM, Hamani C, et al. Comparison of three methods of targeting the subthalamic nucleus for chronic stimulation in Parkinson's disease. Neurosurgery, 2005, 56: 360-368.

11. Little S, Pogosyan A, Neal S, et al. Adaptive deep brain stimulation in advanced Parkinson disease. Annals of neurology, 2013, 74: 449-457.

第三章

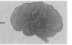

脑深部电刺激的作用机制假说

DBS 具有可逆可调节的特点，与毁损术相比并发症较少，是目前治疗帕金森病和肌张力障碍等运动障碍疾病的重要外科技术。但由于电极植入核团周围复杂的解剖联系，以及 DBS 对整个基底节运动环路及其他结构的广泛刺激效应，DBS 的作用机制目前仍不清楚。对 DBS 作用机制的研究和探讨，有利于拓展其更广泛的临床应用，并有助于使治疗参数最优化。STN 是目前 DBS 手术治疗帕金森病最主要的靶点之一，且大多数关于 DBS 机制的研究工作集中在 STN 核团的功能改变，因此本章主要通过讨论 DBS 刺激 STN 对帕金森病的影响来探讨 DBS 可能的作用机制。

在 DBS 应用于治疗运动障碍疾病的早期阶段，人们观察到对于同一靶点的 DBS 术和毁损术具有相似的效果。因此有观点认为 DBS 具有类似于毁损效应的抑制神经元功能的作用，而利用神经元微电极记录方法也发现高频电刺激可导致靶点核团的神经元活动减少。然而进一步研究发现，接受刺激的靶点神经元活动被抑制，但同时邻近的来自其他神经元的投射纤维被激活。这意味着 DBS 可能存在更加复杂的作用机制。那么在 DBS 刺激 STN 时，哪些神经元结构会受到影响，以及这种影响是否因刺激参数、电极植入位置和纤维投射方向的不同而存在差异？目前认为，除直接刺激 STN 神经元外，DBS 对 STN 的邻近纤维束和其他核团的刺激作用也与帕金森病运动症状改善有关。此外还发现 DBS 刺激效应可影响到整个皮质-基底节-丘脑-皮质网络。

第一节　脑深部电刺激作用机制的研究方法

目前用于探索 DBS 作用机制的方法主要包括神经元电生理记录、神经生化分析、计算机模拟技术和功能影像学研究等，它们分别从不同的角度为 DBS 的作用机制研究提供了线索。通过对各种研究方法的结果进行互相比较、印证和综合，可以更好地理解 DBS 作用机制的各种假说。

一、神经元电生理记录

神经元电生理记录研究 DBS 机制已应用于脑切片、麻醉和清醒动物以及接受 DBS 手术的帕金森病患者。脑片制备技术可以记录细胞内电活动，描绘刺激对细胞膜性能和神经元结构的影响，以及神经元对不同试剂的反应，然而脑片中的刺激幅度和电流传播与在体状态存在差异。与离体实验不同，在体研究具有保持大脑结构和解剖联系的优势，并可将神经元活动与动物行为关联起来。在体实验能记录细胞外电活动，但其固有缺陷是在刺激过程中会出现刺激伪迹。如果刺激伪迹没有被消除，就会掩盖一次刺激脉冲开始几秒内的电活动。在有些实验中，由于受到较大刺激伪迹的干扰，神经元电活动只能在刺激中断后记录，而刺激中断后记录的电活动无法准确反映刺激过程中的神经反应。现在已有方法可以消除或减少刺激伪迹，从而评价刺激过程中神经元电活动的变化，提高实验准确性。目前已在帕金森病患者、猴和大鼠中开展在体微电极记录。此外，还可通过 DBS 电极记录靶点核团的局部场电位。尽管帕金森病患者是理想的实验对象，但由于 DBS 具有侵入性，只能在临床医疗过程中对此类患者进行微电极记录。因此，大部分人类微电极记录数据是在 DBS 植入术中采集到的靶点核团的神经元电活动。而非人类的灵长类动物具有与人类相似的大脑解剖和生理特点，可以用来记录非临床治疗靶点的核团神经元电活动，以及核实这些记录结果的 DBS 电极位置。这项工作为 DBS 对下游核团的影响提供了极具价值的信息。大鼠模型也可提供相似的信息，并可用于记录基底节区多个靶点的电活动。大鼠和猴的帕金森病模型已广泛应用于 DBS 研究，在对刺激过程中多靶点分析方面具有很大的优势。

二、神经生化研究

神经递质分析已用于研究神经元对刺激的反应机制（例如，通过发现某一通路中特定神经递质水平增加来判断该通路的激活）。DBS 作用机制的生化研究包括测定基底节中特定核团的神经递质水平、第二信使和 mRNA。这些研究大多采用大鼠模型，此外还有关于帕金森病患者神经递质测定的文献报道。利用微透析技术，可从麻醉或清醒状态动物的靶点区域提取流体样品测定神经递质水平。此方法相对于神经元记录的优势在于它不会受到 DBS 刺激期间产生刺激伪迹的影响，不足之处在于时间分辨率较差。为了实现实时监测，可以采用恒定电流滴定法监测多巴胺等神经递质的水平变化，但这种方法只能利用多巴胺的电化学特性来间接测定。

原位杂交技术是研究 DBS 作用机制的另一途径。利用该技术可以通过测定细胞色素氧化酶亚基Ⅰ mRNA 水平来推断神经元代谢活动的变化。测定神经递质相关基因（如 GAD67，P 物质和脑啡肽）和即刻早期基因编码蛋白的表达来观察不同刺激条件的细胞反应。利用这些方法可以研究 DBS 刺激使大脑发生的短期或长期适应性机制。

三、计算机模拟技术

利用计算机模拟技术可以设计高度受控环境下的刺激实验。对神经元和神经环路模型可给予各种刺激干预，观察离子通道、单一神经元或神经网络等不同水平对刺激的反应。计算机模拟技术可以减少系统复杂性，确定与实验结果关联的各种变量。此外，利用计算机模拟技术可以对各种具有可行性的机制假说进行实验性验证。目前基底节神经元的解剖和生理仿真模型已经用于实验研究，从中可获取基底节神经元在 DBS 电场中相互作用的详细反应。这种电场-神经元模型可用来观察不同神经元结构（胞体、轴突、树突等）对刺激的反应。神经元模型聚集形成神经核团，将 DBS 电极在神经核团中的位置进行重建，从而可以建立完整的基底节 DBS 模型。神经元模型对 DBS 的反应可以与观察到的实验结果相互关联。

四、功能影像学研究

利用功能影像学研究可以同步观察大脑多个脑区代谢活动，从而研究 DBS 对神经网络的影响。最常用的方法是将 PET 和功能磁共振结合起来，观察大脑特定区域的血流和血氧变化。

此外，还有很多方法可用来研究 DBS 作用机制。由于方法学的差异会影响观察结果，因此需要考虑实验状态（离体或在体，麻醉或清醒，正常状态或病理状态）、刺激参数（电流幅度是各个实验之间最难进行比较的参数）、刺激时间（毫秒级或小时级）以及刺激电极的类型等方面的差异。利用脑切片、麻醉状态或非帕金森病实验对象开展的实验能提供相对有价值的信息，但对这些实验得出的关于 DBS 作用机制的结论需谨慎解读。有研究发现产生治疗效果的刺激参数与那些未能产生治疗效果的刺激参数对神经元电活动的影响明显不同。

第二节　脑深部电刺激对神经元活动的影响

基底节的各个核团通过抑制性和兴奋性连接形成了复杂的神经网络。该网络的传入纤维主要来自大脑皮质和丘脑，传出纤维通过丘脑到达皮质，或到达脑干的脚桥核和中脑锥体外系区。植入脑内的刺激电极可同时发挥局部和远端效应。局部效应可通过观察刺激核团的神经元反应来进行研究，而远端效应则由于刺激效应可通过基底节-丘脑-皮质环路顺行或逆行传导，因此要监测刺激核团的上游和下游核团的神经元反应来进行研究。阐明 DBS 的作用机制需要同时关注其局部和远端刺激效应。

一、刺激核团的神经元电生理记录

STN 位于基底节内中间位置，直接影响基底节的主要传出结构苍白球内侧部（GPi）和黑质网状部（substantia nigra reticulate，SNr）。STN 神经元为同步激活，由持续性钠离子通道的起搏点活动控制。起搏点活动受大脑皮质和小部分丘脑的兴奋性调节和 GPe 抑制性调节。STN 神经元同步放电频率约为 20Hz。对于帕金森病患者，STN 神经元放电过度活跃，表现为爆发性放电和不规律模式，平均放电频率约为 40Hz，这种过度活跃的电活动可能会增加基底节对丘脑的抑制作用，抑制丘脑的兴奋性传出，导致皮质电活动减少，出现运动功能减退症状（图 3-1）。基于这一帕金森病的频率模型，STN 或 GPi 毁损能降低 GPi 对丘脑的过度抑制，从而改善帕金森病的运动症状。临床上 STN 或 GPi 毁损对帕金森病运动症状的改善也证实了这一假说。

最早关于 DBS 机制的假说试图通过证明高频电刺激抑制神经元放电，并减少刺激靶点的传出活动来解释毁损术和 DBS 术在临床效果上的相似性。与这一假说一致的是，有研究发现 STN 高频电刺激抑制 STN 神经元活动。Meissner 等人记录了能改善帕金森病猴模型的对侧僵直症状的高频电刺激（100μA，130Hz，60μs）在刺激前、刺激中及刺激后的 STN 神经元电活动。结果显示治疗性刺激将 STN 神经元平均放电频率从 19Hz 降至 8Hz，在刺

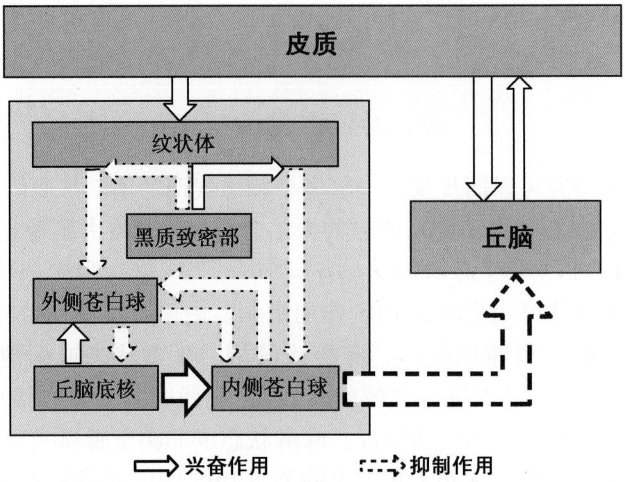

图 3-1 直接通路和间接通路示意图

帕金森病患者 STN 过度活跃，STN 对 GPi 的兴奋作用增强，
使基底节对丘脑的抑制作用增大

激实验结束后 100 毫秒内电活动回到基线水平。Meissner 等人认为 STN 平均放电频率的降低是由于 STN 神经元的放电特性在每次刺激脉冲中被重置为零，刺激脉冲结束后 3 毫秒神经元电活动开始恢复，约 7 毫秒后恢复到基线水平。130Hz 的刺激脉冲间隔为 7.7 毫秒，意味着神经元只有极短的时间以基线水平放电，因此其平均放电频率被降低。

进一步支持 DBS 抑制靶点神经元的证据来自于人类 STN 和 GPi 的电生理记录。人类 STN-DBS 研究发现在刺激过程中 STN 几乎所有细胞活动减少或完全抑制。刺激实验结束后 150 毫秒时，约 50%细胞完全抑制，其余细胞表现出非一致性影响。刺激还使 STN 神经元放电频率平均降低 77%。大鼠研究也发现对清醒或麻醉大鼠的 STN-DBS 能使 STN 活动受抑制。对帕金森病患者或帕金森病猴模型的 GPi 给予高频电刺激时，苍白球神经元的改变也表现出类似结果。

此前的相关实验已证实高频电刺激减少局部神经元活动，接下来的问题是导致这种抑制作用的原因。一般认为电刺激使神经元兴奋，所以对于这种抑制现象的机制解释指向去极化阻滞——膜电位增加及钠离子通道失活导致电活动中断，和突触抑制——刺激诱发抑制性突触前末梢激活。支持去极化假说的依据主要来自离体实验。STN 神经元在刺激的初始阶段表现出放电增加，但随即失去反应，表明钠离子通道失活。但也有离体实验发现 STN 高频电刺激产生与刺激脉冲同步的尖峰爆发式放电。在体实验则支持突触抑制的假说。离体切片与抑制性传入联系中断可以解释两种不同类型实验的结果差异。在体状态下不会出现去极化阻滞，因为 STN 高频电刺激只能减少但不能完全阻断神经元活动，即使在每个刺激脉冲后会发生抑制，但抑制和恢复会潜在发生。事实上，在体实验中还有一小部分 STN 神经元由于 STN 中的兴奋性传入激活而被兴奋。刺激诱发的突触抑制还能解释 GPi 高频电刺激的抑制效应，因为 GPi 也接受 GPe 强有力的抑制性联系。值得关注的是，一项关于丘脑 DBS 的研究发现主要接受兴奋性传入的丘脑神经元也可以被刺激兴奋。

二、下游核团的神经元记录

前一章节讨论了 DBS 抑制刺激核团的神经元活动的实验结果，然而神经元活动抑制并不一定代表神经核团传出减少。事实上，许多实验研究都指出刺激使神经核团的传出增加。对这种分离现象的机制，有一种解释认为尽管神经元胞体被抑制，但轴突被兴奋。轴突是神经元最容易被细胞外刺激兴奋的结构，它们有可能被 DBS 激活。直接记录轴突活动很难，但可以通过记录接受刺激核团传入信息的细胞活动间接监测轴突活动。STN 神经元发送兴奋性谷氨酸能纤维投射到 GPe 和基底节的两个传出结构，GPi 和 SNr。记录这些靶点核团能反映 DBS 对下游核团的影响，这对我们理解 DBS 的作用机制至关重要。

利用这种方法，Hashimoto 等人发现 STN-DBS 使 GPe 和 GPi 的神经元活动增加，即证实 STN 传出增加。一项对清醒帕金森病猴模型的实验设计严格模拟人类 DBS 系统。在猴的 STN 植入缩小版的临床 DBS 电极（直径 0.75mm，触点长 0.5mm，触点间距 0.5mm）并在体内植入脉冲发生器。治疗性刺激参数使猴的对侧肢体僵直和运动迟缓减轻，自主活动增加。微电极记录治疗参数刺激和非治疗参数刺激期的 GPe 和 GPi 电活动，构建刺激放电前后时间直方图。在治疗性刺激期，多数神经元表现出平均放电频率的明显增加。此外，这些神经元对 STN 刺激呈持续性反应模式，刺激后 3 毫秒和 6.5 毫秒时间直方图上出现两个电活动增加的持续波峰。兴奋性波峰周围是抑制期，在 GPi 神经元中格外显著，因为它们同时接受来自 GPe 的抑制性 GABA 能联系。这种精确的延迟性兴奋模式导致 GPe 和 GPi 的活动规律化。在非治疗参数刺激期间（不给刺激或达不到刺激程度），GPi 活动的放电频率和模式没有明显变化。这些结果说明治疗性的 STN-DBS 激活 STN-GPi 投射，同时使 GPi 神经元的不规律放电模式变成更加规律的与刺激同步的放电模式。作者认为这就是与帕金森病症状改善相关的假说。Kita 等人也发现了猴的 STN-DBS 使 GPe 和 GPi 的兴奋延迟。该研究发现 GPe 神经元的兴奋性反应是谷氨酸能，而 GPi 的抑制性反应是 GABA 能，且起源于 GPe。该研究中所发现的 GPi 抑制性反应比 Hashimoto 等人的研究发现更加显著。在进一步支持“传出激活”假说的灵长类动物研究中，Anderson 等人发现刺激 GPi 抑制了丘脑活动，刺激 GPe 的过程中 STN 神经元活动受抑制。这些研究发现与 GPi 投射到丘脑的抑制性 GABA 能神经元激活的结论一致。

对大鼠接受 STN 投射的核团神经元的电生理记录实验普遍支持 DBS 使 STN 传出激活的观点。Shi 等人同步记录帕金森病大鼠基底节区多个区域的神经元活动，发现 STN-DBS（50~175μA，130Hz，60μs）使 GPe 和 SNr 的神经元发生兴奋和抑制的数目几乎相等，大鼠的踏车运动得到改善。类似的，Maurice 等人对正常麻醉大鼠的研究发现 STN-DBS 在低电流（20~80μA）时引起 SNr 神经元抑制，在高电流（100~240μA）时使其兴奋。作者认为抑制性反应是由于抑制性苍白球-黑质纤维或黑质内 GABA 能神经元激活，而兴奋性反应是由于 STN-SNr 投射纤维直接激活。Benazzouz 等人发现了 GPe 的长时兴奋现象，可能与 STN 的兴奋性传出激活有关。然而，许多麻醉状态的正常大鼠的研究也发现相反的结果，即高电流的 STN-DBS（400μA）使 SNr 的放电减少。刺激电流的差异，刺激电极的具体位置以及大鼠的麻醉方法都可能导致不同研究的结果不同。然而这些结果差异也证明了刺激产生的兴奋和抑制反应的复杂模式，同时证明了刺激对多突触通路（如 STN-GPe-

SNr）和靶点周围纤维束（如黑质-纹状体、苍白球-丘脑、苍白球-黑质等）的刺激效应的重要性。

许多对帕金森病患者记录下游核团活动的研究也支持传出激活的假说。Galati 等人记录到治疗性 STN-DBS 刺激期间，SNr 神经元的放电频率增加，放电模式更加规律。然而，Maltete 等人记录结果显示 SNr 放电减少，尽管他们也记录到了在 7 毫秒的脉冲间隙中神经元活动的抑制-兴奋-抑制模式。类似于大鼠研究中的发现，Maltete 等人的研究中使用的较小电极和较低刺激电流优先激活 GPe-STN 突触传入，抑制了 STN 自发性放电。这种刺激参数没有带来治疗效应，它可能是一种阈下刺激，不能直接激活足够数量的 STN-SNr 轴突以达到 SNr 神经元活动的总体增加。Montgomery 报道了在 GPi-DBS 时单一刺激脉冲后 3.5~5毫秒后丘脑神经元活动的减少，与 GPi 顺行性传出激活导致丘脑神经元抑制的观点一致。此外，人类 PET 研究发现 STN-DBS 使 GPi 区域的血流增加，丘脑 DBS 使皮质血流增加，与刺激靶点传出激活的观点一致。类似的，一项 fMRI 研究发现接受 STN-DBS 的患者 GPi 内的血氧水平相关信号增加。

回顾实验数据可以发现尽管刺激核团的神经元胞体活动被抑制或限制，但这些神经元的轴突被激活。当 STN 的谷氨酸能神经元轴突被激活时，下游神经元兴奋；当 GPi 的 GABA 能神经元轴突被激活时，下游神经元抑制；当涉及多突触通路时出现兴奋与抑制并存。例如，STN-DBS 对 GPi 的反应受 STN-GPi 投射的直接兴奋和 STN-GPe-GPi 通路的间接抑制的双重影响。此外，逆轴突激活的现象也应受到关注，如 STN-DBS 使皮质的传入性投射纤维激活，可能影响皮质和纹状体的活动。总之，神经元电生理记录研究认为 DBS 通过激活抑制性突触前末梢抑制局部细胞胞体，同时激活局部神经元的投射轴突、信息纤维和周围的纤维通路，导致兴奋性和抑制性效应的复杂模式，从而不仅调节基底节的局部活动，同时调节整个基底节-丘脑-皮质网络。治疗性刺激使该网络发生的特异性改变及其在缓解帕金森病运动症状中发挥的作用仍需要进一步研究。

三、神经化学和基因表达研究

STN-DBS 的神经化学和基因表达研究在很大程度上支持了单细胞电生理记录研究的结论，并对刺激期间神经网络的变化提供了进一步证据。对正常大鼠麻醉状态的微透析研究发现 STN 高频电刺激期间，SNr 和 GPi 出现谷氨酸水平升高，SNr 还出现 GABA 水平升高，这与 STN 的传出增加相一致。同时这一升高现象具有频率依赖性，与 DBS 临床应用中的频率依赖曲线高度相似。在帕金森病大鼠中，GPi 和 SNr 的谷氨酸和 GABA 基础水平高于正常大鼠，符合 STN 过度活动的表现（纹状体间接通路的过度活动与 GPi 的 GABA 水平升高有关）。在麻醉状态的帕金森病动物进行 STN-DBS（500μA）期间，SNr 的 GABA 水平升高，但与正常大鼠反应相反的是没有发现谷氨酸升高。毁损 GPi 消除了 GABA 升高，说明 GPi 神经元构成了 SNr 内 GABA 的主要来源，尽管其他通路如抑制性纹状体黑质投射或 SNr 神经元旁路也与其有关。由于没有在 GPi 中测出谷氨酸水平升高，作者认为 STN-DBS 直接刺激到 GPi-SNr 纤维（而不是通过 STN-GPi 传入纤维）。

一项对清醒帕金森病大鼠和正常大鼠的研究观察了 STN-DBS 对 SNr 的生化影响。当使用高电流刺激（75~200μA）时出现前肢运动障碍，正常大鼠 SNr 的谷氨酸和 GABA 水平升高，但帕金森病大鼠只有谷氨酸水平升高。当使用低电流刺激（<60μA）时，帕金森病

大鼠 SNr 的 GABA 水平升高，谷氨酸水平未升高（正常大鼠无变化）。这一结果与神经记录实验结果相一致，后者发现高电流刺激使 SNr 活动增加，低电流刺激使其活动减少。在这些实验的设计中没有包括对治疗效果的研究，但是对于帕金森病患者的研究认为上述机制与帕金森病症状改善有关。

比较大鼠和人类的微透析结果发现有一些相似性，同时也显示出可能有多种机制参与治疗效应。正常大鼠的研究结果发现 STN-DBS 使苍白球谷氨酸水平升高，与 STN 输出增加一致。但与预期结果相反的是，在帕金森病大鼠研究中未发现类似的苍白球谷氨酸水平升高。在人类研究中发现环磷酸鸟苷（cyclic guanosine monophosphate，cGMP）升高并伴有临床症状改善，而 cGMP 被认为是谷氨酸能信号通路的第二信使。对帕金森病大鼠谷氨酸升高现象缺失的一种可能的解释是帕金森病大鼠苍白球谷氨酸水平基础值较高，因此进一步升高难以检测出来。帕金森病患者 STN-DBS 使 cGMP 升高及 SNr 放电频率增加也支持这一观点。

STN-DBS 刺激期间也检测出纹状体谷氨酸，GABA 和多巴胺水平的变化。少量的 STN 到纹状体的投射纤维可能无法解释这种现象。一种观点是需要用刺激对神经网络产生的多种变化来解释这些现象。关于这种现象的病因学研究发现在帕金森病大鼠中纹状体的谷氨酸和 GABA 水平高于正常大鼠，并在单侧 STN-DBS 时双侧水平继续升高。同时，这种升高现象似乎受多巴胺拮抗剂的调节。微透析和电流滴定研究发现正常大鼠和帕金森病大鼠 STN-DBS 期间纹状体的多巴胺代谢也会增加。对这一现象的解释已有多种假说。一种假说认为 STN-DBS 抑制 SNr 神经元，从而使黑质致密部（substantia nigra pars compacta，SNc）活动增加，同时导致纹状体多巴胺释放。另一种假说认为 STN-DBS 导致走行于 STN 背侧的黑质纹状体多巴胺能纤维激活。STN 同样直接发出轴突到达 SNc，因此直接激活多巴胺能 SNc 神经元也是一种可能的假说。与这些假说一致的是，刺激脚内核不会导致纹状体多巴胺的升高。脚内核对纹状体或黑质没有直接联系，其周围也没有多巴胺能纤维束。

近期发现对部分去多巴胺能神经支配大鼠的 STN 高频电刺激能调节急性左旋多巴对纹状体细胞外多巴胺浓度和代谢的反应。事实上，对正常大鼠和去多巴胺能神经支配的大鼠注射左旋多巴后 1 小时观察到的最大效应为纹状体多巴胺水平明显升高，且去多巴胺能神经支配的大鼠的升高比正常大鼠更加显著。左旋多巴最大效应稳定维持 1 小时后降至基础值。正常大鼠的 STN 高频电刺激对左旋多巴诱导的纹状体细胞外多巴胺浓度显著升高或返回基础值没有影响，观察结果与未刺激的正常大鼠相似。相反地，在去多巴胺能神经支配的大鼠中，STN 高频电刺激加强了左旋多巴诱导的纹状体多巴胺水平的升高，并且在刺激后能维持 2. 5 小时，没有观察到刺激正常大鼠和未刺激大鼠的多巴胺返回基线水平的现象。这些神经生化结果表明在去多巴胺能神经支配的大鼠中 STN 高频电刺激可能通过调节多巴胺摄取和合成过程干扰多巴胺水平的反转，说明持续平稳的多巴胺水平和适应性机制与缓解左旋多巴相关的运动波动有关。尽管动物实验发现纹状体多巴胺的明显升高为 STN-DBS 对帕金森病症状的改善提供了一种很好的解释，但对人类的研究却没有提供相似的证据。许多 PET 研究在 STN-DBS 期间测定多巴胺转运体没有发生变化，说明刺激 STN 的治疗效应并非通过纹状体多巴胺释放来介导。然而，人类和动物实验结果之间的不一致也许源于测定神经递质水平方法的差异。例如，PET 的测定阈值要高于微透析法和恒定电流滴定法，多巴胺释放也许可以被某些方法检出，而另一些方法则无法检出。另外一种可能性是晚期帕金森病患者可能只有很少的SNc神经元可以释放多巴胺，此类患者在使用PET成像时，多巴胺水平的改变程度不足以被PET技术检出。

测定蛋白和基因表达水平的分子研究认为基底节核团和大脑皮质接受投射区发生了刺激诱发的变化。正常大鼠和帕金森病大鼠在刺激期间出现STN的CoI- mRNA水平降低，与刺激抑制STN神经元活动的假说一致。STN短期刺激降低了SNr的谷氨酸脱羧酶67kDa异构体（GAD67）水平，但GPe中无此变化。GAD67是一种GABA神经元活动标记物。但是慢性刺激（4天）也使GPe内的GAD67降低，说明STN-DBS参与长期适应性进程。GAD67的下降说明STN下游核团活动减少，这与STN传出增加的研究结果相悖。然而，在之前的大鼠试验中，对STN进行如上述实验相同的低电流刺激，导致基底节传出结构抑制，而在治疗性刺激时不会出现这一现象。即刻早期基因的表达是一种神经元活动变化的标志。STN-DBS导致即刻早期基因编码蛋白表达的快速变化，如多个STN投射区内的c-Fos，c-Jun和Krox-24等。与神经记录实验一致的是，这些研究说明刺激期间STN活动降低，但同时投射区神经元活动出现了与STN传出激活一致的跨突触调节。

四、脑深部电刺激的计算机模型

一个神经元可以在细胞外电刺激期间同时被抑制或激活这一观点也许自相矛盾，但实验学研究和计算机模型研究却支持这种说法。解释这一明显矛盾的神经电生理学的关键点在于，当一个细胞暴露于胞外刺激时，刺激诱发的动作电位起源于轴突而非胞体。如此一来，胞体的抑制可以与轴突激活同时发生。一项DBS刺激丘脑皮质神经元的计算机模拟研究发现神经元相对于电极的位置决定该神经元的输出放电特征。靠近刺激电极的神经元会由于抑制性突触前末梢的激活导致其自发性放电活动受抑制，但它的轴突会被直接激活。因此，该神经元会产生与刺激频率同步的放电。远离电极的神经元会受抑制性突触的影响，原因是突触末梢是最兴奋的神经元结构。然而，刺激对于直接轴突激活是一种阈下刺激，神经传出会与胞体传出相似，被总体或部分抑制。

如果一个神经元相对于电极的位置决定其对刺激的反应，那么STN内及其周围神经元对STN-DBS的反应又如何呢？Miocinovic等人建立了一个根据Hashimoto描述的猴STN-DBS的综合性计算机模型。其目的是对两只帕金森病恒河猴分别测定治疗性刺激和非治疗参数刺激激活的STN投射神经元和邻近苍白球-丘脑纤维的数量。为了将每只动物的刺激结果和行为学改变关联起来，建立了猴基底节详细的精确解剖模型。通过动物核团的组织切片重建核团的3D解剖模型。将一个可视的DBS电极植入STN，与实验中通过组织学证实的位置相同。STN投射神经元和苍白球-丘脑纤维被置于3D核团中正确的解剖位置和方向上。神经元几何模型基于STN和GPi神经元和纤维的精确重建，它们的生物物理特性反映了帕金森猴神经元的放电特征。通过一个有限元模型计算DBS电极在组织中产生的电压，应用于STN神经元和苍白球-丘脑纤维模型，确定刺激对这些神经结构的效应。

DBS电极产生的电压场是一种3D现象，其对单个神经元和纤维的影响取决于细胞在这个场中的位置和方向。刺激模型神经元和轴突产生沿着每个与细胞外电压的二阶导数相关的神经结构分布的复杂的极化。如设想的那样，基于这个模型，刺激诱发的动作电位起源于轴突。在STN的投射神经元中清楚展现了胞体和轴突活动的去耦合。抑制性传入对自发性胞体活动呈现与突触强度成比例的抑制。然而，轴突放电和由此产生的神经元输出大多不受这些抑制性输入的影响。当神经元的轴突末梢放电对至少 80%的刺激脉冲产生反应时认为神经元被激活。在两只猴中，约有 50%的模型 STN 神经元轴突在治疗性刺激中被激活，与非治疗性刺激有明显区别。在一只猴中，大量走行于 STN 背侧的 GPi 纤维被治疗性刺激激活，而另一只猴只有一部分 GPi 轴突被治疗性刺激激活。这些发现与实验记录进行比较并确认。DBS 电极的位置被认为是关键因素，微米级的移动会对刺激结果产生明显的变化。

五、丘脑底核脑深部电刺激的刺激触点与刺激效应

在研究 DBS 作用机制时，首先关注的问题是刺激靶点神经元的反应。然而刺激效应通常会超出靶点核团的解剖界限。STN 尤其如此，在这个很小的核团周围分布着许多重要的纤维束（图 3-2）。大鼠的神经元记录和生化研究发现黑质-纹状体纤维束在 DBS 刺激 STN 时被激活并发挥治疗作用。一项计算机模拟技术研究中，DBS 刺激猴的 STN，当达到治疗刺激强度时发现苍白球-丘脑纤维束被明显激活。这一纤维束也被称为豆核束或 Forel H2 区，携带 GPi 到丘脑运动区的抑制纤维走行于 STN 背侧。豆核束和位于其背侧的小核团——未定带由于靠近 DBS 电极也被认为是可能的治疗靶点。与之相类似，激活经过 STN 的小脑-丘脑纤维可能与 DBS 刺激 STN 治疗特发性震颤的作用机制有关。值得关注的是 GPi 本身也是 DBS 治疗帕金森病的有效植入靶点。激活 GPi 邻近或内部纤维束的潜在作用机制仍在探讨，但可能和 DBS 刺激 STN 时激活邻近纤维通路参与治疗机制的假说有相似之处。

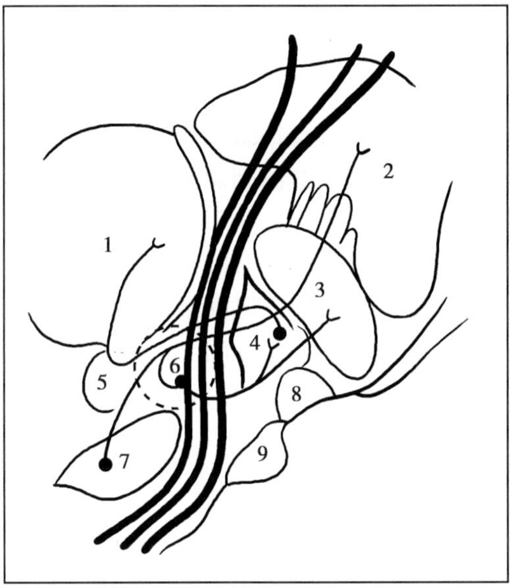

图 3-2　丘脑底核周围纤维束

丘脑底核电刺激效应（虚线范围）影响到周边的纤维通路，包括黑质-纹状体和苍白球-丘脑等（1. 丘脑；2. 纹状体；3. 外侧苍白球；4. 内侧苍白球；5. 未定带；6. 丘脑底核；7. 黑质；8. 视束；9. 外侧膝状体）

DBS 刺激 STN 的电极植入位置对治疗效果的影响一直存在争论。一种观点认为电极的有效触点应位于 STN 内部才能发挥最佳刺激效应，而另一种观点认为最佳刺激效应需要激

活包括 STN 背侧白质区在内的部分。DBS 电极有 4 个触点，对每例患者都要结合临床确定一个能最大程度减轻症状同时伴有最小并发症的最佳触点。可根据术中的神经电生理数据、脑图谱和术后影像来确定有效触点相对于靶点和周围组织的位置。这些方法的精确性尚待明确，但它们可提供参考性意见。如果采用双极刺激，则负极触点位置最为重要，因为负极刺激对激活轴突作用最明显。

许多研究结果都支持发挥治疗效应的最佳触点应靠近 STN 背侧边界的假说，这样刺激效应可以影响到豆核束和未定带。STN 的背外侧部发出投射纤维到皮质运动区，而被称为 STN 运动区。因此有人认为刺激该部可以对运动症状产生最大的治疗效果。然而，在刺激过程中电流可能会传导至运动区以外，影响到经过该处的纤维束。目前尚不清楚是否刺激 STN 背侧结构比刺激 STN 本身更加有效，还是联合刺激 STN 及周围组织能使 STN 成为治疗帕金森病的最佳靶点。有多项研究发现刺激 STN 背侧结构的效果差于刺激该核团背侧边界。但同时另有一项关于比较刺激 STN 的背侧边界和未定带效果的研究提出后者是最有效的靶点。有报道称未定带与自主活动有关，还有研究发现刺激大鼠未定带可以同刺激 STN 一样使多巴胺消耗引起的分子改变正常化。这些报道均为上述观点提供了支持。然而所有这些研究都存在明显的不足，即无法对触点的位置进行精确定位和对有效电流传导进行定量。

此前的研究均默认假定的有效触点使邻近组织被同时激活。然而刺激能影响到的范围以及其与刺激参数（振幅，脉宽和频率）的关系并不明确。一项计算机模拟技术研究对一例 DBS 刺激 STN 治疗帕金森病患者的刺激范围进行定量研究，并将其与临床效果进行关联。电极触点的位置根据术后 MRI 进行重建，并将 3D 脑图谱叠加到患者的 MRI 上，确定各解剖结构与电极的相对位置。使用 DBS 的电压场的理论模型和神经轴突对细胞外刺激的反应来建立该患者特定的激活组织容积（volume of tissue activated，VTA）。设置不同刺激参数，对患者的僵直、运动迟缓和皮质脊髓束活动进行临床评价。刺激参数调整至肌电图记录到皮质脊髓束激活时，VTAs 准确地监测到刺激范围到达内囊。有两个触点均能缓解僵直和运动迟缓，它们的 VTAs 都包括了豆核束和未定带。僵直的改善还与刺激范围影响到丘脑、未定带和豆核束相关联，但不包括 STN（最接近 STN 的触点引起副作用，因此无临床效果）。尽管该研究只分析了一例患者，但其结论与之前的临床研究一致，并认为未定带和豆核束在 DBS 刺激 STN 时被激活，发挥明显的治疗效应。然而它们各自的具体作用仍不明确。一项猴的研究表明大范围刺激豆核束对治疗效果或许并非必要。与之类似，对人类和猴的 STN 毁损研究发现改变 STN 的输出无疑对帕金森病运动症状有治疗作用。以上所有研究对刺激的最佳靶点都提供了重要线索，但如果要明确 DBS 治疗帕金森病的最佳靶点以及患者症状的个体差异是否与其有关，仍需要开展大规模的人类和动物实验来研究 DBS 的治疗作用。

第三节　脑深部电刺激对神经网络的影响

基底节的经典模型预测帕金森病患者的黑质纹状体多巴胺能神经元破坏导致 STN 的活动亢进。由此引起了 GPi 的过度活跃，丘脑皮质投射纤维被抑制，导致帕金森病患者出现运动症状。STN 和 GPi 毁损均可减少 STN-GPi 环路的过度活动，消除苍白球-丘脑束的过度抑制和丘脑-纹状体传导抑制，从而缓解帕金森病症状。尽管该模型可以解释 STN 和 GPi

毁损使帕金森病运动症状改善，但却无法解释 GPi 毁损能改善肌张力障碍和丘脑毁损能改善某些帕金森病运动症状。因此出现了一种假说认为对于帕金森病运动症状的发展，神经元电活动的模式改变比频率改变更重要。与该假说一致的是，STN-DBS 增加 STN 输出和 GPi 神经元的平均放电频率，类似于 GPi 毁损，导致运动功能改善。

这一明显矛盾的关键在于刺激频率对达到治疗效应是必需的。一个与 STN 神经元输出增加一致的 DBS 可能的机制是刺激利用更加规律的 STN-GPi 的高频神经元电活动覆盖了病理性神经元放电。实验和模型研究均显示高频刺激产生的与刺激同步的电活动代替了固有的不规律活动。只有刺激频率大于 100Hz 时才能使症状缓解，当刺激频率小于 20Hz 时会使症状加重，原因可能是低频刺激增加了自发性不规律放电模式的尖峰电压。神经化学研究也显示与高频刺激不同，低频刺激不会引起神经化学和分子变化。有证据显示 STN-DBS 使 GPi 放电规律化，减少了神经元信号失调，恢复了丘脑皮质细胞对传入突触的反应（如感觉运动信息）。

细胞外刺激引起的动作电位起始于轴突，且其频率大于神经元自发频率，因此可以覆盖神经元的固有输出。其中两种可能的机制，第一，细胞外刺激引起逆向动作电位与胞体引起的顺向电位发生碰撞，阻止了不规律电活动向轴突传导；第二，细胞外刺激逆向侵入胞体，由于这种电活动的不应期可阻止细胞自主放电。在这两种情况下，不规律的顺向电活动被更加规律的放电模式取代。即使这种兴奋性高频放电模式并非正常模式，它似乎缺少信息成分，可导致信息损坏，阻止病理性活动传入基底节。值得关注的是，肌张力障碍的 GPi 固有病理性放电频率低于帕金森病，其 DBS 的刺激频率也相对较低。

对目前 DBS 实验数据的分析证实，相对于放电频率，神经元放电模式对帕金森病的病理状态和 DBS 的治疗效果起到更加重要的作用。除了基底节神经元放电的平均频率和不规律性增加，帕金森病的特征还包括节律和振荡活动的变化。尤其显著的是，STN 和 GPe 之间出现同步爆发式放电，STN 的 15~30Hz 范围的振荡频率（beta 频率）趋于主导地位。类似于左旋多巴的作用，STN-DBS 可以抑制 GPi 异常的 beta 节律，但该节律的减少对症状改善是否必需目前还不明确。已经发现 STN-DBS 可以减少 STN 和其他靶点核团的振荡和爆发式放电，由此引起的信息处理功能改善使运动症状减轻。

刺激会对神经网络产生短期和长期的变化。这可以从 DBS 开启到症状完全缓解所需要的时间和 DBS 停止后治疗效果维持的时间得到证实。神经元记录实验显示刺激靶点的神经元或从刺激靶点接受投射纤维的神经元的电活动在刺激停止后数毫秒或数秒内回到基线水平，然而，症状加重可能需要数分钟，数小时甚至数天。与此相类似，当刺激开启后，步态改善需要数小时后才会出现，但震颤会立即消失。为了解释这种现象，有一种假设认为神经网络内的变化似乎需要不同的时间。分子研究显示刺激会导致短期和长期的适应性变化发生。为了理解这一过程，还需要在实验中同时记录来自不同靶点的不同神经元的长期变化。

DBS 作用机制的早期假说认为刺激抑制周围神经元的电活动，与毁损的效果类似。近期研究改变了这种观点，认为尽管电极周围的细胞活动由于突触抑制而减少，但 DBS 通过直接激活局部投射神经元的轴突使受刺激核团的信号输出增加。该核团的固有活动被与刺激同步的更加规律的高频电活动取代。DBS 使神经元放电模式发生改变，抑制基底节网络的病理性簇集放电和振荡活动，优化对感觉运动信息的处理，从而缓解疾病症状。STN-DBS 不仅影响靶点核团，还可能影响周围核团发挥治疗效果。

DBS 的作用机制可能并非简单的抑制或兴奋，而是通过基底节-丘脑-皮质网络对大脑产生复杂的影响。对 DBS 作用机制的全面理解有助于我们充分发挥 DBS 的巨大治疗潜力，同时可以引导我们更深入地理解帕金森病和其他运动障碍疾病的病理生理特点。

（荆江鹏 王学廉 郑皓文）

参考文献

1. Yokoyama T, Ando N, Sugiyama K, et al. Relationship ofstimulation site location within the subthalamic nucleus region to clinical effectson parkinsonian symptoms. Stereotact Funct Neurosurg, 2006, 84 (4): 170-175.
2. Godinho F, Thobois S, Magnin M, et al. Subthalamic nucleus stimulationin Parkinson' s disease: anatomical and electrophysiological localization of activecontacts. J Neurol, 2006, 253 (10): 1347-1355.
3. Kleiner-Fisman G, Herzog J, Fisman DN, et al. Subthalamic nucleus deep brain stimulation: summary and meta-analysis of outcomes. Mov Disord, 2006, 21 (Suppl 14): S290-S304.
4. Miocinovic S, Parent M, Butson CR, et al. Computational analysis of subthalamic nucleus and lenticular fasciculus activation during therapeutic deep brain stimulation. J Neurophysiol, 2006, 96 (3): 1569-1580.
5. Lee KH, Blaha CD, Harris BT, et al. Dopamine efflux in the rat striatum evoked by electrical stimulation of the subthalamic nucleus: potential mechanism of action in Parkinson' s disease. Eur J Neurosci, 2006, 23 (4): 1005-1014.
6. Galati S, Mazzone P, Fedele E, et al. Biochemical and electrophysiological changes of substantia nigra pars reticulata driven by subthalamic stimulation in patients with Parkinson' s disease. Eur J Neurosci, 2006, 23 (11): 2923-2928.
7. Montgomery EB Jr. Effects of GPi stimulation on human thalamic neuronal activity. Clin Neurophysiol, 2006, 117 (12): 2691-2702.
8. Maltete D, Jodoin N, Karachi C, et al. Subthalamic stimulation and neuronal activity in the substantia nigra in Parkinson' s disease. J Neurophysiol, 2007, 97 (6): 4017-4022.
9. Shi LH, Luo F, Woodward DJ, et al. Basal ganglia neural responses during behaviorally effective deep brain stimulation of the subthalamic nucleus in rats performing a treadmill locomotion test. Synapse, 2006, 59 (7): 445-457.
10. Foffani G, Ardolino G, Egidi M, et al. Subthalamic oscillatory activities at beta or higher frequency do not change after high-frequency DBS in Parkinson' s disease. Brain Res Bull, 2006, 69 (2): 123-130.
11. Stefani A, Fedele E, Galati S, et al. Deep brain stimulation in Parkinson' s disease patients: biochemical evidence. J Neural Trans, 2006, 70: 401-408.
12. Boulet S, Lacombe E, Carcenac C, et al. Subthalamic stimulation-induced forelimb dyskinesias are linked to an increase in glutamate levels in the substantia nigra pars reticulate. J Neurosci, 2006, 26 (42): 10, 768-10, 776.
13. Lacombe E, Carcenac C, Boulet S, et al. High-frequency stimulation of the subthalamic nucleus prolongs the increase in striatal dopamine induced by acute L-DOPA in dopaminergic denervated rats. Eur J Neurosci In press, 2007, 26 (6): 1670-1680.
14. Schulte T, Brecht S, Herdegen T, et al. Induction of immediate early gene expression by high-frequency stimulation of the subthalamic nucleus in rats. Neurosci, 2006, 138 (4): 1377-1385.
15. Butson CR, Cooper SE, Henderson JM, et al. Patient-specific analysis of the volume of tissue activated

during deep brain stimulation. NeuroImage, 2007, 34 (2): 661-670.

16. Wilson CJ, Beverlin B, Netoff T. Chaotic desynchronizationas the therapeutic mechanism of deep brain stimulation. Front SystNeurosci, 2011, 21 (5): 50.
17. Devergnas A, Wichmann T. Cortical potentials evoked by deep brain stimulation in the subthalamic area. Front Syst Neurosci, 2011, 13 (5): 30.
18. Plaha P, Ben-Shlomo Y, Patel NK, et al. Stimulation of the caudal zona incerta is superior to stimulation of the subthalamic nucleus in improving contralateral parkinsonism. Brain, 2006, 129 (7): 1732-1747.
19. Thomas Wichmann, Mahlon R. DeLong. Deep Brain Stimulation for Movement Disorders of Basal Ganglia Origin: Restoring Function or Functionality. Neurotherapeutics, 2016, 13: 264-283.

第四章

脑深部电刺激电极植入手术方法及并发症

第一节　立体定向脑深部电极植入手术方法

一、立体定向基本概念

立体定向是把颅腔视为一个封闭的有限空间，运用解析几何坐标系原理来定位脑内结构的位置。其基本原理和方法是在颅腔内设置三维直角坐标系：①水平面（X），即通过前联合（anterior commissure，AC）与后联合（posterior commissure，PC）连线的水平切面；②矢状面（Y），通过两大脑半球中线与 AC-PC 线重叠，且与水平面垂直的矢状切面；③冠状面（Z），通过 AC-PC 中点（大脑原点），并与 X，Y 两平面垂直的冠状切面。三个平面交点为大脑坐标的原点，大脑内的任意位置都有其相对于原点的坐标值（X，Y，Z）（图 4-1）。

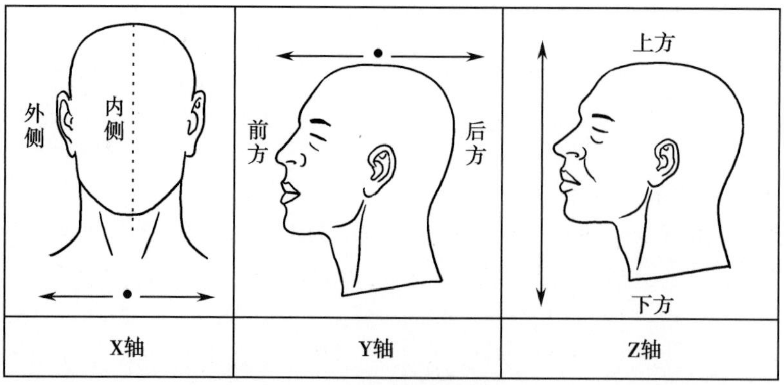

图 4-1　人脑三维立体坐标系

（一）大脑原点

大脑原点是人为设定的一个参考点，一般为前后联合中点的位置（图 4-2）。大部分的立体定向图谱也是将该点作为原点的。大脑原点是不可见的，但在立体定向手术中是基础标志，在手术计划中需要识别前后联合和大脑原点，参考颅腔内结构相对于原点的经验坐标，从而确定手术靶点。对于大脑幕下结构来说，有另一大脑原点来协助定位，即第四脑室底做一切线为幕下 Z 轴，通过四脑室顶做垂直线为 Y 轴，此交点为幕下原点，通过此点做左右垂直线为 X 轴。

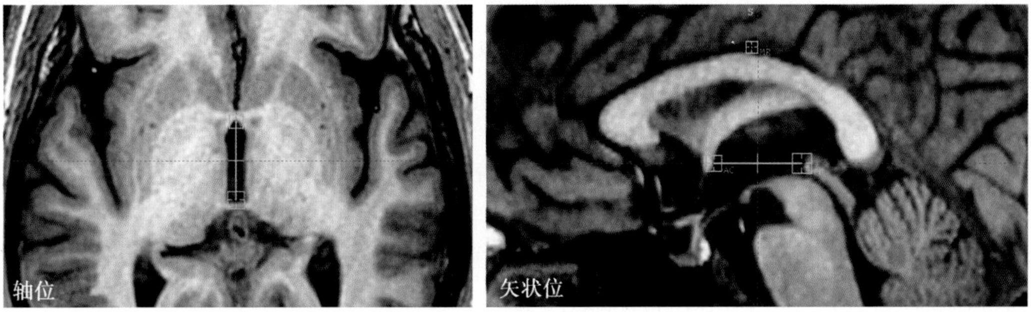

图 4-2 立体定向参考点

图中所示为前联合（anterior commissure，AC）及后联合（posterior commissure，PC），一般将两者的中点定义为大脑原点

（二）定向仪基本结构

立体定向仪虽然种类繁多，其基本结构有固定系统和导向系统两大部分组成。固定系统包括基座、固定框架、显影框、固定螺钉等；导向系统安装于基座，是依靠定位器将操作器械送到颅内的主要结构。脑内操作器械的种类依据手术目的而定，包含温控热凝射频仪、刺激电极、活检针、活检钳、血肿排空器、定向水流冲击吸引器、激光器、脑室内镜、超声吸引器等。

（三）三维定向原理

定位是指根据手术目的把颅内目标结构的位置标定出来，依据术前的薄层影像及融合图像，利用定位软件，获得靶点在导向系统工具上的坐标值，如 X、Y、Z 值和前后、左右旋转角度。然后调整定向仪上相对应的数值，利用导向系统把手术器械送到靶点进行手术操作，完成手术。

二、手术步骤

（一）术前影像准备和靶点定位方法

随着头颅磁共振（magnetic resonance imaging，MRI）技术的发展，目前立体定向的靶点定位多依赖于 MRI。一般来说，可以直接采用安装定位头架和显影框后的立体定向 MR 扫描图像进行定位。也可以在术前行相应序列的 MR 扫描，手术当天采用电子计算机断层扫描（computed tomography，CT）获得立体定向影像，再将两者进行影像融合处理。根据手术靶点，对于扫描参数（包括层厚、层间距、扫描次数、TR、TE、FOV 等）均有不同的要求。对于部分有体内植入物的患者，如不能行 MRI 检查，也可以仅行立体定向 CT 薄层扫描。

不同靶点的定位可分为两类。第一类是直接定位，也就是靶点结构可以直接在影像学上显示，如丘脑底核（STN）在磁共振 T_2 加权像上显示为一个杏仁样低信号区，参考扫描参数为 TE 128 毫秒，TR 4000 毫秒，层厚 2mm，层间距 0，图像采集次数 2~4 次。另一些核团在磁共振上并无明显的轮廓显示，这样就需要参考立体定向图谱，以及靶点周围的其他结构进行定位了。

（二）安装头架

体表标志是进行头架安装的基础，常用的体表标志包括中线和耳鼻线。保持头架基座侧方横梁与患者鼻翼和耳垂连线平行（该线基本平行于 AC-PC 线），同时避免头架遮挡患者视线以便进行术中测试。另外还需注意，头钉安装的位置要避开额窦，避免头钉安装过紧造成颅骨骨折。

姚家庆教授曾对 AC-PC 间线的体表投影进行研究，并提出了姚氏线的概念，即外眦上 20mm 与外耳门中点上 35mm 两点间连线就是 AC-PC 间线。近年来张世忠教授采用 MRI 探索了 AC-PC 间线的体表投影位置，认为眦耳线（外眦和外耳门中点连线）与 AC-PC 线体表投影线的夹角为 12°，而外耳门中点向上距 AC-PC 投影线的距离为 48cm。

虽然在目前定位软件强大的处理能力下，头架位置安装准确的重要性较过去下降，但头架安装的准确性依然很重要。这可以有效地减少定位软件的计算误差，提高靶点定位的精确性。

（三）手术计划系统

靶点定位的准确性与治疗效果密切相关，因此术前计划是整个手术的关键一环。目前常用的立体定向手术工具都有配套或者兼容的手术计划软件，省去了以前依靠影像图片手工计算的烦琐步骤，同时提高了精确性。有了计划软件的支持，我们可以进行各种图像的融合，还可以设计手术的路径，以避开脑室、脑沟及血管。

（四）手术操作注意事项

常规的入颅位置一般选择前额叶，经验性的入颅点为 Kocher 点，即鼻根向后 10~11cm，中线旁开 3cm 的位置。如果设计手术路径，可根据计算得出 Ring 和 Arc 的角度值，在切皮前确定好皮瓣中心和钻孔点的位置。切开头皮可采用纵行直切口、小马蹄形（C 形）切口或冠状切口，后两者伤口张力较小，可能会减少术后电极外露的发生率。如果不设计路径，术前 MRI 显示脑萎缩致脑室扩大者可适当增加旁开距离，使穿刺路径避开侧脑室，防止术后出现电极移位。

为避免因脑脊液丢失而造成脑组织塌陷、靶点移位、颅内积气等，应尽量缩短手术时间，特别应避免切开硬脑膜后的无谓时间耗费。如为双侧电极植入，一般可先进行症状较重侧对应靶点的电极植入，此时不必要切开对侧硬膜。进行微电极记录或者植入电极进行记录或测试期间，可在骨孔内填塞脑棉片或采用生物胶进行封堵，减少脑脊液流失。在调整手术设备坐标值时，应由两名手术医师交叉核对各坐标值，避免在错误的坐标下进行颅内手术操作。

（五）术中神经生理监测

利用术中电生理监测，可有助于确认手术靶点的位置是否理想，常用的方法是 MER 和刺激测试。

一般情况下 MER 需要在患者清醒状态下完成，可以记录到微电极电极尖端单个或数个神经元的电活动记录。由于不同神经结构的放电活动有所不同，所以在微电极植入的路径上可以记录到靶点及靶点周围结构的电信号特征，区别不同结构间的边界。

如果手术时患者是清醒的，在DBS电极植入后，可将电极接在体外刺激器上进行电刺激测试。首先应测量电极各触点间的阻抗值，确认电极连接正常后开始电刺激测试。测试时的触点和参数一般首先选择最腹侧触点作为负极，脉宽设置为60~90μs，频率130~150Hz，逐步增加电压以观察效果和副作用，并按照上述方法依次测试其他触点。通过刺激测试时患者的症状变化和副作用的情况，可以推测出电极植入位置的准确与否。需要注意的是，对于有些疾病（如帕金森病），在电刺激开启之前，患者的症状可有所改善，这多是微毁损效应所致。如所有测试效果不佳，可适当增大刺激参数，或将更多的触点设置为负极进行测试。

当患者在局部麻醉下不能良好配合测试的刺激效果，或者是在全身麻醉情况下植入电极而无法测试时，可采用体外临时刺激。体外临时刺激又称为“外挂”，也就是仅把电极植入脑内，用临时的延伸导线连接电极并将导线末端从头皮上穿出，患者回到病房后，可连接至外临时刺激器，调整参数进行刺激，并观察患者的效果及副作用。如效果改善明显且双方均认同，可继续植入神经刺激器。另外，有条件的单位还可进行术中MR，以验证靶点位置。

（六）固定电极和连接刺激器

测试效果提示靶点位置准确后，行电极固定。当抽出电极内芯和穿刺针外套管时，应注意电极是否纵向移位，使用普通电极帽或锁定装置固定电极。使用隧道器先向对侧术区，再向耳后建立皮下隧道，并将DBS电极颅外端引导穿出至耳后上方并固定，将穿出点作为耳后切口的上端。耳后切口一般于耳郭后缘2~3cm、上缘1cm处取直切口，作为电极与延伸导线连接处的植入处。在胸部皮下建立囊袋，通过载线器将耳后与胸部囊袋穿刺连通。穿刺时防止隧道过浅而导致术后延伸导线与表皮粘连而致疼痛或皮肤破溃、外露，同时还需防止过深伤及颈外、颈内静脉，另外可在胸锁乳突肌外侧面穿行，防止刺伤肺尖部。DBS电极与延伸导线连接头植于颅骨表面与帽状腱膜下，严密缝合肌肉和筋膜，防止头皮破溃，装置外露。连接延伸导线和神经刺激器，测试各触点的电阻确认连接通畅后缝合所有切口。

视频1 DBS 手术过程

手术步骤可参考视频1。

第二节 手术并发症

患者行DBS术后的常见并发症有：①外科手术相关并发症，如颅内出血、脑梗死、慢性硬膜下血肿、癫痫发作、无菌积液、肺栓塞、肺炎、围术期意识障碍、电极位置不佳等；②设备相关性并发症，如电极相关性颅内感染、皮肤溃烂、电极或导线断裂、电极移动、神经刺激器移位、植入设备故障、植入区疼痛等；③刺激相关性并发症，如感觉异常、肌肉强直性收缩、姿势不稳、运动障碍、构音障碍、动眼神经麻痹、躁狂、抑郁、幻视、神经精神障碍等。

一、手术直接相关并发症

（一）颅内出血

颅内出血，包括脑内血肿和硬膜下血肿，可分为症状性与非症状性，是颅脑手术最常见的并发症，也是DBS手术常见的并发症，发生率约1.94%~6.92%。当靶点不同时，其发生率也稍有不同。往往在术后24小时内发病，以癫痫发作、意识障碍或头痛为首发或主要表现，CT检查可见血肿（图4-3），周围可有水肿，电极位于出血中央或远离血肿，可表现为脑实质内出血、硬膜下血肿和蛛网膜下腔出血。如出血量不大可保守治疗，少数需开颅手术并尽力保留电极。经及时正确的治疗，患者大多恢复尚可，少数遗留后遗症。

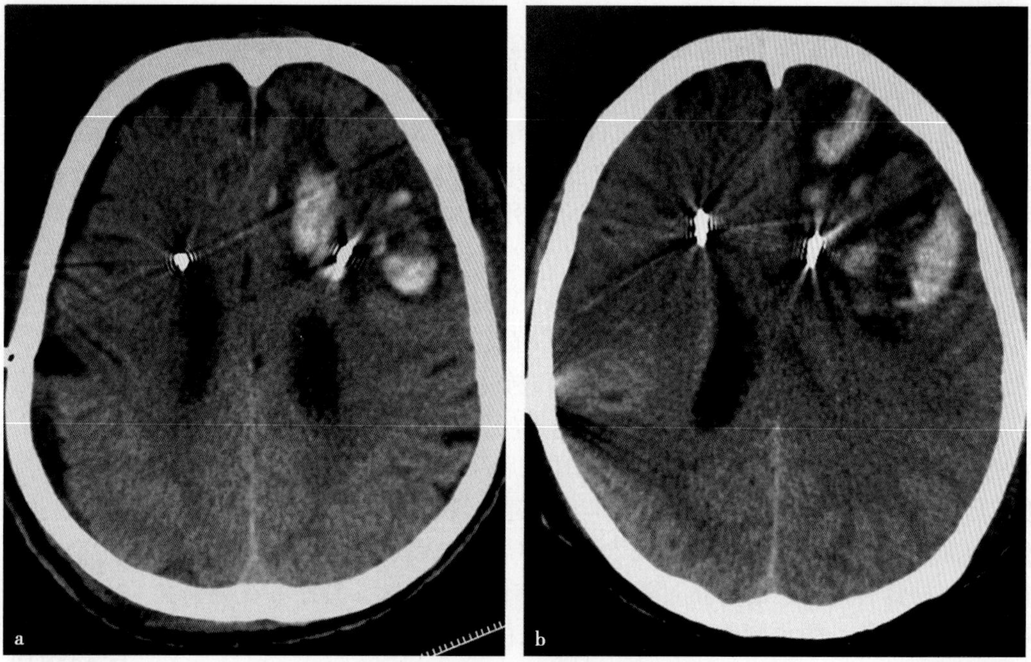

图4-3 DBS术后颅内出血并发症

颅内出血一般可分为早发出血和迟发出血。早发出血的原因大致如下：①术中或围术期血压不稳定；②穿刺套管针或电极导致血管损伤；③颅骨钻孔或硬膜切开时损伤脑表面血管；④骨孔内止血不彻底；⑤皮下出血沿固定装置缝隙渗入脑表面。迟发出血的原因有：①术后烦躁、激动或劳累；②护理不到位导致患者摔伤；③静脉梗死后继发出血。

对于颅内血肿的发生率，在医疗干预下可有效减少。对合并高血压病的患者术前血压应基本控制在正常或接近正常水平，手术当日清晨继续口服长效降压药物或手术时使用静脉降压药物，术后适当延长麻醉镇静时间，尽早口服降压药物；术前积极治疗上呼吸道感染且避免过敏反应，防止术中咳嗽、喷嚏等影响手术操作，导致颅压、血压增高，增加出血风险；穿刺脑组织前给予止血药物，如静脉注射血凝酶2u；硬膜、脑表面的彻底止血；穿刺部位选择在脑回表面而不是脑沟，避开脑表面血管并避免电凝损伤，轻柔的手术操作，缓慢进退套管针；尽量减少术中调整电极位置的次数，减少微电极记录的针道和次数。

出血后处理：维持最基本生命支持是非常重要的，神经外科治疗措施需立刻介入，在DBS术中如发现穿刺道有出血或患者出现明显局灶性神经系统定位体征，手术应该立即停止，行头颅CT检查，根据出血程度，决定是否需要继续手术，当出血量大，必要时可行去骨瓣减压术。

（二）脑静脉血栓形成/梗死

主要由DBS术中损伤静脉或切断静脉所致，典型表现有头痛、癫痫、精神障碍以及局灶性定位体征，临床表现主要与受损静脉引流的范围有关。头颅CT和MRI检查是比较有意义的辅助检查方式。大宗数据报道，静脉栓塞性梗死占所有患者的0.4%。术前头颅增强MRI扫描来帮助建立详细的外科手术计划是很有用的预防办法。术前影像学来评估静脉引流血管走行，可以避免误伤重要静脉，尤其是在患有高凝状态疾病的患者中就显得更为重要。大脑静脉血栓形成的患者可以通过有计划的抗凝治疗来防止血栓移位。多数患者抗凝治疗期间需要将INR控制到2.0~3.5至少保持3个月，如果患者有血液高凝状态的基础疾病，那么抗凝时间要更长。反复多次间断性腰椎穿刺或者腰大池腹腔分流可以很好地缓解颅内高压引起的头痛，但极少采用。极少数出现脑疝且昏迷的患者，需急诊手术去骨瓣减压。合并癫痫的患者，需使用抗癫痫药物治疗。

（三）术后癫痫

DBS术后发生癫痫的概率约为0.4%~3.1%。术后引起癫痫的原因多种多样，真正分清DBS植入设备相关性的癫痫发作是几乎不可能做到的，但术后合并颅内出血的患者发生癫痫的风险明显增高。术后发生癫痫的患者需服用抗癫痫药物3~6个月，长远来看再发癫痫的概率极低。不推荐常规预防性使用抗癫痫药物，因为这会带来药物不良反应，在老年患者中尤其常见。

（四）术后意识障碍

DBS术后意识障碍是比较多见的，尤其是以STN为靶点的DBS植入术后。据报道术后意识障碍出现的概率大约波动于1%~36%，有许多因素都与术后意识障碍有关，比如术中额叶的损伤、手术时间过长、术前存在认知障碍等，但术后意识障碍大多是短暂的，且是自限的。如果意识障碍的时间较长，且无好转迹象，需行全面的神经系统查体和神经影像学检查，另外仔细回顾术前的体征、生化检查指标以及神经影像学资料，或许可以找到意识障碍持续存在的危险因素。

（五）DBS电极植入位置不佳

DBS电极植入位置不佳是导致DBS手术失败的常见原因，可以由以下因素引起，如因设备条件受限制定位不准，术中手或框架的移动，误读了MER数据，以及脑组织的移位等，这个并发症的发生率约为1.2%~12%。DBS电极植入位置不佳可以使用如下策略使其发生率明显减少：①提升外科手术设备性能；②术前再次核实定位，术中评估再次定位，术后还要通过CT及MRI来对比定位是否准确；③固定电极时，切勿过度牵拉。如果发现电极植入位置不佳后，术后1个月应尽可能地调试各组刺激位点与参数，并记录数据，行MRI扫描评估每个触点的位置，结合收集到的所有数据，选择最合适的、疗效最佳的刺激模式以达到疗效最大化。如果最佳程控效果持续时间过短，或刺激带来的效果远远低于预期值，则应考虑重新植入电极。

（六）其他少见并发症

其他与手术直接相关的并发症发生率相对较低，比如无菌性积液，多见于胸部 DBS 刺激器皮下部分，一般多由于缝合不严密，留有无效腔发生，可以予以穿刺抽吸，大多数能自愈。其他如肺栓塞、肺炎等并发症，发生率较低，但也应引起足够重视。

二、植入设备相关并发症

电极移位的发生率约为 1.39%~7.58%。如电极经过脑室其移位的风险会增加，因此对术前 MRI 显示脑萎缩致脑室扩大者可适当增加旁开距离，使穿刺路径避开侧脑室，或设计电极路径避开脑室防止术后出现电极移位；为减少手术当中固定电极时的电极移位，可采用带锁定装置的电极，而对骨孔较大或者骨面曲度较大致电极固定装置基环部分不稳定的情况，可将基环用生物蛋白胶粘贴固定在颅骨上；准确植入电极后，拔除电极内芯时，注意观察电极有无纵向移位；固定电极后，可行二次术中测试；另外在植入电极后，需在手术操作中避免用力牵拉电极尾端。

硬件外漏/皮肤破溃的发生率约为 0.3%~2.5%。术前仔细评估患者营养状态，根据患者年龄、性别、症状表现，制定患者脉冲发生器植入部位及延伸导线走行等手术方案，教育患者及其家属术后加强营养，避免植入部位长期受压。额部采用小马蹄形（C 形）切口或冠状切口，较竖直切口可能减少术后电极外露的发生率，头部的 DBS 电极与延伸导线应埋置在帽状腱膜下，DBS 电极与延伸导线连接头植于颅骨表面，严密缝合肌肉和筋膜，防止头皮破溃，装置外露（图 4-4）。在颈部建立皮下隧道时，应防止穿刺隧道过浅致术后延伸导线与表皮粘连而致疼痛或皮肤破溃、导线外露。对于营养状况差、皮肤较薄、局部血液循环差的患者可将神经刺激器植于胸肌筋膜下，或植于腋下、腰部，丝线将神经刺激器固定牢靠。

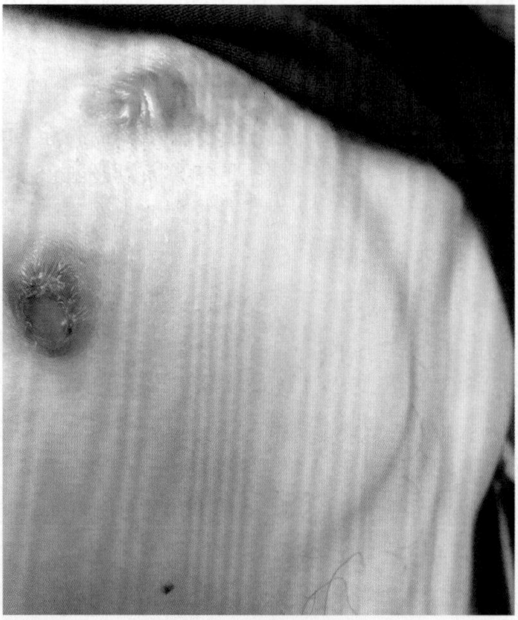

图 4-4 胸部脉冲发生器处皮肤破溃

伤口感染，发生率约为1.18%~10%。常见感染类型多为刺激器植入区域的感染，而不是颅内电极处的感染。通过相应的干预措施，可降低相应的感染率。围术期控制好患者血糖，术前治愈患者呼吸道感染，切皮前半小时给予抗生素，如头孢曲松钠2g静滴，强化无菌观念，重视无菌操作，精确定位，确保疗效，减少手术时间，简化术中测试。尽量缩短外挂测试时间，定期换药，检查伤口。术后注意患者体温、血象、有无脑膜刺激征等。

一般来讲，一旦发生感染，植入设备需要立即移除，并使用抗生素抗感染治疗，单纯使用抗生素治疗设备相关性感染是无效的，尤其是颅内电极引起的感染时，必须尽快移除，否则会引起严重的颅内感染，如硬膜下积脓、脑脓肿等。为了尽可能地减少感染发生的概率，术中应严格执行无菌原则，提升手术设备性能，减少手术时间，术后预防性使用抗生素等措施。如果已经发生感染，感染位于表浅部位或手术切口可以先使用组织内分布浓度较高的抗生素治疗，如果不能控制感染的发展，应移除一切植入设备，并行病原学培养，指导抗菌治疗；如为深部感染则立即移除所有植入设备，包括电极，并行病原学检查，抗菌治疗6~8周，在感染完全控制住后才可考虑重新植入设备。

其他与植入设备相关性并发症还有电极或导线断裂、神经刺激器故障、神经刺激器移位、植入区疼痛与不适等。

三、神经刺激相关并发症

神经刺激相关并发症，多由电流波及的大脑区域过大或电极位置不佳所导致。DBS术后程控师必须要知道，当DBS电极靶点位置准确无误时的情况下，低到中等强度的刺激出现刺激相关性并发症的可能性较低，而选择中到高强度刺激的时候，刺激相关并发症发生的概率和种类均会增加。不同刺激靶点的刺激相关并发症也有一定的区别。刺激相关的并发症有：构音障碍、发音无力、吞咽困难、感觉异常、眼睛偏斜、注视偏斜、恶心、眩晕、出汗、脸红、失平衡、运动失调等。当DBS植入电极位置不佳时，在低强度的电刺激下出现的不良反应要大于临床获益。神经刺激相关性并发症常常是可逆的，而且绝大多数情况下可以通过调整刺激参数来避免其发生。反复多次的测试DBS电极上的每一个刺激靶点，刺激幅度由小到大，刺激相关并发症最严重时的幅度阈值可以通过这个办法测算出，如果超出预计值，则应该立即行影像学检查，来评估电极位置，选择合适的刺激靶点。

四、术后患者日常生活注意事项

对于DBS术后患者的管理及评估，应建立一支多学科合作的团队。该团队应包括运动障碍康复训练师、神经外科医师、神经内科医师、专业的DBS程控工程师、心理咨询师、神经心理治疗师、社会工作者等。如果DBS术后患者出现问题，或疗效小于预期，应由以上多学科团队对其进行详细的评估，这可能需要几小时甚至几天时间。第一步应先进行影像学评估，常规行MRI或者薄层CT扫描，评估颅内情况及电极位置是否准确，接下来可以根据影像学资料选择合适的程控调整，之后进一步评估患者的疗效。患者DBS术后疗效不佳的原因有：病情自身的发展，手术适应证不佳，缺乏跨学科团队的术后管理，患者的期望值过高，术前未明确了解患者及家属的期望值、适合的程控及药物治疗，不合适的刺激参数，电池耗尽，神经心理异常等。

（一）紧急随访指征

患者出现以下情况应及时返回医院进行随访评估：

1. 头部受伤或跌倒以致影响 DBS 系统 。
2. 持续的灼热感、刺痛感或植入系统附近产生摇晃及震动感，特别是改变姿势时。
3. 持续性的强烈的情绪波动。
4. 明显感到头晕、眼花。
5. 脸部、手臂或脚突然出现麻木，特别是身体单侧的症状。
6. 突然感到语言或理解障碍。
7. 单眼或双眼突然产生视觉障碍。
8. 突然产生不明原因的严重头痛。
9. 性格改变，例如异常兴奋，行为，语言异常。

（二）运动注意事项

1. 避免过度屈伸的运动，避免过度牵拉植入系统的部件。突然、过度或反复低头，颈部扭转，跳跃或舒展都可导致部件破损或移位。部件破损或移位会导致刺激中断、不连续、破损部位刺激感、必须通过手术更换电极或调整位置。

2. 避免反复触摸植入部件。避免反复触摸、揉搓刺激系统部件（刺激器、电极、导线或骨孔），这样会导致部件损坏或皮肤磨损。

3. 患者活动/环境防护。在活动时应注意避免靠近产生强电磁场的设备，靠近强电磁干扰源会使刺激器打开或关闭。因为电池消耗或其他原因，刺激系统也会意外关闭。在症状突然加重的情况下，应联系医生检查。

4. 手术后的前几个星期应该避免剧烈的活动，如高于头部的手臂运动，突然、剧烈的伸展或重复扭转颈部。

（三）术后安全使用 DBS 设备

1. 诊断性超声　如果直接用于植入部位，会损坏 IPG。

2. 高输出超声　碎石术会损坏 IPG。

3. 放射治疗　钴 60 直接用于 IPG 上，会损坏 IPG。

4. 防盗装置　可能引起 IPG 开或关，即使 IPG 处于关的状态，一些病人也可能感到短暂的刺激增强，病人应小心地通过防盗装置。

5. 心脏起搏器　可能会影响按需型心脏起搏器。

6. MRI　可能引起 IPG 或电极移位，可能在电极中诱发电压变化，产生不舒适的刺激；检查时刺激电压调零，并关闭 IPG，MRI 场强不超过 1.5T。

7. 透热疗法　如果直接用于 IPG 上，会损坏 IPG。

8. 术中电凝　会抑制 IPG 输出或重新调控 IPG，不要在 IPG 或电极附近使用，必要时应使用双极电凝器。

9. 强磁场　如立体声扬声器，会引起 IPG 开或关。

10. 工作环境中，电焊设备，感应炉，通信设备（微波中转站、线性功率放大器、高功率中转站），高压电线，如果距离过近，会产生电磁干扰，影响 IPG 的运行。

（李 楠　郑朝辉　赵海康）

参考文献

1. William J, Marks, Jr. Deep Brain Stimulation Management. CA, USA: Cambridge University Press, 2015.
2. Hickey P, Stacy M. Deep Brain Stimulation: A Paradigm Shifting Approach to Treat Parkinson's Disease. Front Neurosci, 2016, 28 (10): 173.
3. Picillo M, Lozano AM, Kou N, et al. Programming Deep Brain Stimulation for Parkinson's Disease: The Toronto Western Hospital Algorithms. Brain Stimul, 2016, 9 (3): 425-437.
4. Zhang S, Dissanayaka NN, Dawson A, et al. Management of impulse control disorders in Parkinson's disease. Int Psychogeriatr, 2016, 28 (10): 1597-1614.
5. Umemura A, Oyama G, Shimo Y, et al. Current Topics in Deep Brain Stimulation for Parkinson Disease. Neurol Med Chir (Tokyo), 2016, 56 (10): 613-625.
6. Lizarraga KJ, Jagid JR, Luca CC. Comparative effects of unilateral and bilateral subthalamic nucleus deep brain stimulation on gait kinematics in Parkinson's disease: a randomized, blinded study. J Neurol, 2016, 263 (8): 1652-1656.
7. Picillo M, Lozano AM, Kou N, et al. Programming Deep Brain Stimulation for Tremor and Dystonia: The Toronto Western Hospital Algorithms. Brain Stimul, 2016, 9 (3): 438-452.
8. Joint J, Nandi D, Parkin S, et al. Hardware-related problems of deep brain stimulation. Mov Disord, 2002, 17 (3): 175-180.
9. Blomstedt P, Hariz MI. Are complications less common in deep brain stimulation than in ablative procedures for movement disorders? Stereotact Funct Neurosurg, 2006, 84 (2-3): 72-81.
10. Binder D, Rau G, Starr PA, et al. Risk factors for hemorrhage during micro-electrode-guided deep brain stimulator implantation for movement disorders. Neurosurgery, 2005, 56 (4): 722-732.
11. Voges J, Waerzeggers Y, Maarouf M, et al. Deep-brain stimulation: long-term analysis of complications caused by ardware and surgery-experiences from a single centre. J Neurol Neurosurg Psychiatry, 2006, 77 (7): 868-872.
12. Lyons KE, Wilkinson SB, Overman J, et al. Surgical and hardware complications of subthalamic stimulation: a series of 160 procedures. Neurology, 2006, 63 (4): 612-616.
13. Constantoyannis C, Berk C, Honey CR, et al. Reducing hardware-related complications of deep brain stimulation. Can J Neurol, 2005, 32 (2): 194-200.
14. JA Obeso, CW Olanow, MC Rodriguez-Oroz. Deep Brain Stimulation for Parkinson's Disease Study Group, Deep-brain stimulation of the subthalamic nucleus or the pars interna of the globus pallidus in Parkinson's diseasee. New Engl J Med, 2001, 345: 956-963.

第五章

脑深部电刺激常见临床靶点解剖与定位

功能神经外科学中所说的靶点是指通过立体定向手术方式，如射频毁损或电刺激干预的特定的脑深部神经核团、白质纤维束以及大脑皮质下白质结构等。决定 DBS 治疗效果的关键是刺激位置的准确制定和刺激电极的精确植入，前者即是靶点定位，它是准确植入电极的前提。如果定位不准，电极刺激到非治疗区域则有可能引起运动感觉障碍、构音障碍、癫痫、认知及情绪改变等不良反应。目前，临床上主要采用基于立体定向影像学的术前 MRI 或 CT 与 MRI 相融合方法进行靶点定位。部分医院会利用术中 MER 方法进行靶点验证。有条件的医院可以进行术中 MRI 扫描，对比手术计划影像，术中确认植入电极和靶点的位置。目前靶点定位的方法包括基于影像学的解剖定位方法和基于神经生理学的功能定位方法，此外，还有应用概率纤维束追踪成像技术、三维有限元电场模型和多维电缆模型以及电阻测量进行靶点定位的报道。本章主要介绍靶点的影像学定位。

第一节　靶点概述

一、靶点的分类

根据解剖特征和类型对靶点进行分类（表 5-1）。根据其在 DBS 治疗不同类型疾病中的应用，主要应用于治疗运动障碍的靶点包括：STN、GPi、Vim 等；主要应用于治疗精神疾病的靶点包括：NAc、ALIC、SCG 等；主要应用于意识障碍、癫痫、疼痛等其他疾病的靶点包括：CM-Pf、ATN、PAG 等。

根据其在 MRI 上是否能够清楚显影，可将靶点分为可视靶点与不可视靶点。前者的定位主要依靠靶点形状、大小、与周围结构的空间位置关系、内部分区，辅以靶点坐标的经验值作为参考。后者的定位主要依靠周围解剖结构的位置界定、靶点坐标的经验值，辅以人脑图谱作为参考。

表 5-1 靶点的解剖分类

解剖特征和类型	靶点中文名	靶点英文名与简写
神经核团	丘脑底核	subthalamic nucleus, STN
	苍白球内侧部	globus pallidus interna, GPi
	苍白球外侧部	globus pallidus externa, GPe
	丘脑腹中间核	ventralis intermedius nucleus of the thalamus, Vim
	腹外侧核腹吻前核	nucleus ventrooralis anterior, Voa
	腹外侧核腹吻后核	nucleus ventrooralis posterior, Vop
	丘脑中央中核-束旁核复合体	centromedianus-parafascicularis complex, CM-Pf
	丘脑前核	anterior thalamic nucleus, ATN
	丘脑腹后外侧核	ventral posterolateral thalamic nucleus, VPL
	丘脑腹后内侧核	ventral posteromedial thalamic nucleus, VPM
	伏隔核	nucleus accumbens, NAc
	中脑网状结构中的楔状核	nucleus cuneiformis, NCF
	Meynert 基底核	nucleus basalis of Meynert, NBM
白质纤维束	内囊前肢	anterior limb of the internal capsule, ALIC
	下丘脑脚	inferior thalamic peduncle, IPT
	前脑内侧束的上外侧支	superolateral branch of the medial forebrain bundle, slMFB
	穹隆	fornix
其他皮质下白质结构	胼胝体下扣带回	subcallosal cingulate gyrus, SCG
其他灰质结构	脑室周围灰质	periventricular grey, PVG
	导水管周围灰质	periaqueductal grey, PAG

二、常用靶点 DBS 治疗适应证

（一）丘脑底核

帕金森病、肌张力障碍、药物难治性强迫症、药物难治性癫痫等。

（二）苍白球内侧部

帕金森病、肌张力障碍、亨廷顿舞蹈病、抽动秽语综合征中以抽动症状为主要表现者，小样本研究的中脑或红核性震颤，Girish Nair 等推荐 GPi 前内侧部作为治疗强迫症的潜在靶点。

（三）丘脑腹中间核

特发性震颤、帕金森病中以震颤为主要表现者，少数文章报道的小脑共济失调性震颤、直立性震颤。

（四）丘脑中央中核-束旁核复合体

抽动秽语综合征、意识障碍疾病（包括最小意识状态和持续植物状态）、慢性难治性中枢性疼痛综合征等，也正被评估用于缓解药物难治性癫痫的大发作。

（五）丘脑前核

药物难治性癫痫。

（六）伏隔核与内囊前肢

药物难治性强迫症、成瘾性疾病（包括药物成瘾和酒精成瘾等）、难治性抑郁症、神经性厌食症、抽动秽语综合征中以强迫症状为主要表现者。

（七）胼胝体下扣带回

难治性抑郁症、神经性厌食症，电刺激前扣带回皮质用于治疗慢性疼痛。

三、靶点的定位方式

靶点定位一般是指 MRI 或 CT 上电极最远端第一触点位置的确定，不一定是指核团中心的位置所在。靶点定位方式可分为间接定位与直接定位。

间接定位是指不同靶点计算均以 AC 与 PC 即 AC-PC 平面为其立体定向的基础，靶点坐标的经验值或计算公式大都是以 AC-PC 的中点（midcommissural point，MCP）为参照点而得出的。同时，可以在 MRI 图像上利用解剖图谱和功能图谱进行匹配定位。目前的两个经典图谱分别是 Schaltenbrand-Wahren Atlas 人脑图谱和 Talairach Atlas 人脑图谱，此外还有 Talairach-Tournoux Atlas 图谱和 Montreal Neurological Institute Atlas 图谱。图谱可以提供重要的参考，但基于图谱的定位无法适应不同患者的个体差异。研究发现：与基于个体 MRI 的定位相比，基于 Schaltenbrand-Wahren Atlas 图谱定位的 GPi 坐标在 x、y、z 三个方向上均存在显著差异，基于 Talairach Atlas 图谱在 y、z 两个方向上均存在显著差异。一些新的数字化图谱，可以通过注册、标准化、共注册识别并经过计算机图像运算和个体患者的 MRI 进行配准，自动适应不同患者的个体变异，提高了基于图谱定位的准确性，弥补了传统图谱的不足。

直接定位是指在颅脑 MRI 等特殊影像学检查图像上，直接寻找可视靶点，或者利用周围可视结构的位置关系定位不可视靶点。随着影像学技术的进步，一些高场强和特殊的 MRI 扫描序列被发现可以更好地显示不同靶点。

第二节 丘脑底核

一、解　剖

丘脑底核（STN）位于中脑吻侧，红核外侧，内囊内侧及黑质上方，是在 MRI T_2 像上呈杏仁状的低信号结构，长径 10~12mm，短径 4~6mm。观察 STN 最理想的平面为 MRI 轴位和冠状位，其中在冠状位上呈倒“八”字形，轴位上呈正“八”字形，矢状位上的识别较轴位和冠状位困难，略呈椭圆形。STN 在 T_2 像上很难与黑质分开。在 MRI 3.0T 轴位像中，红核轮廓规整，信号强度均一，较易分辨，而 STN 形态较为模糊，边缘与周围其他低信号区域相对难以辨认。

STN 存在亚分区，从背外侧到腹内侧分为运动区、联络区、边缘区三个亚区，三个亚区间有重叠，界限不明显，分别与运动、认知、情感相关。应用电生理监测可以确定各亚区。PD 患者 STN 病理性 β 振荡明显增多，并且主要位于其背外侧的运动区。运用 Hidden Markov Model（HMM）算法，通过 β 振荡自动分析 STN 的内部边界，确定背外侧的运动区。术后通过核团重建观察电极位置，优先选择位于感觉运动区的触点进行程控。也有文章认为：刺激触点位于运动区和联络区对 PD 运动症状的改善没有差异。DBS 术后轻度躁狂患者的电极明显靠近 STN 腹侧，术后认知功能下降患者的电极更多位于 STN 的联络区。

二、定　　位

MRI 扫描的常规参数设置：T_2 加权像，TR：4000 毫秒，TE：128 毫秒，FOV：260～320mm^2，矩阵：256×256，层厚：2～3mm，无间距，图像采集 2～4 次。靶点坐标经验值：X＝12mm（AC-PC 中点旁开），Y＝2～3mm（AC-PC 中点向后），Z＝4～6mm（AC-PC 平面向下）。Arc-angel：与中线成 15°～25°角，Ring-angel：与 AC-PC 平面成 55°～65°角。Alim L. Benabid 等在《尤曼斯神经外科学》中讲述：STN 在矢状位上位于 AC-PC 中间1/3，下方 0～6mm，中线旁 10～14mm。坐标为前后位（PC 前）：（5.28±0.58）×1/12 AC-PC 长度（范围 2.88～7.08mm）；垂直位：（−1.22±0.65）×1/8 丘脑高度［范围（−3.29±0.19）mm］；宽度：中线旁开（12.14±2.05）mm（范围 9～15.2mm）。STN 与红核位置毗邻关系相对固定，MRI T_2 加权像上能较清楚显示 STN 与红核的位置。Yuri M. Andrade-Souza 等因此利用红核定位 STN 坐标（图 5-1）：X 为红核最外缘旁开 3mm，Y 在轴位上平齐红核前缘，Z 在冠状位上位于红核上缘下 2mm；同时提示以红核为标志的定位的准确性高于直接定位和间接定位；并得出了最佳触点相对于 MCP 的位置坐标：X＝（12.12±1.45）mm，Y＝（−2.41±1.63）mm，Z＝（−2.39±1.49）mm。

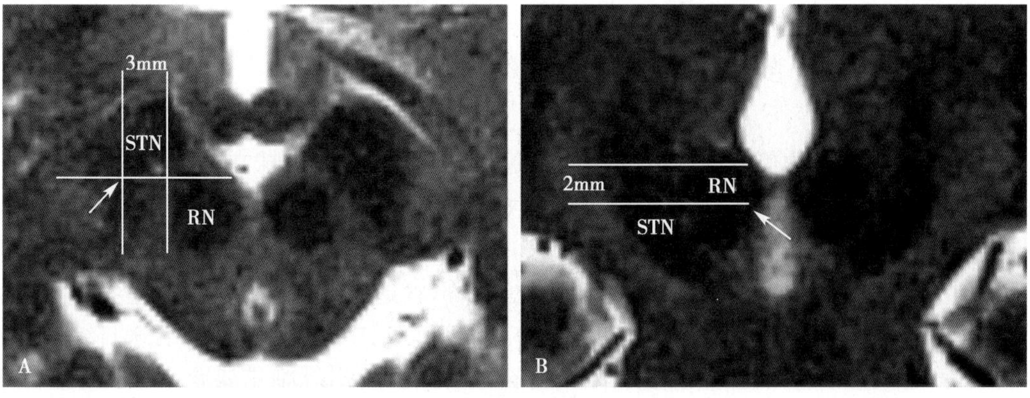

图 5-1　以红核为基础的丘脑底核定位方法

分别在 T_2 加权轴位（A）与冠状位（B）磁共振图像上显示；RN：红核，STN：丘脑底核此外，南方医科大学珠江医院张世忠课题组探索了一种以红核中心为标定点（图 5-2），间接定位 STN 的新的辅助方法。运用实验所测数据（取其统计值的近似值，角度∠α 为 56°，长度 b 为 0.8cm）及极易辨认的红核中点、公认 12mm 线即可在 3.0T MRI 图像中计算出 STN 位置。可与立体定向所得靶点位置互相对比及验证，增加靶点定位的准确性。

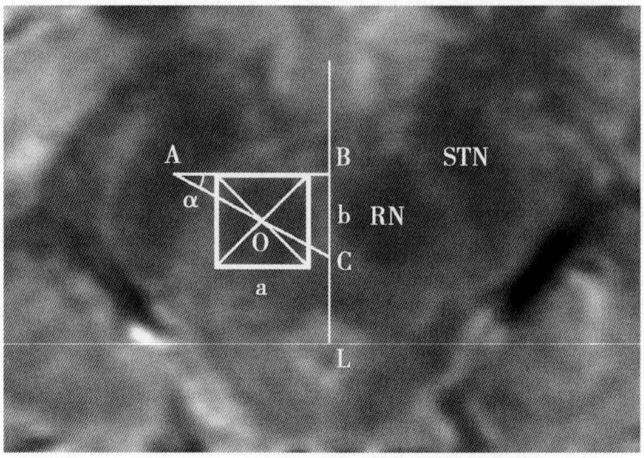

图 5-2 以红核中心为标定点的丘脑底核定位方法

以 MRI SWI 图像为例，取红核最大直径层面，画出与红核外切的矩形，做出矩形的对角线，将交点视为红核中点，标记为点 O；做出前后连合线的投影线，标记为直线 L；做出与红核边缘相切且垂直于 L 的直线，在其一端 12mm 处即位于 STN 内，标记为点 A，另一端在 L 上，标记为点 B；连接点 A、点 O，延长线交 L 于一点，标记为点 C；在计算机上精确测量点 B、点 C 的距离，标记为长度 b；精确测量 AB、AC 的交角，标记为∠α。

刺激 STN 背外侧的运动亚区比刺激中央区更有效。Ellen J. L. Brunenberg 等认为 MRI 功能或弥散加权成像能更清楚地分辨出 STN 的运动亚区。在磁敏感加权成像（SWI）3T MRI 下定位 STN，比在 T_2 加权像及液体衰减反转恢复（FLAIR）3T MRI 下更加准确。

第三节 苍白球内侧部

一、解 剖

苍白球位于壳核内侧，内囊后肢外侧。由于铁的沉积，苍白球在 MRI T_2 像上的信号低于壳核，而由于髓鞘形成，其在 T_1 像呈相对的高信号。苍白球被显示不清的内髓板分为苍白球外侧部（GPe）和苍白球内侧部（GPi）。GPe 借外侧髓板与壳核相隔。在脑的冠状切面上，苍白球前 1/4 位于尾状核头和壳之间，形状饱满近圆形，后 3/4 呈尖向内的橘子瓣形。在基底神经节中，苍白球既是纹状体和 STN 间的中继核团，也整合来自纹状体的抑制性传入和来自 STN、新皮质和丘脑的兴奋性传入，传出纤维主要止于丘脑、中脑被盖、底丘脑和黑质等部位，苍白球在机体运动功能调节中发挥重要作用。

二、定 位

MRI扫描的常规参数设置：T_1加权像，TR：550毫秒，TE：14～17毫秒，层厚：2～3mm，无间距，图像采集3～4次。GPi成像在T_1和T_2加权像上差别不大，通常很难区分GPi、GPe，可借助视束来定位靶点，GPi一般位于视束外上方2～3mm。靶点坐标经验值：X＝19～21mm（AC-PC中点旁开），Y＝ 2～3mm（AC-PC中点向前），Z＝4～6mm（AC-PC平面向下）。Arc-angel：与中线成10°角，Ring-angel：与AC-PC平面成70°角。Alim L. Benabid等在《尤曼斯神经外科学》中讲述：GPi位于PC前方2/3 AC-PC距离，在AC-PC水平大约偏离中线20mm。坐标为前后位（PC前）：（8.4±1.2）×1/12 AC-PC长度（范围6.6～9.9mm）；垂直位：（−0.7±0.8）×1/8丘脑高度［范围（−1.7±0.3）mm］；宽度：中线旁开（19.1±2.9）mm（范围16.0～23.2mm）。Michael C. Cohn等分析了83例患者行GPi毁损手术的位置，靶点平均位于MCP前3.5mm，三脑室中线外侧21mm，联合间径下1.2mm。Philip A. Starr等较早提出了一种MRI定位方法：在经过AC-PC线的轴位上确定靶点的X和Y坐标，靶点位于AC-PC线的中点，外侧髓板内侧4mm处，该点与内囊相距约1mm，靶点的Z坐标通过靠近AC-PC线中点的冠状面确定，位于视束的背侧。Caroline A. Reich等认为快速自旋回波反转恢复序列（fast spinechoinversion-recovery sequences，FSE-IR）能清楚显示GPi的边界，X、Y在轴位像上AC-PC平面进行定位，大致在GPi-GPe内髓板的内侧4mm，Z在冠状位像上位于视束的上缘，且靠近MCP（图5-3）。

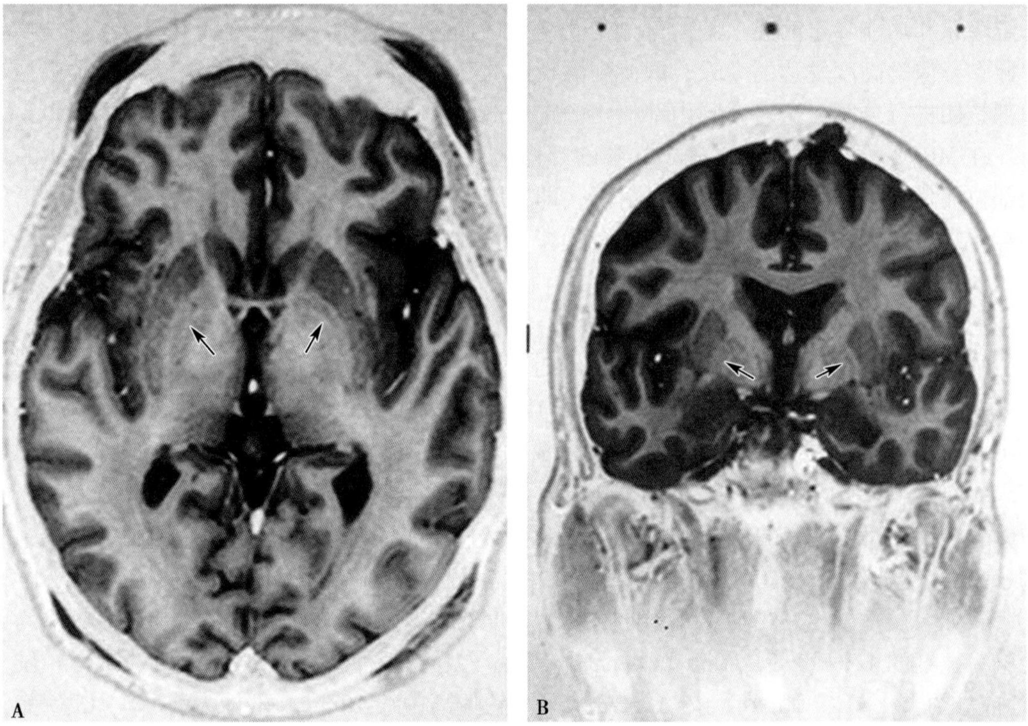

图5-3 FSE-IR轴位像（A）和冠状位像（B）

黑色箭头所示为苍白球内侧部和外侧部间的内髓板

在 MRI 技术方面，传统的 T_1、T_2 加权像显示 GPi 的效果相似，而许多新的研究表明，一些特殊的 MRI 扫描序列可以更好地显示 GPi。2012 年，Ingo S. Nölte 等人利用 9 名健康志愿者，比较了不同 3.0T MRI 序列显示 GPi 的效果，认为 40Hz 带宽的二维快速低角度磁共振成像（T_2-FLASH2D）显示 GPi 的效果最佳。韩国的研究组利用 11 名健康志愿者和 1 名 PD 患者，比较了不同 3.0T 和 7.0T MRI 序列显示 GPi 和 STN 的效果，得出结论为 7.0T MRI 序列在空间分辨率、组织对比度以及信噪比等指标上均显著优于 3.0T MRI。明尼苏达的研究组同样比较了 3.0T 和 7.0T MRI 序列显示 GPi 的效果，同时还结合 SWI 优化了 7.0T MRI 序列显示 GPi 的效果，得出结论为 7.0T 条件下的 SWI MR 序列可以很清楚地显示 GPi。

第四节 丘脑腹中间核

一、解 剖

丘脑（背侧丘脑）是间脑中最大的一部分，为位于第三脑室两侧左右对称的扁圆形灰质结构，与脑内的其他结构之间存在着广泛的纤维联系，中枢神经各部均有大量的信息汇聚于此，是最大的皮质下中继站。丘脑被“Y 字形”白质纤维（内髓板）分为前核群、内侧核群和外侧核群。其中外侧核群可分为背侧部和腹侧部。背侧部由前向后包括背外侧核、后外侧核及丘脑枕，腹侧部由前向后包括腹前核、腹中间核（Vim，亦称腹外侧核）和腹后核。腹后核又分为腹后内侧核（VPM）和腹后外侧核（VPL）。这些根据细胞构筑、纤维联系和功能界定而在丘脑内部划分出来的不同神经核团，它们之间并无天然的边界，因此在影像学高度发达的今天，即使高清晰度的断面影像学技术仍然无法成功地对丘脑的内部核团进行分割，这对丘脑内部核团的定位造成了很大的困难。

在 MRI T_1 加权像上可以确定丘脑的外侧边界，此处对应 Vim 的外侧边界。躯体的不同部位在丘脑核团内具有特定的投射区，即下肢的神经元偏外侧靠近内囊，面部和手指的神经元靠近中线，上肢的神经元居中，这在 Vim 中也不例外。

二、定 位

Vim 无法在 MRI 上直接看到，只能通过靶点经验值计算，故采用 T_1 或 T_2 加权像都可以。靶点坐标经验值：X = 12mm（AC-PC 中点旁开），Y = 6 ~ 7mm（AC-PC 中点向后），Z = 0 ~ 1mm（AC-PC 平面稍向下）。Arc-angel：与中线成 19° ~ 20° 角，Ring-angel：与 AC-PC 平面成 70° 角。可以通过以下原则定位：先确定 Y，一般把 Y 定位在 MCP 和 PC 间 27%前后联合间径长度的位置，即 MCP 后 27%，PC 前 23%。确定好 Y 后，画一条穿过 Y 的水平线，这时找到第三脑室的宽度。如果震颤发生在头部，X 为此处脑室宽度的 1/2+10.5；如果震颤发生在上肢，X 为此处脑室宽度的 1/2+11；如果震颤发生在下肢，X 为此处脑室宽度的 1/2+11.5。Alim L. Benabid 等在《尤曼斯神经外科学》中讲述：Vim 位于 PC 前方约 1/4 AC-PC 距离，在 AC-PC 水平大约偏离中线 15mm。坐标为前后位（PC 前）：（3.53±0.91）×1/12 AC-PC 长度（范围 1.43~5.98mm）；垂直位：（1.15±1.18）×1/8 丘脑高度［范围（-2.37±4.26）mm］；宽度：中线旁开（15.36±1.61）mm（范围 12.27~19.22mm）。对于上肢震颤者，初始靶点通常选择在中线旁开 15mm，PC 前 3mm，上下深度与 PC 相同。第三脑室较宽者，靶点适当向外侧调整，位于第三脑室壁向外 11~12mm。Efstathios Papavassiliou 等认为理论上的电极触点位置为中线旁开 12.3mm，PC 前 6.3mm，三脑室侧壁外 10mm，PC 前 23%前后联合间径长度。除以上原点法之外，武汉大学中南医院熊玉波等通过丘脑长度比例法定位 Vim，认为确定的 Y 值变异较大，但较原点法确定的坐标更加个性化。丘脑长度比例法测算 Vim 坐标，采用轴位质子像 AC-PC 上 4mm 层面（Z=4mm），测算丘脑 Vim 坐标。采用丘脑前极向后相当于丘脑长度 45%与丘脑、内囊交界处确定为 Vim，通过该点引中线的垂线，该垂线与中线的交点到原点的距离作为 Y，Vim 到中线的垂直距离作为 X（图 5-4）。

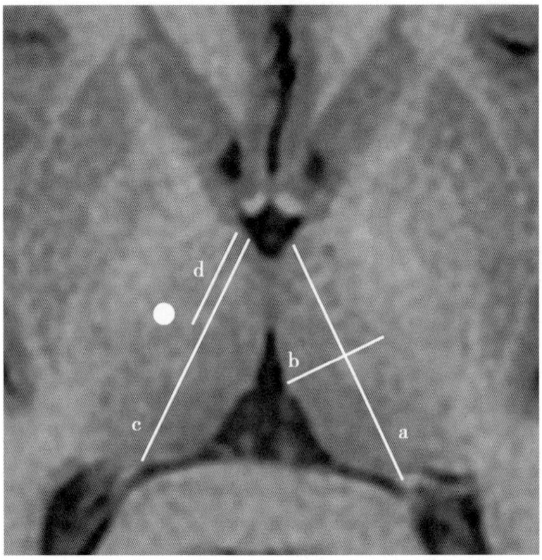

图 5-4　根据丘脑长度比例定位 Vim

丘脑长度 a 及宽度 b，d/c=45%，白色圆点代表 Vim

第五节　丘脑中央中核-束旁核复合体

一、解　剖

丘脑中央中核-束旁核复合体（CM-Pf）位于丘脑内髓板内，由中央中核（centromedian nucleus，CM）和束旁核（parafascicular nucleus，Pf）两者组成。板内核群可分成前后两群。前群包括菱形核、中央内侧核、中央旁核和中央外侧核；后群包括 CM 和 Pf。CM 在人和灵长类动物发育良好，为板内核群中最大者。CM 位于丘脑的中 1/3 处，在背内侧核后部的腹外侧和腹后核的内上方，其内侧与 Pf 相互交错。Pf 位于背内侧核后份的腹侧和 CM 的内侧，被缰核脚间束穿过，将其分成内、外侧两部。其内侧与导水管周围灰质前部相接。由于 CM 内侧与 Pf 无明显分界线，故学者们常将这两个核合称 CM-Pf 复合体。

CM-Pf 是丘脑板内核群的重要组成部分，它与丘脑内其他核团、基底核及大脑皮质有着丰富的纤维联系。板内核团被认为是通过基底节连接大脑皮质的环路中容易忽略的部分，CM-Pf 则是基底节感觉运动环路中不可分割的一部分。板内核团接受来自纹状体、脑干上部和小脑的信号传入，其中CM主要接受GPi的神经支配。Pf主要接受来自脑干的神经传入，脚桥核（pedunculopontinenucleus，PPN）通过胆碱能纤维传入Pf。CM-Pf又通过多个传出纤维投射到纹状体和大脑皮质（图5-5）。

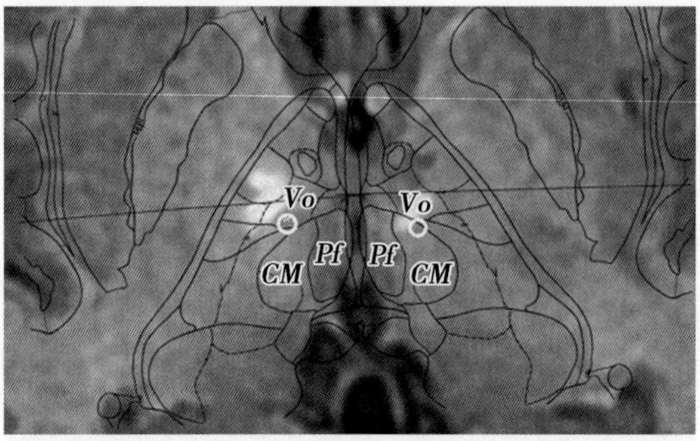

图5-5 MRI反转恢复序列轴位像

AC-PC连线上2mm的层面，叠加S-W图谱，白色圆圈代表电极，Vo为腹外侧核

二、定　位

CM-Pf电刺激常用于治疗抽动秽语综合征。A. Peppe等报道的靶点坐标值：X=8mm（AC-PC中点旁开），Y=3~5mm（PC向前），Z=0mm（AC-PC平面）。设计路径：从外向内20°角，从前向后12°~15°角，避开脑室。J K Krauss等报道的靶点坐标值：X=7~10mm（AC-PC中点旁开），Y=8mm（AC-PC中点向后），Z=0mm（AC-PC平面）。Alessandro Stefani等认为CM的坐标值：X=8mm（AC-PC中点旁开），Y=3~5mm（PC向前），Z=0mm（AC-PC平面）；Pf的坐标值：X=6~6.5mm（AC-PC中点旁开），Y=3~5mm（PC向前），Z=2~3mm（AC-PC平面向下）。

在用于治疗植物状态或最小意识状态时，Takamitsu Yamamoto等报道的靶点坐标值：X=5~6mm（AC-PC中点旁开），Y=7~9mm（AC-PC中点向后），Z=0~1mm（AC-PC平面稍向上），并且将电极尖端放置在靶点部位。

第六节　丘脑前核

一、解　剖

丘脑前核（ATN）位于丘脑前核群，属于联络性核团，参与Papez's环路的构成并且涉及记忆通路。它的传入纤维主要从海马和内嗅皮质经穹隆和乳头体而来，传出纤维主要投射到扣带回，再通过扣带回到边缘结构和新皮质，包括顶叶和岛叶后部，以及颞叶等广泛区域。因此，认为刺激相对较小的ATN能够影响到皮质和边缘系统广泛区域的电生理活动，进而减少癫痫发作的可能。

二、定　位

根据解剖图谱与国外相关文献，确认靶点位置为AC-PC中点（MCP）上12mm，旁开

5mm，前 2mm。Vibhor Krishna 等指出刺激有效的靶点坐标为：X=7mm（AC 旁开），Y=14mm（AC 向后），Z=-12mm（AC 向上）。主要定位在 AN 的前腹侧亚区，其紧贴乳头丘脑束（mammillothalamic tract，MT）进入 AN 的后上方。因此，建议将 MT 作为直接定位 AN 的新的内部标志。Siew-Na Lim 等指出因为 ATN 的长径约为 6mm，设计路径，将触点总长 10.5mm 的电极（Medtronic3387）下端 1~2 个触点植入丘脑背内侧核（dorsalmedian nucleus of the thalamus，DM），上端 2~3 个触点植入 ATN。而 Vibhor Krishna 等指出将下端 2 个触点植入 DM，最上端的 1 个触点植入 ATN 的边界（图 5-6）。

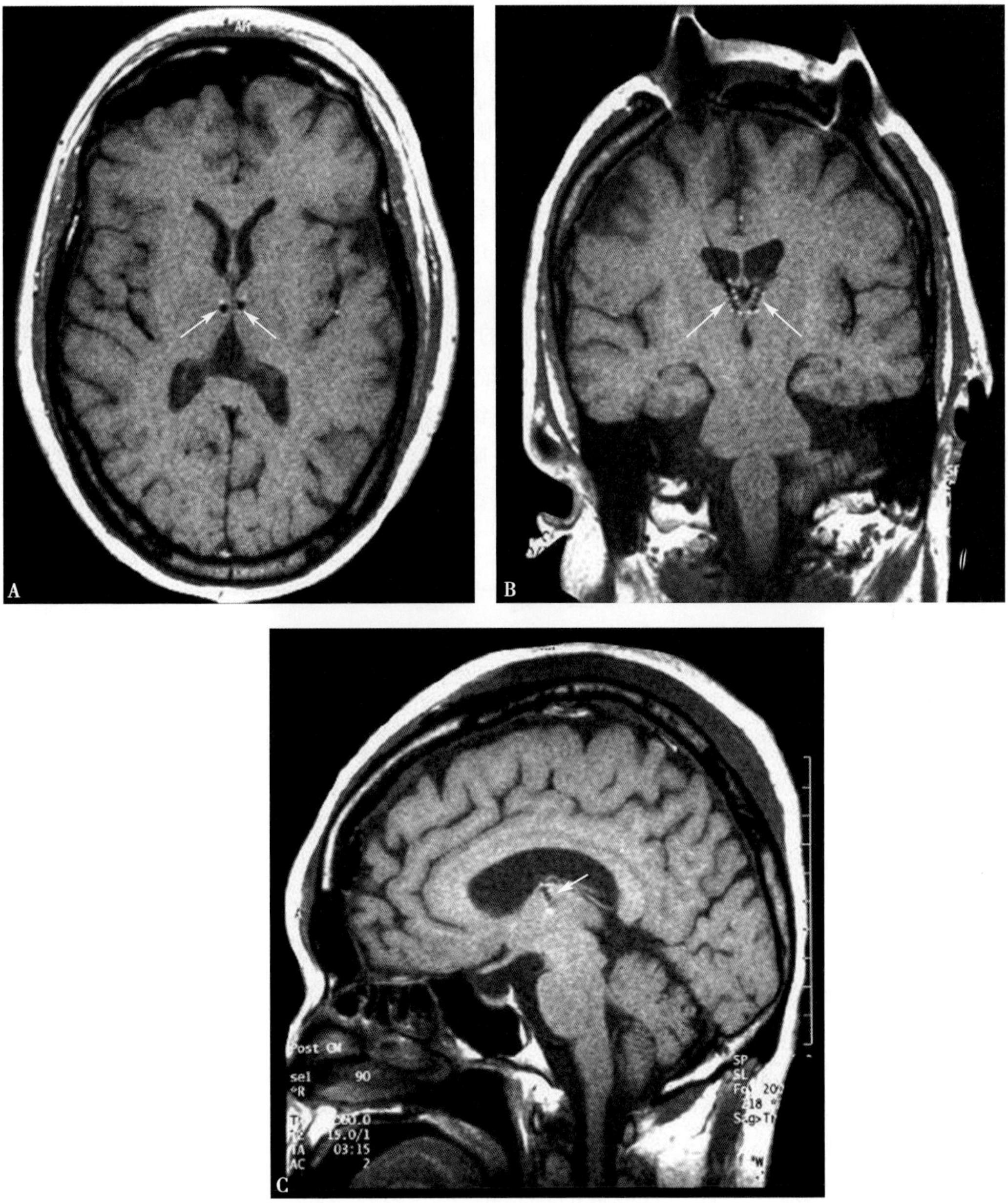

图 5-6 DBS 术后复查颅脑 MRI

分别为轴位（A）、冠状位（B）和矢状位（C），白色箭头所指为电极位置

第七节 伏隔核与内囊前肢

一、解 剖

伏隔核（NAc）位于前额基底，壳核前部与尾状核头相接处，是腹侧纹状体重要组成部分。其背侧平坦、类圆形，对称分布于前连合前方，长轴平行于大脑中线。腹侧界：外囊和 Broca 斜角带向前，下丘脑前核向后；内侧界：通过侧脑室下缘的矢状面；背侧界：通过尾状核头下方的平面，自侧脑室下缘至内囊下界；外侧界：向下延伸与内囊嘴侧边缘相邻。其在 MRI 上位于内囊前肢下方，向内至 Broca 斜角带，向外至屏状核梨状皮质，向背外延伸至壳核腹侧，向背内延伸至尾状核腹侧。NAc 主要接受来源于杏仁核、海马、丘脑和 P 前额叶皮质的谷氨酸能纤维投射；同时接受来源于中脑，如，腹侧被盖区、黑质的多巴胺能纤维投射。NAc 的主要传出纤维是 γ-氨基丁酸能，投射至腹侧苍白球。NAc 可分为壳部和核心部两部分，前者限于其腹内侧缘并与边缘系统有关，后者与锥体外运动系统有关。

内囊前肢（ALIC）是内囊位于膝部之前的部分，位于尾状核头与豆状核之间。主要有额桥束（从额叶至脑桥的纤维）及丘脑前辐射的纤维（连接丘脑前核、丘脑内侧核、下丘脑核、边缘系统和前额叶）。电刺激 ALIC 缓解精神症状的原理可能在于干预穿过其腹侧的纤维（从眶额叶皮质、膝下前扣带回至丘脑前核、丘脑背内侧核、丘脑内侧核），进而影响脑区间的功能联接。NAc 在 ALIC 下方，两者在空间上异常接近，可以实现同时刺激。

二、定 位

NAc 在 MRI 上的定位主要依据尾状核和壳核的位置，定位靶点主要位于 NAc 的后内侧部。大量文献报道 DBS 电极植入 NAc 的靶点坐标值为：Z=-4（±0.5）mm（AC-PC 平面向下），Y= 2（±0.5）（AC 后缘前），X= 8（±0.5）（中线旁开）。唐都医院的 NAc 坐标经验值为：X=9mm（AC-PC 中点旁开），Y=5.5mm（AC 后缘前），Z=6mm（AC-PC 平面向下）；为同时刺激 ALIC，以其背外侧为入点，得到立体定向弧弓的 Ring 和 Arc 的角度值，即立体定向弧弓与 AC-PC 平面成角 66°~69°，中线旁开 28°~30°。Ioannis Mavridis 等通过对临床数据的研究为定位 NAc 提供如下指导：X=7mm 和 X=8mm（AC-PC 中点旁开），Y=2mm（AC 前缘前），Z=-4mm（AC-PC 平面向下）。另外，X=7mm，Z=0mm 用于定位 ALIC，这使得最低的 0 触点位于 NAc 附近。同时认为男性的 NAc 比女性的向后延长 1mm，小于 60 岁的比年龄更大者的向外延长 1.5mm。Ioannis N. Mavridis 结合 MRI 和大体解剖发现：在每一张图像和标本的 AC 前缘前 2mm 的冠状切面上，中线外 6~9mm，AC 下 0.8~2mm 的区域内均包含 NAc，该区域被称作 Madridis 区（madridisadrid，MA）。MA 为在人脑通过立体定向的方式最准确地定位 NAc 提供了指导，同时也是为 DBS NAc 而植入电极的理想靶点，其进一步地被推荐为将电极 1 或 2 触点之一植入的靶区，而如果将电极 0 触点植入 MA 则能实现 ALIC 甚至 NAc 与 ALIC 的联合刺激。

空军军医大学唐都医院王学廉教授等进行的新型专用DBS设备研究，依据伏隔核的大小、伏隔核与内囊前肢中外1/3的距离，设计触点长度3mm，触点间隔由腹侧到背侧分别为2mm、4mm、4mm的四触点电极，电极刺激总长度为22mm。再通过设计电极植入路径，计划腹侧2个触点位于NAc，背侧2个触点位于ALIC内。脉冲发生器可以为两个脑区提供完全不同电压、脉宽、频率的刺激（图5-7）。

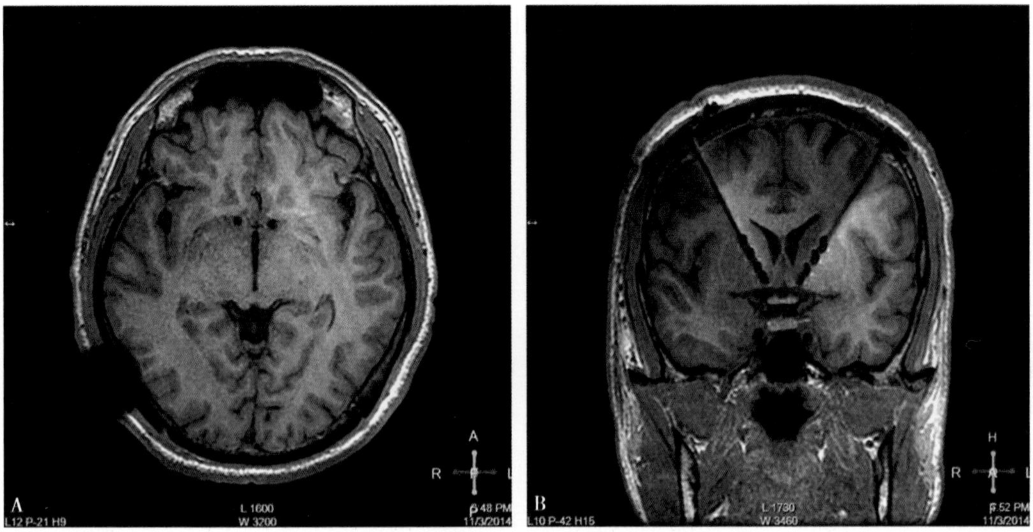

图5-7 药物成瘾患者DBS术后复查颅脑MRI

T_1加权像的轴位像（A）和冠状位像（B）可见双侧电极位于NAc和ALIC内

第八节 胼胝体下扣带回

一、解 剖

扣带回（CG）是大脑半球内侧面的一个弓状结构，以胼胝体沟为界与胼胝体相隔。它从胼胝体嘴部下方开始，弧形绕过前方到其膝部，再沿着其体部的背侧面向后，最后在其压部后方向腹侧终止。根据扣带回细胞结构的特点，可以分为前、后及后压部三部分；而结合其组织学特点和传入传出纤维投射，可以分为前、中、后及后压部四部分。其中前扣带回（anterior cingulate cortex，ACC）又可以进一步分为膝下和膝旁ACC。在解剖操作上定义SCG为ACC的一个亚区，即从胼胝体膝部前缘到嘴部的下方区域。SCG包括Brodmann25区、部分Brodmann24和32区，是位于胼胝体腹侧的扣带回部分。在涉及皮质结构、边缘系统、丘脑和下丘脑以及脑干核团的网络中构建起一个重要的神经节点。Clement Hamani等在他的文章中认为SCG与膝下扣带回（subgenual cingulate cortex，SCC）同义。同时，他还就SCG的边界做了如下描述：在前后方向上，从胼胝体膝部前方到嘴部后方；在背腹平面上，从胼胝体下部到额叶内侧部最腹侧的脑沟；在内外方向上，从额叶内侧缘到嗅沟向上的投影。

二、定　　位

Dolors Puigdemont 等参照 Helen S. Mayberg 在 *Neuron* 上发表的文章，将电极植入膝下扣带回白质，并且按照如下方法定位该靶点：在 MRI T_2 加权像的正中矢状位图像上确认胼胝体膝部下方的扣带回，即膝下扣带回（白色箭头所示），然后从膝下扣带回至 AC 划线并确定其中点，最后在 T_2 加权像通过该中点的冠状位图像上计算出 Brodmann 25 区灰白质过渡区的靶点坐标值（白色圆圈所示）（图 5-8）。

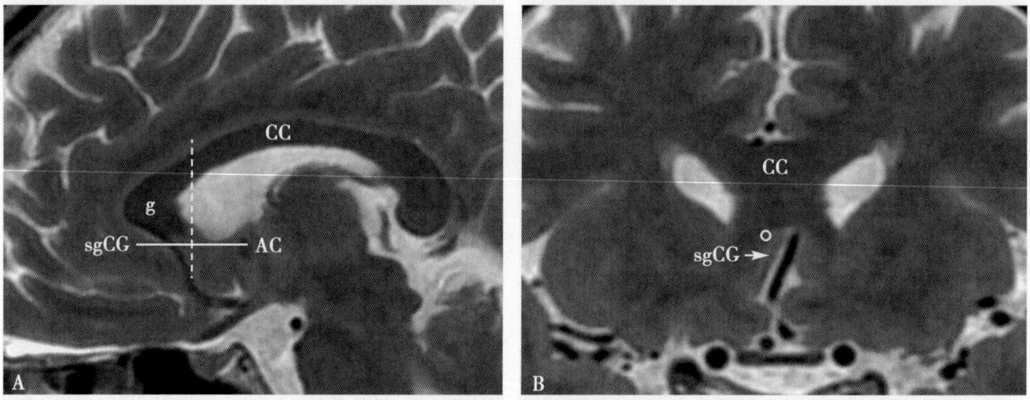

图 5-8　DBS 电极植入膝下扣带回白质矢状位像（A）和冠状位像（B）

CC：胼胝体，g：胼胝体膝部，sgCG：膝下扣带回

Andres M. Lozano 等根据 MRI 冠状位图像上对 SCG 的可视性进行定位，靶点跨过扣带回整个垂直方向的高度。4 触点电极（Medtronic 3387）的最远端触点邻近 SCG 灰质的腹侧部，中间两触点位于其白质内，最近端触点邻近 SCG 灰质的背侧部。考虑到不同患者之间内侧前额叶的大小、形状等的解剖变异很大，Clement Hamani 等并未依赖以 MCP 为参照的坐标值，而是参照内部解剖标志而制定出一套新的方法（图 5-9）：在 MRI T_2 加权像

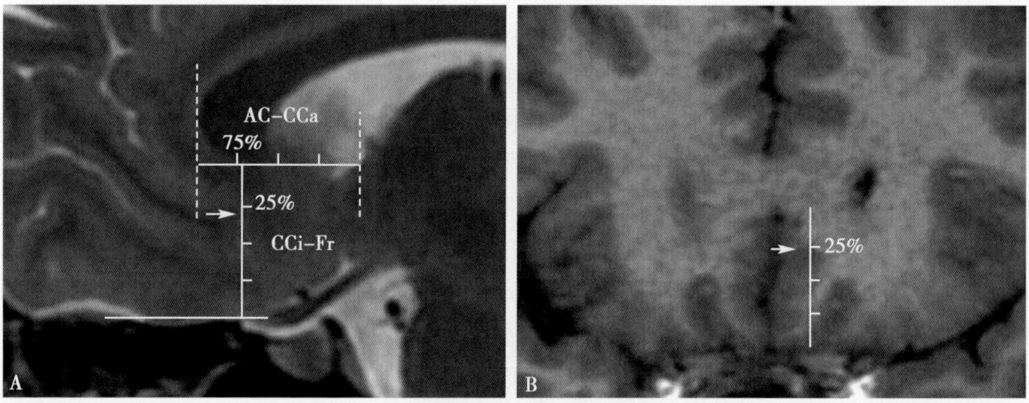

图 5-9　参照内部解剖标志的 SCG 定位方法

A. 矢状位像；B. 冠状位像

的正中矢状面上可见膝下扣带回；从 AC 到胼胝体前部（anterior aspect of the corpus callosum，CCa）的投影构成前后连线（AC-CCa），从胼胝体前下部（inferiorportion of the corpus callosum，CCi）到额叶最底部（Fr）构成背腹连线（CCi-Fr），画出的这两条连线分别与额叶底部平行和垂直；将它们从 AC 到 CCa，从 CCi 到 Fr 分别四等分（用 25%，50%，75%，100%标记）；最后在 AC-CCa 上选择 70%~75%，在 CCi-Fr 上选择 25%~30%的部位，作为 SCG 灰白质结合部的解剖结构，并保证至少 1 个电极触点被植入在该区域（白色箭头所示）。

（汪 鑫　王学廉　李慎杰）

参考文献

1. Mavridis I，Boviatsis E，Anagnostopoulou S. Anatomy of the human nucleus accumbens：a combined morphometric study. Surg Radiol Anat，2011，33（5）：405-414.
2. Krishna V，Lozano AM. Brain stimulation for intractable epilepsy：Anterior thalamus and responsive stimulation. Ann Indian Acad Neurol，2014，17（1）：S95-98.
3. Yamamoto T，Katayama Y，Obuchi T，et al. Deep brain stimulation and spinal cord stimulation for vegetative state and minimally conscious state. World Neurosurg，2013，80（3-4）：S30. e1-9.
4. Peppe A，Gasbarra A，Stefani A，et al. Deep brain stimulation of CM/PF of thalamus could be the new elective target for tremor in advanced Parkinson's Disease. Parkinsonism Relat Disord，2008，14（6）：501-504.
5. Hamani C，Mayberg H，Snyder B，et al. Deep brain stimulation of the subcallosal cingulate gyrus for depression：anatomical location of active contacts in clinical responders and a suggested guideline for targeting. J Neurosurg，2009，111（6）：1209-1215.
6. Puigdemont D，Perez-Egea R，Portella MJ，et al. Deep brain stimulation of the subcallosal cingulate gyrus：further evidence in treatment-resistant major depression. Int J Neuropsychopharmacol，2012，15（1）：121-133.
7. Lim SN，Lee ST，Tsai YT，et al. Long-term anterior thalamus stimulation for intractable epilepsy. Chang Gung Med J，2008，31（3）：287-296.
8. Stefani A，Peppe A，Pierantozzi M，et al. Multi-target strategy for Parkinsonian patients：the role of deep brain stimulation in the centromedian-parafascicularis complex. Brain Res Bull，2009，78（2-3）：113-118.
9. Mavridis I，Boviatsis E，Anagnostopoulou S. Stereotactic anatomy of the human nucleus accumbens：from applied mathematics to microsurgical accuracy. Surg Radiol Anat，2011，33（7）：583-594.
10. Brunenberg EJ，Platel B，Hofman PA，et al. Magnetic resonance imaging techniques for visualization of the subthalamic nucleus. J Neurosurg，2011，115（5）：971-984.
11. Lozano AM，Mayberg HS，Giacobbe P，et al. Subcallosal cingulate gyrus deep brain stimulation for treatment-resistant depression. Biol Psychiatry，2008，64（6）：461-467.
12. Mavridis IN. Surgical Anatomy of the Human Nucleus Accumbens：Mavridis' Area and Other Clarifications in Stereotactic Space. Stereotact Funct Neurosurg，2015，93（4）：297-298.
13. Sadikot AF，Rymar VV. The primate centromedian-parafascicular complex：anatomical organization with a note on neuromodulation. Brain Res Bull，2009，78（2-3）：122-130.
14. Hamani C，Mayberg H，Stone S，et al. The subcallosal cingulate gyrus in the context of major depression. Biol Psychiatry，2011，69（4）：301-308.
15. Papavassiliou E，Rau G，Heath S，et al. Thalamic deep brain stimulation for essential tremor：relation of lead location to outcome. Neurosurgery，2008，62（2）：884-894.

16. Servello D, Porta M, Sassi M, et al. Deep brain stimulation in 18 patients with severe Gilles de la Tourette syndrome refractory to treatment: the surgery and stimulation. J Neurol Neurosurg Psychiatry, 2008, 79 (2): 136-142.
17. 耿馨佚，何江弘，王守岩. 脑深部电刺激术靶点定位方法的现状及进展. 中华神经外科杂志，2015，31 (9): 964-967.
18. 文丽红，陈静贤，白一辰，等. 以红核中心为标定点的丘脑底核靶点定位研究. 中华神经医学杂志，2014，13 (12): 1203-1206.
19. 王海洋，陈晓光，沈维高，等. 中国人脑丘脑底核 MRI 立体定向解剖学研究. 中华神经外科杂志，2009，25 (10): 905-907.
20. H. Richard Winn. 尤曼斯神经外科学. 第5版. 王任直译. 北京：人民卫生出版社，2009: 2244-2263.

第六章

微电极记录技术

第一节　概　　述

立体定向手术的精确性是确保每台手术成功的关键点，早期的手术仅仅依靠解剖学和生理学的定位。近年来，随着影像学的发展，多层螺旋 CT、磁共振的技术进步日新月异，特别是多模态影像融合的出现为医生提供了丰富翔实的临床数据。在高场强的磁共振技术下，一些常规影像不能显示的核团，也逐渐能被发现，例如 GPi 核团在 7.0T 的核磁下能清晰显现。技术的进步使功能神经外科医生如虎添翼。尽管如此，术中的神经电生理监测或许仍然是不可或缺的。纵观目前所有的功能神经外科疾病的诊断和治疗，都离不开一个重要的环节：神经电生理技术。它是对疾病进行诊断、分析评估和手术效果进行评判的重要依据，也是我们了解脑功能及大脑传导网络的重要手段。

MER 作为神经电生理技术的重要组成部分，在 DBS 手术中的作用越来越受到重视。Albe-Fessard 和他的同事首先应用该技术来记录躯体感觉和震颤相关的单细胞电活动和场电位。后来，Jasper 和 Bertrand 等开始进行丘脑生理定位的研究。MER 在 20 世纪 60 年代初开始应用于临床，用于立体定向手术中中枢神经系统核团结构的生理定位。目前，MER 技术已经在国内的各个 DBS 中心得到广泛推广。

第二节　基本原理

微电极记录能够应用于临床生理定位主要基于以下几个基本原理：①常用的基底节区的各个核团自放电模式存在明显的差异；②能够鉴别灰质和白质的交界区域，因为灰质和白质细胞外记录的动作电位波形存在差异；③运动区域的边界能够通过神经元对运动刺激放电频率的反应来鉴别运动和非运动区域；④在运动区域中定位能够记录病人运动检查时与运动相关细胞的感受野；⑤微电极具有的高空间分辨率使核团结构边界可以定位到微米级别的水平。

第三节　目前存在的争议

目前，在运动障碍疾病的手术过程中采用 MER 价值仍然存在一定的争议。至今仍有不少功能神经外科医生在术中只是依赖于影像指导下的立体定向手术，结合术中植入电极的宏刺激的方法来完成手术。支持者认为，MER 能显著提高术中植入位置的精确性，并进一步提高患者的收益水平，减少外科手术风险和术后副作用的发生率。而且，术中应用 MER 的治疗团队的临床结果和数据被认为更具有可靠性，因为完善的标准化的术后评估体系也应该包括术中 MER 记录部分的资料。反对者认为，MER 技术可能增加术中的风险，延长手术时间，而且与以 MRI 影像学为基础的定位结合术中植入电极宏刺激相比，MER 难于提高手术对目标靶点定位的准确性。有报道，在 STN 的 DBS 术中，大约 33%的病例最终植入针道并非选择 MER 信号表现最佳的针道。

迄今为止，还没有多中心的随机研究比较这 2 种手术方案是否存在明显差异。但是大量研究资料表明，更多的团队倾向于在手术中使用 MER 技术来帮助定位，提高手术的疗效。有关毁损手术文献报道中大约 65%~70%使用了这一技术，而 DBS 的文献中的比例更高，达 80%~85%。比例的提高同 DBS 手术应用于临床相对较晚有关，另外，也同 MER 技术在近年来越来越趋于完善不无联系。

MER 最终帮助了功能神经外科医生对针道的选择。有作者报道，在有多通道 MER 记录资料的手术中，最终并非选择中间针道的比例达 52%。尽管 MER 能够揭示脑内不同结构的放电活动，目前还没有证据表明 MER 对 DBS 术后的改善肯定有积极作用。因为影响临床预后的因素有很多，MER 作为单一因素最终在多大程度上对疗效所起的作用尚难定论。可以肯定的是，如果患者术后的疗效不那么令人满意，术中完善的 MER 资料有助于神经科医生排除因为靶点定位不准确影响预后的可能性。

MER 术中需要装配微推进器的各个部件，部署微电极到位，连接数据线，检查整个系统的完整性，排除手术室内电器设备的信号干扰等，这些都需要一定时间。无论是 STN、GPi 还是 Vim 的电极植入，一般需要在靶点上方 8~12mm 开始记录电信号，同一位置波形的记录在 10 秒左右，总共需要 10 分钟或者更长时间。然后，对记录的电生理结果（结合术中测试）进行评估以决定最终植入哪个通道及植入深度。看起来似乎术中配合 MER 需要耗时更多，病人有可能难以耐受，但是，实际情况可能不一定如此。相比不用 MER 的 DBS 手术，术中测试的时间可以集中在 MER 信号表现突出的 1~2 个进针通道。另外，如果某个特定的通道临床效果比其他通道效果差，在 MER 的支持下可以立即终止测试。由于以 MRI 为基础的术前计划能确保手术定位的准确性不至于产生明显的误差，MER 记录可以优化到从靶上 6~8mm 开始记录电信号。

第四节 微电极记录技术的相关风险

现有资料表明，DBS 手术中总体出血率大约是 3%，其中引起有局灶性神经功能缺损症状的出血发生率在 1%左右。术中多通道 MER 带来的一个问题是：是否会有潜在地增加出血并发症的风险？有作者认为多通道微电极穿刺增加出血概率的风险极小，在有报道的相关手术中出血的病例极少，不值一提。但是理论上，多通道穿刺不排除增加出血风险的可能性。目前多种方案可以用来减少相应的风险，其中最重要的就是术前计划强调针道设置的重要性，特别注意避开血管结构，尽量避开穿越脑沟。另外，避免因脑组织移位对套管针造成额外的剪切应力。术中的针道并非越多越好，通常良好分辨率的 MRI，没有必要同时进行5针道的穿刺。这些，在术前计划中都应该仔细考虑。目前，有多种常用的手术计划系统软件，这些软件都能很好地配合立体定向仪，帮助功能神经外科医生做好手术计划，提高手术的准确性和安全性。

第五节　微电极记录技术的新进展

在MER领域，新的技术也正在不断出现。传统的神经电生理设备一般只具备研究个体的某一个神经电生理变化，如：MER微电极记录系统主要是记录和分析脑深部核团的放电活动，对DBS深部电极的治疗靶点进行定位；EEG脑电图一般只是用来记录和分析皮质或脑深部的信号变化；EMG肌电图只是用来记录和分析肌电信号的改变，达到疾病诊断的目的。临床使用中如果一种设备同时具备MER、EEG、EMG、close loop and 3D Stim、EcoG、Online analysis等功能将会解决上述问题。更加有助于我们对大脑疾病的认识和了解。现在，这种神经电生理一体机已经得到实现，2013年以色列的Alpha Omega公司在神经科学领域开发了最新的创新性技术：Neuro Omega产品。目前该设备已经在全球范围内的30多家神经中心得到应用，其中2014年得到拉斯克奖的Alim Louis Benabid教授和Mahlon R. DeLong教授目前所使用的就是这种神经电生理一体机。其配套的HaGuide软件能做到实时的丘脑底核自动导航功能：通过微电极记录可准确区分STN的亚区域：背侧震荡区域（dorso lateral oscillatory region，DLOR）和腹侧非震荡区域（ventro medical non-oscillatory region，VMNR），进而帮助医生优化DBS电极的最佳植入位置。

第六节　麻醉对微电极记录技术的影响

病人的合作程度在DBS手术中往往是重要的一环，这个在病人的术前评估和筛选过程中就需要加以考虑。2012版《中国帕金森病脑深部电刺激疗法专家共识》在DBS的适应证及患者的选择推荐中显然也考虑了这一点，对于候选患者要关注患者是否有良好的依从性。目前，多数中心DBS手术的MER阶段是局部麻醉下在患者清醒状态下实施的。清醒状态下，术者对病人症状体征变化，病人主观感受与客观体征是否相互一致等比较容易判断，有助于神经科医生判断神经核团定位是否可靠。术者可要求病人做随意运动，观察震颤现象是否减轻，以及被动运动患者四肢以对爆破细胞进行观察等。MER的微电极探测周围神经核团、内囊等重要结构时，应仔细观察病人有无明显的不良反应。清醒状态下的手术还可以及早警示手术并发症，如颅内出血、脑水肿等。为达到这一目标，需要麻醉科医生最大程度保证病人的清醒和配合。

常规的全身麻醉下MER变得极其困难，深度麻醉下很难观察到典型的波形存在。在全身麻醉状态下，细胞动作电位受到明显抑制，影响MER结果的可靠性。而且，病人无法主观反映术中出现的副作用，例如感觉异常、刺激邻近结构造成的对侧肢体痉挛等。但是在某些特定的情况下，全身麻醉手术仍然是有价值的。比如，肌张力障碍的病人、异动症特别明显的病人可能难以配合局部麻醉下的MER。某些对清醒状态下手术担心会带来疼痛而产生抗拒的患者，也可考虑直接全身麻醉手术，这种情形下全身麻醉手术在一定程度上提高了患者的接受度，可以使更多的患者受益于DBS治疗带来的良好疗效。在全身麻醉的同时进行 MER，麻醉科医生和手术医生之间默契配合显得尤其重要，为记录到有临床价值的电生理结果，麻醉深度必须保持在很浅的范围。术中采用麻醉深度监测仪是很有效的措施，可以通过监测脑电变化及时向麻醉师反馈实时的麻醉深度。

常用的麻醉药物在多大程度上影响 MER 结果至今还没有定论。不同的药物对大脑不同的区域产生影响，机制也有所不同。目前这方面的报道不多，并没有前瞻性的、随机的双盲研究比较全身麻醉和局部麻醉状态下 MER 结果的差异，或者这种差异最终对患者预后产生多大的影响。

丙泊酚在全身麻醉手术中常用来诱导和维持麻醉状态，并加强病人在机械通气的镇静作用。但是在使用丙泊酚后同一个位置的神经元电活动和清醒状态下相比有很大的不同。在帕金森病和肌张力障碍的病人中观察到的现象表明，由于大脑皮质下区域对 γ-氨基丁酸（GABA）受体的敏感性降低，丙泊酚会导致术中 MER 难以成功。在局部麻醉或者浅深度麻醉状态下，除了影响 MER 的结果外，丙泊酚也会引起异动或者对震颤产生明显抑制，导致了功能神经外科医生对术中测试的误读，进而影响手术的顺利进行。另一个有趣的现象是丙泊酚会引起术中患者偶发的打喷嚏倾向，停用丙泊酚后可以缓解。但是这种现象会引起病人不舒服的体验，干扰术中的电生理监测。打喷嚏也会导致患者动脉血压的瞬间升高，从而增加颅内出血的风险。

相对来说，浅麻醉深度下低剂量的右旋美托咪啶［300～600mg/（kg·h）］进行术中镇静似乎是更好的选择。应该在 MER 实施前或者硬脑膜切开之前将丙泊酚的剂量尽可能减少或者停止使用。右旋美托咪啶是一种高选择性的 α_2 肾上腺素能受体激动剂，具有中枢性抗焦虑和抗交感作用，在功能神经外科手术中单独使用或者结合丙泊酚间歇性使用已有不少报道。其优点很多，具有镇痛效果，血流动力学上更稳定，对呼吸没有明显抑制，更重要的是作用途径非 GABA 调节，理论上不会对 MER 造成太大的干扰。

氯胺酮也是一个可以考虑的药物，作为一个非巴比妥类静脉麻醉剂，它可阻断大脑联络径路和丘脑向新皮质的投射。作用剂量时患者意识还部分存在，而痛觉则完全消失，病人进入类似恍惚状态。丘脑-皮质结构的兴奋性降低，而边缘系统和海马的兴奋性增加。DBS 手术全身麻醉过程中，氯胺酮可以作为一个安全有效的诱导剂的替代选择，因为氯胺酮在镇静的同时保留了术中 MER 的可行性。

第七节 微电极记录技术的相关设备和基本方法

MER 技术可以记录和区别单个神经元的活动，并确定微电极实时位置对应神经元的放电频率，与此同时，尚可利用电极尖端的电流进行微电极刺激来观察临床效果。

MER 的相应设备通常由一系列的部件所构成，包括：微电极、微推进器、放大器、显示器、电脑记录系统和相关软件等构成。

临床上使用的微电极常用材料为钨丝或者铂-铱材料，覆盖有金属漆用于绝缘，尖端裸露，尖端直径 1～2μm，电极的阻抗在 1～2KΩ，尖端暴露长度为 15～40μm 左右。细胞电活动一般从靶点上 10mm 开始记录，微电极通常同时记录 1～3 个针道。微电极沿着预先设计的针道逐渐进入脑组织深部，在需要调整针道之前，进针的方向、角度、深度取决于术前计划，立体定向仪或者 Rosa 机器人可以将微电极植入的精准度保证在 1～2mm 之间。

微电极可由微推进器控制推进，用电动马达或者手动操作。信号放大 2 万倍，从细胞群中可分离出单细胞信号。

第八节 微电极记录技术的记录方法和刺激技术

微电极在微推进器帮助下进入脑组织后，即可开始连续记录相关的神经电活动。当微推进器沿着针道将电极推进脑组织内并确定电极的完整性和电活动的稳定性后便可以开始记录。根据术者的要求和习惯，通常在距离靶点 8~10mm 开始记录，采用时程为几毫秒的 40μA 微电极刺激，此时的电极阻抗大约降到 300 000Ω，同时也减少了电极信号的噪音，外置的扬声器和电脑显示屏使术者和电生理工作人员能观察到神经细胞的放电活动。单细胞的电活动通过电极将信号输入信号鉴别器，同时通过电脑显示动作电位的波形，表示来自同一特定记录点的单个神经元。之后，信号可以被储存到计算机或声音监听器用于离线分析。

宏刺激指电流通过植入电极或者脑深部刺激器，用于植入永久刺激器时最终确定靶点的位置。一般通过医生观察宏刺激对运动和感觉功能的效应来确定最终确定植入的位置。宏刺激通过视束、皮质脊髓束和躯体感觉通路诱发视觉、运动和皮肤感觉的反应。在立体定向手术中，病人相关症状是否改善是预测靶点对刺激器疗效的重要依据，例如针对 STN 术中的宏刺激，如果病人的僵硬和震颤得到改善，则预示着电极到达预计的位置。

第九节 丘脑底核脑深部电刺激的微电极记录技术

20 世纪 90 年代初，学者比较重视对 GPi 高兴奋性的研究。近年来的基础和临床实践表明，STN 的高兴奋性是帕金森病病理状态下，基底节-丘脑-皮质环路中的主要异常节点。如果阻断 STN 的兴奋性传入，可以减少 GPi 的高兴奋性，从而产生与苍白球毁损术类似的效果。因为 STN-DBS 影响基底节的几乎所有的输出核团，与阻断 GPi 相比，可以更广泛地缓解基底节区的异常活动，能更有效地改善 PD 患者的症状，对 PD 患者的静止性震颤、肌僵硬、运动迟缓 3 个主要运动症状都能明显改善，而且 STN DBS 是唯一有循证学依据可以减少术后患者抗 PD 药物的靶向核团。因此，近年来更多的术者倾向于 STN DBS 术。

STN 的 MER 过程中，探测 STN 的电极针道首先经过丘脑的前核群，然后是丘脑束，最后经过未定带和豆核束后，即进入 STN，STN 下方是黑质的网状部。

STN 的放电频率一般在 15~19Hz，簇状放电多见。在未定带和豆核区，细胞稀少，进入 STN 后可立即听到增高的背景噪声，放电不规则且幅度较大，频率在 25~75Hz，平均 37Hz，多表现为密集放电。进入 STN 后经过 6~8mm 的距离到达黑质，放电规律且更快，平均（71±23）Hz。

电极植入要保证有效深度至少 3.5mm 以上，至少 2 个触点能记录到的范围（图 6-1），以保证术后程控能顺利进行。术中可以看波形、听声音、看单细胞放电和被动运动的波形。

术中测试刺激参数选择 130Hz，60μs。先做 0-3+全程刺激，0 是代表最深的点，3 是代表最浅的点，从 1V 或 2V 开始观察病人，测试过程中注意不要影响病人的主观感受。

术中应当注意观察宏刺激后的疗效，四肢肌张力及主要症状改善情况如何，震颤是否改善。虽然无法观察患者行走，主动动作是否改善也要给予关注，例如可以让患者进行轮

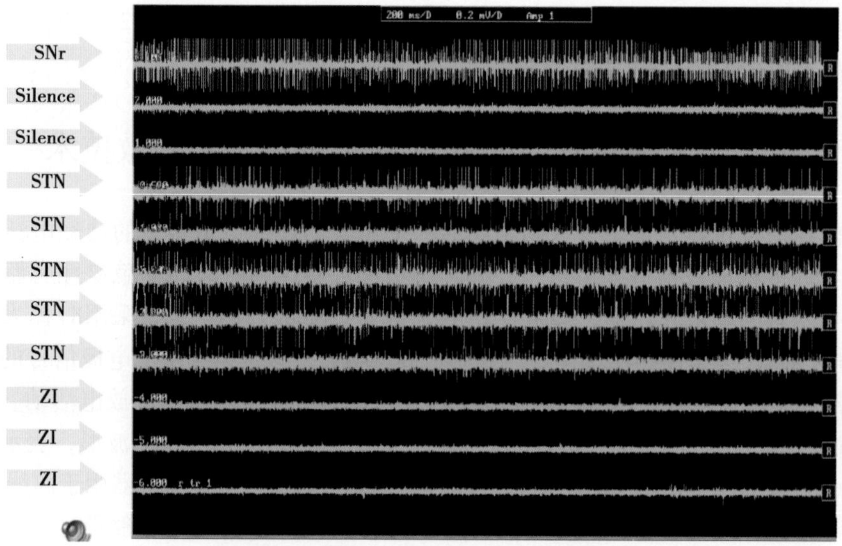

图 6-1 丘脑底核术中 MER 电生理记录

替动作、模拟喝水的动作等，衡量患者刺激前后的变化。

观察不良反应也是重要的一环。观察时可以将测试电压增加到 3~5V，此时可以让病人缓慢数数，从 1~20，尽量声音大点，每数一下加 1V 电压，注意观察病人不良反应，如：是否出现瞳孔变化、嘴歪、语言障碍、感觉异常、眼球运动障碍等（图 6-2），如有则停止刺激，一般加到 4~6V 左右出现不良反应属正常，电极在可以接受的位置。然后把用 3-0+做临时刺激，同样观察病人的肌张力及不良反应。之后也可尝试 1-3+和 2-0+做临时刺激，同样观察病人的疗效和不良反应，确认所有有效触点。

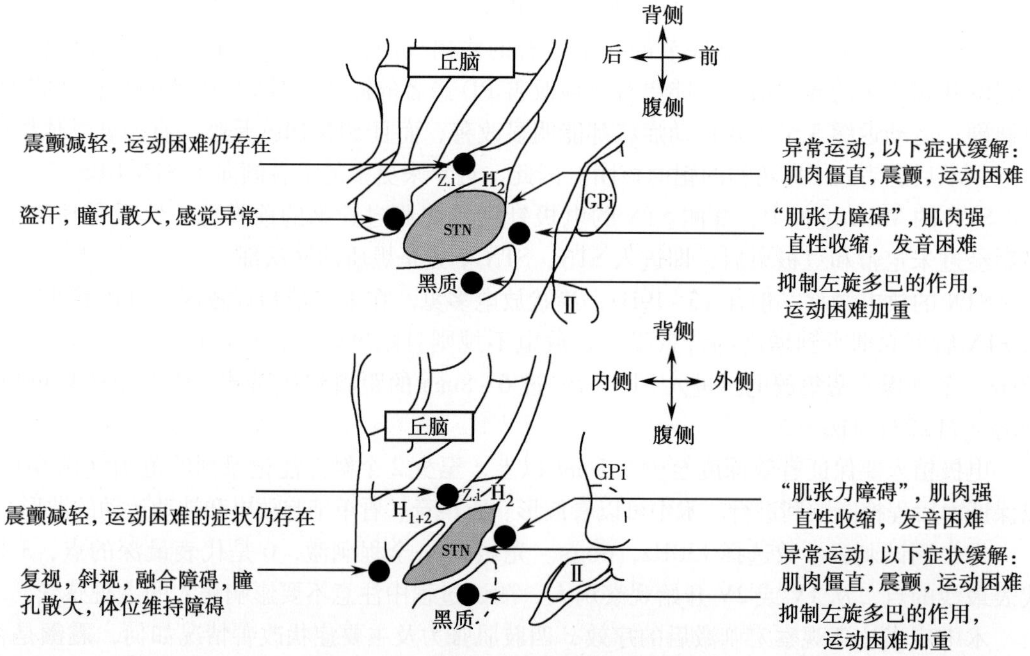

图 6-2 丘脑底核 DBS 不良反应图谱

第十节 苍白球内侧部脑深部电刺激的微电极记录技术

MER 或刺激的目的在于确定 3 个重要结构即 GPi 的感觉运动区、视束和内囊。3~4 次穿刺或者利用多通道电极可以观察到 GPi 的感觉运动区的容积及其边界，同时探测位于 GPi 腹侧的视束和位于 GPe 内后侧的内囊位置。图 6-3 表示微电极通过苍白球复合体的典型轨迹，电极先穿过 GPe 和苍白球中间带，然后进入 GPi，GPi 被不连续的苍白球副髓板分为内侧部分和外侧部分，电极通过 GPi 内侧部分的腹侧，进入苍白球的传入纤维束，最后抵达视束。视束位于苍白球复合体下方大约 2mm，这些结构均可用 MER 技术予以区别。

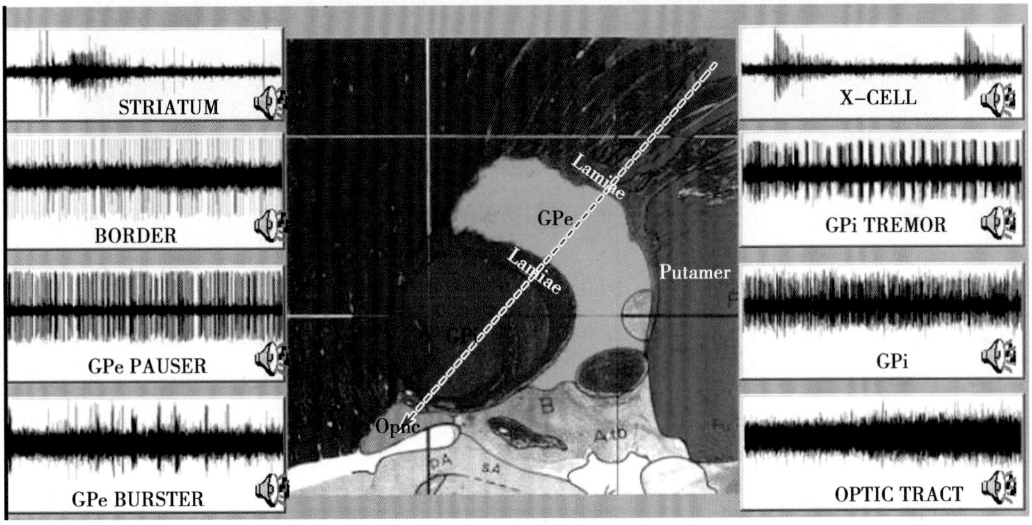

图 6-3 苍白球内侧部术中 MER 电生理记录

GPe 神经元放电的波形和频率与 GPi 比较起来具有相当大的不同。MER 过程中应特别重视对运动反应的神经元，确定感觉运动区域。感觉运动区主要位于 GPi 的腹后侧。微电极经过 PD 病人苍白球复合体监测到的神经元活动波形如图 6-3 所示，GPe 波形的特点是较大的自发性的单位放电，有 2 种特殊的波形，即低频放电（10~30Hz）和慢频放电（平均 40~60Hz），偶尔出现放电暂停现象。当电极离开 GPe 进入 GPi 过程中会遇到 1~2mm 的纤维束带，即所谓的苍白球中间带（内髓板）。中间带的背侧和腹侧均衬有特定的边界细胞，其放电特点为有规律性和频率相对较慢。电极从中间带进入 GPi 后，突然出现高活性、快速放电的神经元，平均放电频率为 80~120Hz，幅度比 GPe 高，为高频紧张性放电，背景高，间歇少（图 6-4）。在 GPi 的中点有时可遇到苍白球副髓板。苍白球的腹侧边界邻近苍白球的传出纤维。此外，震颤型 PD 的苍白球感觉运动的细胞放电和震颤的发生呈同步性。苍白球毁损术后震颤的缓解说明这些细胞可能是 PD 震颤的发生源。MER 过程中，应仔细观察震颤电位和运动反应，对于确定 GPi 感觉运动区非常重要，也是靶点电生理定位的重要举措。

微电极继续向腹后部推进即离开 GPi，进入苍白球传出纤维，动作电位突然降低或消失，再向前推进 1~2mm，抵达视束。此时给予微刺激，病人可产生对此的光幻觉感觉，

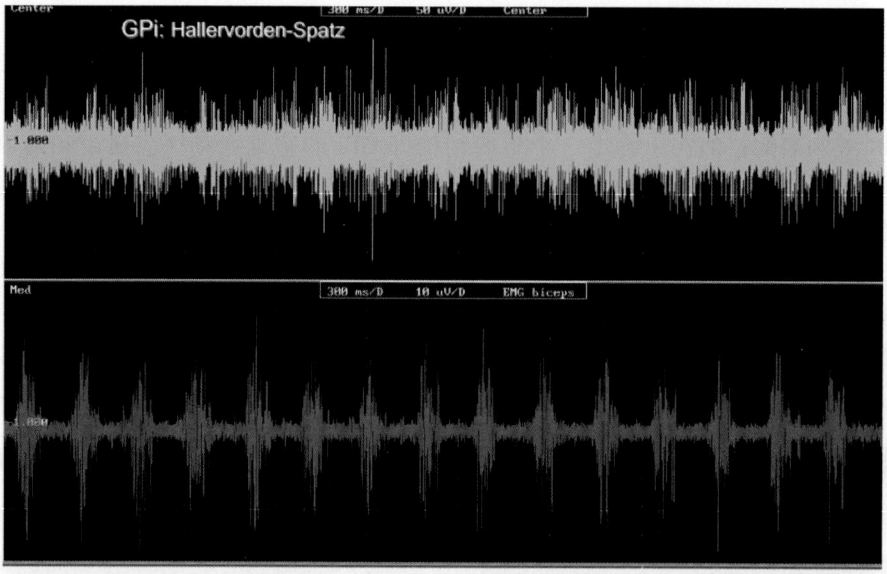

图 6-4 苍白球内侧部的电生理表现

病人常描述有闪光点。微电极进一步向后，可以探测到内囊的位置，其特点为缺乏动作电位，刺激皮质脊髓束可产生对侧面部或肢体抽搐。要看光幻视这个副作用判断视束，可以把手术室灯关闭，给宏刺激，电流 130Hz、60μs、从 0 升到 4～5mA，了解病人有无出现光幻视觉。当然，术中还需要结合刺激时的临床表现来进一步对电极的位置进行推断（表 6-1）。

表 6-1 临床表现和电极位置判断（苍白球内侧部）

刺激时的临床效果	电极相对于 GPi 的位置	影响部位
构音障碍	偏后、偏中间	内囊
抽搐	偏后、偏中间	内囊后肢
Phosphenes 光幻觉	偏低，如果是触点 0 还可以	视束，GPi 下 1.5～3mm 处
异动和僵直改善，但运动不能加重	偏低	/
无效	偏外或偏前	壳核
无效（或可能 PD 症状运动不能改善，但异动无缓解或加重）	偏外或偏前	GPe

第十一节 丘脑腹中间核脑深部电刺激的微电极记录技术

由于 Vim 核团 DBS 对震颤缓解有特别好的效果，故该核团在特发性震颤或者以震颤为主的 PD 病人的 DBS 手术中常被选择。在人类丘脑和运动相关活动的研究上，Raevea 等做出了比较详细的解释。他们发现在腹外侧核团，包括腹嘴前核（ventralis oralis anterior，Voa）、腹嘴后核（ventralis oralis posterior，Vop）和 Vim 都能够记录到与运动相关的神经电活动，其中4%与语句的命令有关，66%与运动相关以及2%与肢体最大的收缩相关。还发现2/3的单细胞兴奋性与自主运动有关，其他则表现为抑制性，或与抑制-兴奋复合模式关联。

MER过程中电极移向头端，进入Vop和Voa，遇到的一些神经元可能分别来自小脑、苍白球的输入终端感受区。它们的自发活动比来自Vim和腹尾核（ventral caudal necleus，Vc）的少，且放电的波幅也较低，特别是在Vop。细胞对特定的对侧运动的反应表现为放电活动模式的变化。Vop常为20Hz左右的紧张性放电，背景和幅度较Vim低，呈主动动作电位。Vim则表现为25～30Hz紧张性放电，背景及幅度比Vop高，呈被动动作电位（图6-5，图6-6）。Vc的放电特征与Vim几乎相同，但是无被动动作电位，可以通过触摸患者皮肤激活。刺激Vc对震颤几乎没有改善作用，反而可引起感觉异常。Lenz等还发现，在该部位神经元对对侧肢体特殊的自主运动开始之前200毫秒，出现放电活动频率的增加或降低。

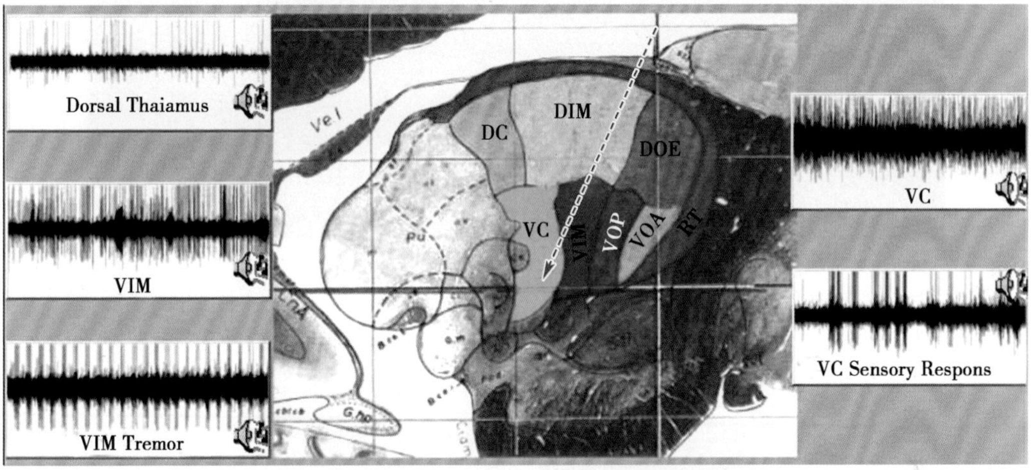

图6-5　丘脑腹中间核术中MER电生理记录

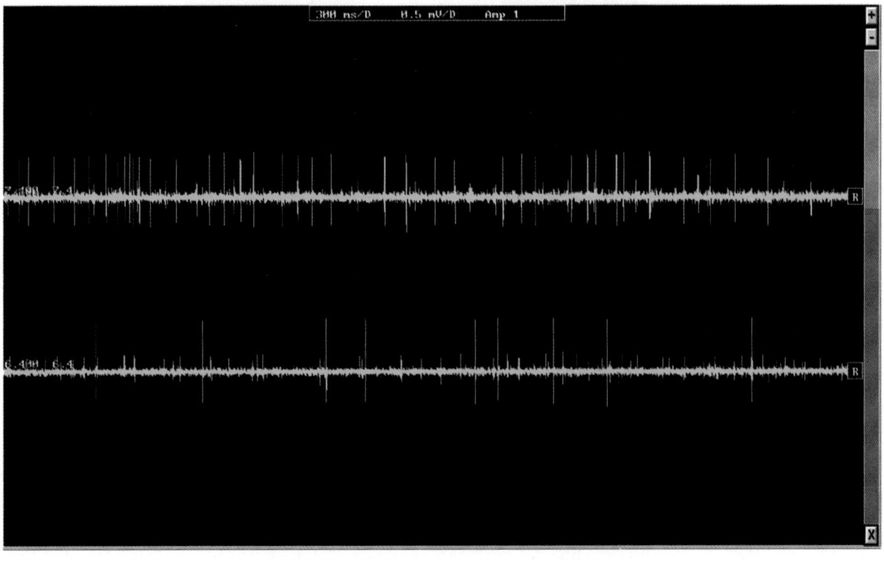

图6-6　丘脑腹中间核的典型电生理表现

伴有震颤的患者，运动感觉细胞可以通过外周肢体的震颤引起节律性的放电活动。当震颤停止时这些节律性细胞活动也相应终止，这就是所谓的“震颤细胞”。在 PD 静止性震颤病人的 Vim，可以记录到非常明显的与震颤相关的电活动（图 6-7），但在动作性震颤病人有时候并不十分明显。同样，从刺激诱导的结果，也有助于判断电极的位置（图 6-8）。

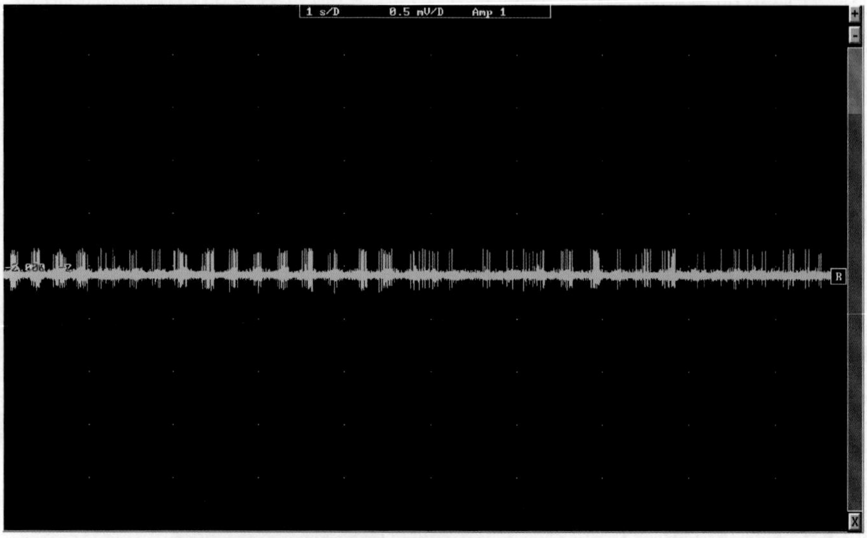

图 6-7 震颤细胞电生理

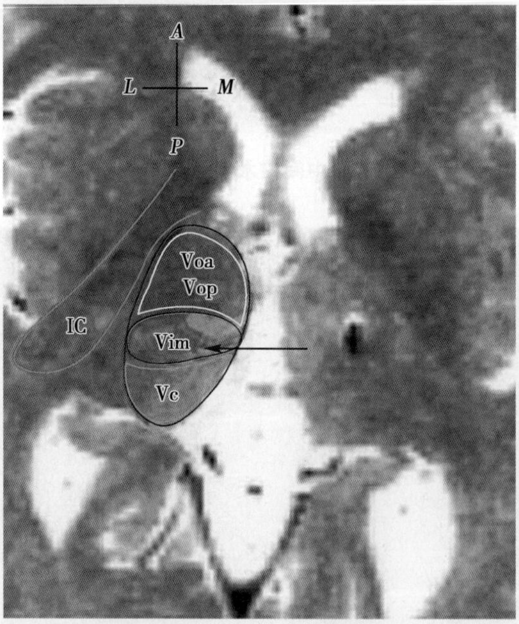

图 6-8 丘脑腹中间核周围结构

可通过刺激诱导的反应判断电极位置。低电压时出现麻木说明电极偏后；麻木发音障碍说明偏外或后内侧；强直性收缩说明偏外；高电压时仍无效说明电极偏前或太浅

（叶 明 陈义天 王 中）

参考文献

1. Benbadis SR, LaFrance WC Jr, Papandonatos GD, et al. Interrater reliability of EEG-video monitoring. Neurology, 2009, 73: 843-846.
2. Davis TS, Parker RA, House PA, et al. Spatial and temporal characteristics of V1 microstimulation during chronic implantation of a microelectrode array in a behaving macaque. J Neural Eng, 2012, 9 (6): 065003.
3. Truccolo W, Donoghue JA, Hochberg LR, et al. Single-neuron dynamics in human focal epilepsy. Nat Neurosci, 2011, 14: 635-641.
4. Geng X, Xie J, Wang X, et al. Altered neuronal activity in the pedunculopontine nucleus: An electrophysiological study in a rat model of parkinson' s disease. Behav Brain Res, 2016, 305: 57-64.
5. Wang M, Li M, Geng X, et al. Altered neuronal activity in the primary motor cortex and globus pallidus after dopamine depletion in rats. J Neurol Sci, 2015, 348: 231-240.
6. Cheung K. C. Implantable microscale neural interfaces. Biomed Microdevices, 2007, 9: 923-938.

第七章

脑深部局部场电位及其临床研究应用

第一节　脑深部局部场电位

通过植入大脑的 DBS 电极可直接记录神经电活动，即为局部场电位信号（local field potentials，LFPs），它反映了电极附近一定区域内神经元集群放电活动的集合，其中蕴含丰富的与生理和病理相关的神经波动信息。在临床研究方面，对局部场电位信号进行分析不仅可以探索脑疾病的发病机制，而且可以将其用于发展电极精准定位、闭环刺激策略等先进技术。

脑深部局部场电位具有幅度低、信号复杂等特点。一般记录的脑深部局部场电位信号幅度在几微伏到几十微伏之间，它包含有不同的节律成分，其频率分布从小于 1Hz 至数百 Hz 范围，反映了神经元集群在各个节律下的同步化活动程度。

第二节　局部场电位信号的采集

被试者是接受 DBS 电极植入手术的患者，在术中或术后均可记录局部场电位信号。术中记录可在 DBS 电极植入脑部后进行，术后记录则在 DBS 电极导线进行颅外留置期间进行。有商业公司正在研发和开展临床实验验证具备无线遥测功能的刺激器，在未来将可以实现长期局部场电位记录。

局部场电位信号记录一般使用差分放大器，包括单极导联和双极导联两种方式。单极导联记录方式是将 DBS 电极的一个触点设为放大器的一个输入端，而另外一个输入端则放置在一个零电位参考电极点，记录该电极触点与参考电极的电位差。实际应用中，参考电极通常放置于耳突或者耳垂。单极导联记录方式能记录到该电极部位下接近绝对值的神经电活动变化，其波幅较高且较稳定，但参考电极点并不能保持理想零电位，易混进其他生物电的干扰。仔细清洁参考电极处皮肤降低皮肤阻抗、被试者头部处于放松状态可减少干扰。双极导联记录是将 DBS 上的两个触点同时接入放大器，直接记录两个触点之间的电位差，这种方式可排除参考电极引入的干扰，其波形失真较少，信号质量好，临床研究中使用更为广泛。以美敦力 3389 型号为例，其有 4 个电极触点。我们可从 4 个触点采用双极方法（相邻触点 0~1，1~2，2~3）同步记录到三通道局部场电位信号（图 7-1），记录过程中仔细固定 DBS 电极导线以减少外界干扰与运动伪迹影响。

局部场电位信号采集时，需根据实验要求合理设置采样率、带通滤波等参数。一般情况下采样率可设为 2000Hz，带通滤波参数设为 0.1~500Hz，可观察到高达 200~500Hz 的高频神经振荡现象。

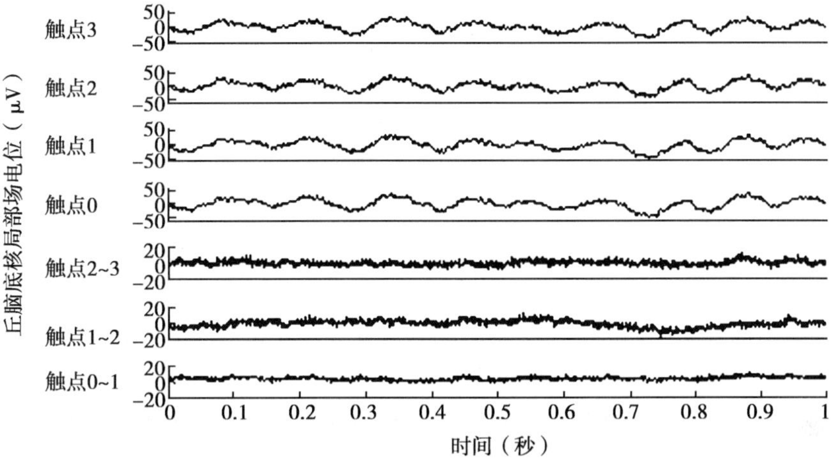

图 7-1　单极和双极方式同步记录帕金森病人服药状态下 STN 局部场电位

第三节　局部场电位信号的预处理

通常在信号采集过程中会受到工频噪声、高低频噪声和运动伪迹等影响，因而在进行后续的信号分析前，需要对信号进行降采样、滤波、伪迹检测及伪迹去除等预处理工作。根据具体分析需求，对信号进行降采样处理，可以提高计算效率、优化滤波和建模等处理方法。

一、滤　　波

对局部场电位信号进行滤波处理，主要包括去工频噪声、去高低频噪声等。为抑制 50Hz 工频干扰，采用 50Hz 陷波滤波处理。为去除局部场电位信号中的运动伪迹或其他低频成分干扰，需进行高通滤波处理，2Hz 高通滤波可较好去除运动伪迹和脉搏影响。目前对脑深部局部场电位信号的研究多集中在 100Hz 以下频段，故可进行 90Hz 的低通滤波。

二、伪迹检测及去除

采集信号中的伪迹主要包括：肌电、眼电、心电等。肌电是肌肉收缩产生的电位变化。肌电频率范围较宽，主要频率范围在几十到数百赫兹之间。眼电是眼动造成的电位变化，可监测眼电信号，以便后续进行眼电伪迹去除。心电是心肌细胞电活动产生的电位变化，可能会在场电位信号中被记录到。这些伪迹在单极方式记录当中比较多，而在双极方式记录中则较少。

首先对采集的信号进行仔细的观察筛选，去除具有明显伪迹干扰的数据段。但在实际操作中，通过这种去除方法具有一定主观性，且当数据量较大或伪迹大量存在时，则难以使用。此时可采用自动校正技术，比如伪迹减法、主成分分析、独立成分分析等方法。但这些伪迹校正技术都有各自的局限性，除非常规的伪迹排除在实验中无效，一般不提倡使用伪迹校正技术。

第四节 局部场电位信号的分析方法

一、常规分析方法

（一）功率谱分析

功率谱分析是当前最常用的研究神经活动不同节律的方法，它将信号从时域转化为频域上进行分析。功率谱分析方法的基础是离散傅里叶变换。

谱估计中的 Welch 周期图法是最常用的脑深部局部场电位信号功率谱分析方法。首先将场电位信号数据进行分段，得到不重叠（亦可重叠）的多个数据段，在每一个数据段上乘以一个窗函数，计算各段数据的傅里叶变换和功率谱，并将所有数据段的功率谱进行平均即可得到最终的功率谱。实际分析可采用 2 秒 Hanning 窗，重叠 1 秒，2048 点 FFT 来估计功率谱。图 7-2 为帕金森患者服药和未服药时丘脑底核局部场电位信号的功率谱分析，结果显示药物可显著抑制 β 频段成分。

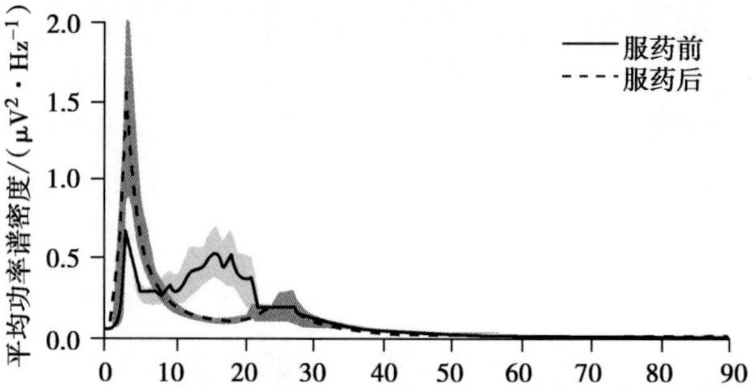

图 7-2 帕金森病患者服药前后丘脑底核局部场电位信号功率谱

为消除受试者间的个体差异性，可对每位受试者的局部场电位信号进行归一化处理后再计算功率谱密度。数据归一化方法很多，其中 Z-score 归一化方法是较为常用方法之一，其变换函数为：

$$x' = \frac{x-\mu}{\sigma}$$

其中 μ 是数据的均值，σ 是数据的标准差，归一化处理后的数据近似符合标准正态分布。

对局部场电位信号进行功率谱分析可以观察神经核团中丰富的神经活动特征。除了前文所述的帕金森病患者丘脑底核场电位 β 谱峰特征，我们的研究还阐述了肌张力障碍患者与运动感觉和症状相关的苍白球神经活动、神经病理性疼痛患者的中脑导水管周围灰质或丘脑腹后外侧核中与疼痛程度相关的 α、β 神经振荡、意识障碍患者丘脑中与意识相关的

α 神经振荡等。

（二）时频分析

由于神经信号具有非平稳的特点，时频分析作为分析非平稳信号的有力工具，在神经信号分析中广泛应用。时频分析的基本思想是设计一个时间和频率的联合函数，能同时在时间和频率尺度上描述信号的强度或能量密度，揭示神经信号不同频率分量的强度随时间变化的规律。

短时傅里叶变换（short-time frequency transform，STFT）是时频分析中的经典方法。其基本思想是：假定非平稳信号在某一较短时间内是近似平稳的，选择一个短时窗函数，利用傅立叶变换计算该时间内的功率谱，然后移动该窗函数，计算下一个时间段内数据的功率谱，进而得到信号随时间改变的功率谱。短时傅里叶变换算法简单、易于理解，为研究非平稳信号时频分布的基本工具，在局部场电位信号分析中也得到广泛应用。在研究中，可根据具体实验及分析需求，选择合适的窗长及移动步长来计算短时功率谱。图 7-3 是采用 0.5 秒窗长、0.1 秒移动步长分析得到的时频谱图，可明显看见 20~30Hz 频率范围内的 β 成分随时间的动态变化。

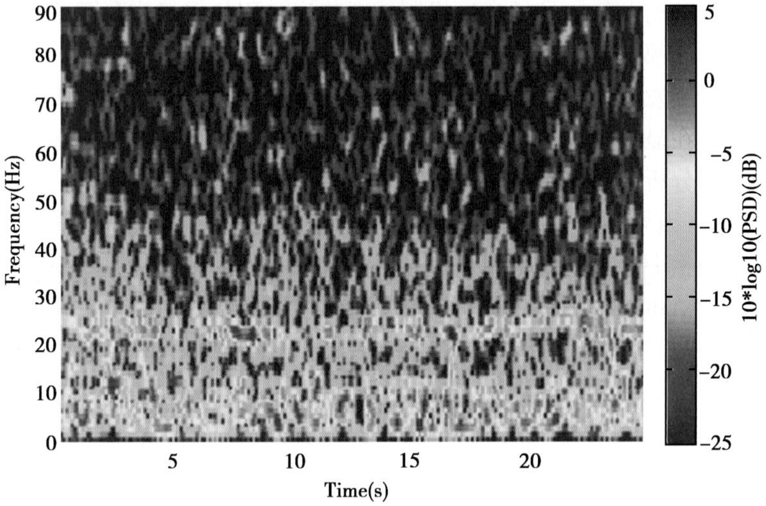

图 7-3 帕金森患者丘脑底核场电位信号的时频谱图

我们利用时频分析对脑深部局部场电位信号的瞬态变化进行分析，在帕金森病患者出现静止性震颤症状的前后同时记录丘脑底核局部场电位信号和对侧表面肌电信号。通过短时傅立叶分析发现在震颤发生时，局部场电位信号和肌电信号在震颤频率处的功率均显著增加，而在震颤发生前数秒，场电位信号中的 β 成分幅度则显著降低，在苍白球中也发现类似现象。这些研究揭示脑深部局部场电位信号可以用来预测帕金森病症状的发生。

二、相关性分析

除了单个信号的特性外，不同信号之间的相互联系亦是神经信号研究的一个重点。不同信号之间的相互联系表明了不同脑区之间的关联与信息交流。本节介绍常用的表征信号间联系的相关性分析方法。

（一）相关与相干分析

对于两组信号 $x(t)$ 和 $y(t)$ 在时域上的相关程度，可以用互相关分析来量化。通过计算互相关系数表示两组信号的相关程度，互相关系数绝对值越大，表示这两组信号的相关程度越高。

在信号间相互联系研究中，频域相干分析是另外一种广泛使用的方法。互相关分析表示了两组信号间在时域上的综合相关程度，而相干分析则是进一步分析两组信号间在各个频率的相关程度。

可利用脑深部场电位信号相干分析研究不同脑区之间的关系，亦可用于研究脑深部场电位信号与其他生理信号之间的关系，如场电位信号与肌电信号的相干分析对研究大脑与肌肉之间的功能连接、了解运动相关的生理机制非常有价值。对帕金森病患者在震颤时同步记录的丘脑底核局部场电位信号和表面肌电信号进行相干分析的研究发现，两信号在震颤频率或倍频处存在显著的相干性。对肌张力障碍患者苍白球局部场电位信号和肌电信号的相干分析、原发性震颤患者丘脑腹中间核的局部场电位信号与肌电信号的相干分析均发现震颤相关神经-肌肉耦合现象。

帕金森病患者丘脑底核局部场电位信号与单神经元放电信号在 β 频段具有显著相干性，这对于研究局部场电位信号的产生机制或者临床应用如电极定位均有研究意义。还有许多研究通过对脑深部局部场电位信号和皮质信号间的相干分析探索脑深部核团与皮质之间的功能环路。研究发现帕金森病患者在未服药时在 α 和 β 频段丘脑底核局部场电位信号与皮质脑电信号存在显著相干性，在服药后 γ 频段则出现明显的相干现象。局部场电位与脑磁图信号的相干分析亦发现类似现象。

（二）Granger 因果分析

互相关分析和相干分析度量了两个信号间的联系，而因果分析则更进一步度量两个信号之间因果联系。Granger 因果分析是一种基于统计学的分析方法，旨在研究信号间的信息传递关系。Geweke 将时域因果关系推广到频域空间，得到了信号的因果关系在频域上的分解，可在信号中各个频率进行因果分析。

Granger 因果关系的基本思想为：假定有两个随机变量 $x_1(t)$ 和 $x_2(t)$，第一个变量的当前值 $x_1(t)$ 既可以通过其本身的过去值 $x_1(t-k)$ 来预测，也可以通过第一个变量的过去值 $x_1(t-k)$ 和第二个变量的过去值 $x_2(t-k)$ 来联合预测。如果用联合预测方法得到的结果误差比不用联合预测的更低，则说明 $x_2(t)$ 对 $x_1(t)$ 的预测有贡献，认为 $x_2(t)$ 是 $x_1(t)$ 的因。如果计算结果是两个方向上的因果关系值都较大，则说明两者间存在双向耦合。

利用因果分析可研究不同脑区之间的交互关系，如脑深部场电位信号与皮质电信号间的因果分析对探索大脑不同脑区间的功能信息交流、大脑相关功能的神经环路研究很有价值。对帕金森患者同步记录的丘脑底核局部场电位信号和头皮脑电信号进行因果分析的研究发现，在 β 段存在中央皮质和侧皮质区对丘脑底核的主导性因果流向，且在运动时中央皮质对丘脑底核的因果流向强度会降低。在患者服药情况下，在 65~90Hz 处的丘脑底核与中央皮质间的双向因果流向强度、侧皮质对丘脑底核的因果流向强度均会增加。

我们利用因果分析对帕金森病患者丘脑底核场电位信号和肌电信号之间的信息流向展开研究，发现在静止性震颤发生时，丘脑底核场电位信号与肌电信号间存在因果关系，且在震颤频率处的肌电对局部场电位的因果关系值远大于场电位对肌电的因果关系值，这表明在震颤频率处存在肌肉对丘脑底核的主导性因果流向，而且通过时变因果分析发现两者之间的瞬态因果关系随时间而改变。

第五节　局部场电位信号的临床应用研究

随着深部脑刺激临床应用的拓展及其相关研究的快速发展，脑深部场电位信号提供了一个独特的窗口以研究人类的大脑功能，在大脑的生理、病理功能研究、临床手术方法改善，以及先进调控技术研发中都起到了重要作用。

一、术中定位研究

局部场电位信号反映了电极附近的脑区的神经元集群的同步化活动。许多研究表明对局部场电位信号的分析可以提供与核团位置相关的信息，主要通过对自发和诱发局部场电位活动进行分析来提取与定位相关的信息特征。

对自发局部场电位的功率谱分析可以用于 DBS 电极和靶点位置的定位。如在 DBS 电极插入目标靶点的过程中同步记录丘脑底核局部场电位信号，则可通过对不同位置记录的局部场电位信号的功率谱分析比较来进行定位。Chen 等人发现，在电极植入到丘脑底核的过程中，局部场电位信号 β 段（13～35Hz）的功率会出现明显的增加。Miyagi 等则用类似的实验进行了更加精细的研究，他们分析发现在 DBS 电极从 Forel 式区或未定带进入丘脑底核背侧区时，局部场电位中的 θ（4～7Hz）、α（8～13Hz）和低 β（14～20Hz）频段的活动会增强，而在穿过丘脑底核腹侧区时，仅有高 β（21～35Hz）频段成分的功率会降低。这表明局部场电位信号中的低频段（4～20Hz）可以用来识别丘脑底核的背侧边界，而高 β 频段（21～35Hz）可以用于识别腹侧边界。在术中记录局部场电位信号时，要尽量保证受试者处于静息状态，因为丘脑底核的 β 活动会显著受到运动的影响。

不仅局部场电位信号中的自发活动中含有许多有用的特征信息，局部场电位诱发活动也可提供与定位相关的信息。正中神经电刺激引起的躯体感觉诱发电位是最常用于定位分析的诱发电位活动。Klostermann 等人通过对受试者进行对侧正中神经刺激的同时记录局部场电位信号，来研究大脑深部的躯体感觉诱发电位。他们发现在 DBS 电极从丘脑腹中间核上方到进入丘脑腹中间核时，躯体感觉诱发电位中的高频成分的幅度会明显增大，而低频段成分波形的极性会发生改变。Hanajima 等人也从植入丘脑和丘脑底核的 DBS 电极中发现躯体感觉诱发电位成分在不同触点位置上的幅度和极性会发生改变。Insola 等人还利用局部场电位信号和头皮脑电信号中躯体感觉诱发电位潜伏期信息来计算 DBS 电极和脑闩之间的距离，用于定位脑脚桥核。

功能定位方法是 DBS 靶点定位发展的核心。DBS 靶点定位是以最佳治疗效果和最小不良作用为原则，单纯依靠解剖学定位无法反映与治疗直接相关的靶点位置信息。而基于脑深部局部场电位信号的功能定位方法，可以弥补基于影像学的解剖定位造成的误差，而且可以提供更加丰富的与疾病、治疗等功能相关的信息。功能定位与解剖结构定位相融合，将成为未来 DBS 靶点定位的发展方向。

二、疾病神经标志物研究

对帕金森病患者丘脑底核局部场电位信号的研究表明，其神经波动在 β 频段存在过度同步化现象，而多巴胺类药物可以有效抑制这种异常的神经波动，且治疗效果与神经活动被抑制程度有关。研究表明帕金森患者在服用左旋多巴类药物后，丘脑底核局部场电位信号中的低 β 段成分的功率会被显著抑制，部分患者会出现高 γ 段（60~90Hz）的功率升高。此外还有研究在电极同时植入帕金森病患者丘脑底核和苍白球时，发现在服药后两个核团的局部场电位信号之间在 β 段的相干性会被抑制，在 γ 段的相干性会出现增强。Kuhn 和 Ray 等研究发现服药前后丘脑底核场电位信号的 β 频段功率的降低，其降低程度与帕金森症状中的运动迟缓和肌肉强直的改善程度呈正相关关系，而与震颤症状无关。

帕金森病患者丘脑底核神经波动除具有幅度增强的同步化特征外，还具有动态时变特征，与症状相关的 β 频段的幅度会随时间变化，因而多巴胺类药物对神经波动的影响亦应表现在多个方面。有研究利用 β 成分时变幅度的变异系数来评估神经波动的动态性，发现多巴胺类药物会增加 β 成分的变异系数，并且变异系数的变化程度与治疗效果相关。研究还发现 DBS 可显著抑制 β 成分的功率和降低运动皮质脑电信号与丘脑底核场电位信号在 β 段的相干性。

一系列研究表明丘脑底核局部场电位中的 β 神经波动与帕金森病的症状密切相关，同时 γ 和 α 等神经波动也可能参与其中，而多个神经波动的整合作用则仍待研究。神经标志物研究对于探索脑疾病机制、发展先进神经调控技术，以及药物作用机制等具有重要价值，而基于局部场电位的神经标志物研究将有可能推动肌张力障碍、疼痛和精神疾病的神经调控治疗。

三、闭环脑深部刺激研究

目前临床脑深部刺激均采用开环刺激模式，使用预先设定参数的电脉冲，虽然临床证明开环 DBS 对诸多病症的治疗效果显著，但为了实现个体化治疗、提高刺激效率、延长刺激器使用寿命、减少刺激副作用，国内外逐渐开展对于闭环 DBS 系统的研究和临床实验。

闭环 DBS 系统可以根据实时记录的大脑神经活动，判断大脑功能状态，以决定是否施加刺激或合理的调整刺激参数。Rosin 等在灵长类动物实验中进行了一项开创性工作，证明基于大脑神经电信号幅度的闭环 DBS 可以更好地改善帕金森症状。脑深部局部场电位信号具有记录方便、与临床症状相关、在刺激同时可记录等优点，因此被认为是一种更为可行的闭环刺激反馈信号。Brown 研究小组于 2013 年首次在帕金森病患者中开展了闭环脑深部刺激实验。实验是通过 DBS 电极记录丘脑底核中的局部场电位信号，提取其中 β 成分的幅度信息，使用基于 β 成分幅度的阈值设定法将帕金森病脑功能状态分为正常和异常状态，并在异常状态下开启刺激，正常状态下关闭刺激。研究发现使用该闭环刺激策略刺激时间减少 56%，同时亦发现刺激效果比传统持续刺激提高约 28%，后续研究亦再次验证了该现象。此外，研究结果还表明随着刺激时程的延长，所需要的刺激时间逐渐减少，以往研究结果亦证明刺激一分钟后 β 幅度衰减状况可以持续 10 秒，这提示闭环刺激具有短期神经适应及神经重塑的可能。

四、智能脑机交互研究

脑机交互是在脑与外界之间建立一种直接的通讯方式，这在康复医学或治疗领域具有良好的临床应用前景。对行为或其他生理状态相关的神经活动的正确解码是发展脑机交互的关键。因此大量研究致力于发展各种神经解码算法，并不断取得进展。然而，由于技术和伦理等多方面原因，目前大多数的脑机接口都距离临床应用较为遥远。随着DBS的不断发展，基于脑深部局部场电位信号的脑机交互研究开始受到越来越多的关注。在脑深部记录的局部场电位信号具有时空分辨率高、信噪比高、信息丰富等优点，通过对局部场电位信号进行特征提取，识别出与特定的运动或感觉等生理状态相关的神经特征，进而将脑功能状态与神经刺激相结合建立智能脑机交互策略。

第六节　脑深部电刺激展望

目前临床采用的开环脑深部刺激策略仅仅能达到控制某种神经活动的作用，而更为重要的是精确地调控神经活动，以达到在时间和空间尺度上调控和操控神经功能。因此，自适应、智能和基于信息编码、空间定向调控技术正在受到广泛关注。

一方面需发展与神经活动具有交互作用的闭环自适应神经调控策略。闭环自适应神经调控策略在进一步提高治疗效果、减少副作用、调控神经重塑过程、诱导神经活动、延长电池寿命等方面展现了潜在价值。闭环自适应电刺激技术在时、空神经活动分布，神经活动状态识别、神经递质作为标记物等方面的工作刚刚起步，未来有可能在如疼痛、癫痫、成瘾等阵发性疾病，以及老年痴呆、抑郁、颅脑损伤等与神经重塑密切相关的疾病治疗方面起到重要作用。

另一方面是发展具有幅度、频率、时间、空间等信息编码，可以交互传递信息的刺激模式。实现脑-机双向信息传递将为记忆植入、视听信息感知功能恢复提供新的治疗途径。将人工智能与脑深部刺激结合起来，使刺激器能够自我学习，自我调节参数，以达到最优个体化治疗效果。高分辨率阵列电极或许可达到核团微小分区的调控，而大规模人群长时间神经功能监测、大数据分析等技术将推动神经波动研究的新发现。

脑深部刺激技术将向微型化、长寿命、智能化、信息化、个体化发展，与可穿戴、移动医疗技术、机器人技术、纳米传感技术、深度学习人工智能技术、大数据分析技术相融合将推动脑深部刺激技术的快速发展。

（王守岩　黄永志）

参考文献

1. P. Brown, A. Oliviero, P. Mazzone, et al. Dopamine dependency of oscillations between subthalamic nucleus and pallidum in Parkinson's disease. Journal of Neuroscience, 2001, 21: 1033-1038.

2. R. Levy, P. Ashby, W. D. Hutchison, et al. Dependence of subthalamic nucleus oscillations on movement and dopamine in Parkinson's disease. Brain, 2002, 125: 1196-1209.

3. 王亚楠，耿馨佚，黄永志，等. 丘脑底核神经波动同步化和稳定性特征与药物治疗相关. 生物医学工程学杂志，2016，1：49-55.

4. X. G. Liu, S. Y. Wang, J. Yianni, et al. The sensory and motor representation of synchronized oscillations in the globus pallidus in patients with primary dystonia. Brain, 2008, 131: 1562-1573.
5. A. L. Green, S. Wang, J. F. Stein, et al. Neural Signatures in Patients with Neuropathic Pain. Neurology, 2009, 72: 569-571.
6. J. F. Marsden, P. Ashby, P. Limousin-Dowsey, et al. Coherence between cerebellar thalamus, cortex and muscle in man-Cerebellar thalamus interactions. Brain, 2000, 123: 1459-1470.
7. J. F. Marsden, P. Limousin-Dowsey, P. Ashby, et al. Subthalamic nucleus, sensorimotor cortex and muscle interrelationships in Parkinson's disease. Brain, 2001, 124: 378-388.
8. D. Williams, M. Tijssen, G. van Bruggen, et al. Dopamine-dependent changes in the functional connectivity between basal ganglia and cerebral cortex in humans. Brain, 2002, 125: 1558-1569.
9. E. Lalo, S. Thobois, A. Sharott, et al. Patterns of bidirectional communication between cortex and basal ganglia during movement in patients with Parkinson disease. Journal of Neuroscience, 2008, 28: 3008-3016.
10. F. Klostermann, J. Vesper, G. Curio. Identification of target areas for deep brain stimulation in human basal ganglia substructures based on median nerve sensory evoked potential criteria. Journal of Neurology Neurosurgery and Psychiatry, 2003, 74: 1031-1035.
11. M. Rosa, G. Giannicola, D. Servello, et al. Subthalamic Local Field Beta Oscillations during Ongoing Deep Brain Stimulation in Parkinson's Disease in Hyperacute and Chronic Phases. Neurosignals, 2011, 19: 151-162.
12. A. Eusebio, W. Thevathasan, L. D. Gaynor, et al. Deep brain stimulation can suppress pathological synchronisation in parkinsonian patients. Journal of Neurology, Neurosurgery and Psychiatry, 2011, 82: 569-573.
13. A. A. Kuhn, F. Kempf, C. Brucke, et al. High-frequency stimulation of the subthalamic nucleus suppresses oscillatory beta activity in patients with Parkinson's disease in parallel with improvement in motor performance. Journal of Neuroscience, 2008, 28: 6165-6173.
14. B. Rosin, M. Slovik, R. Mitelman, et al. Closed-Loop Deep Brain Stimulation Is Superior in Ameliorating Parkinsonism. Neuron, 2011, 72: 370-384.
15. S. Little, A. Pogosyan, S. Neal, et al. Adaptive Deep Brain Stimulation in Advanced Parkinson Disease. Annals of Neurology, 2013, 74: 449-457.
16. M. Rosa, M. Arlotti, G. Ardolino, et al. Adaptive Deep Brain Stimulation in a Freely Moving Parkinsonian Patient. Movement Disorders, 2015, 30: 1003-1005.
17. Blumenfeld Z, Brontë-Stewart H. High Frequency Deep Brain Stimulation and Neural Rhythms in Parkinson's Disease. Neuropsychol Rev, 2015, 25: 384-397.
18. Lebedev MA, Nicolelis MA. Brain-machine interfaces: past, present and future. Trends Neurosci, 2006, 29: 536-546.
19. S. Y. Chang, I. Kim, M. P. Marsh, et al. Wireless fast-scan cyclic voltammetry to monitor adenosine in patients with essential tremor during deep brain stimulation. Mayo Clin Proc, 2012, 87: 760-765.
20. 王守岩，王学廉，何江弘. 脑深部刺激未来发展的机遇与挑战. 中国生物医学工程学报，2015，34：455-463.

第八章

脑深部电刺激程控

DBS是近30年来功能神经外科领域发展最迅猛的技术，是治疗运动障碍疾病的新方法，具有效果显著、手术安全、并发症低等优点。除了合理选择刺激靶点外，术后的DBS程控也是治疗运动障碍疾病的重要环节。开展DBS疗法应充分了解刺激电极的位置、刺激参数的选择和某些不可控制的生物学因素，原则上应以最小的刺激强度和最少的药物剂量达到最大程度的改善临床症状，预防不良反应的产生。

规范化的术后DBS程控可以明确最佳刺激参数组合，缓解患者的症状，从而提高患者的生活质量。刺激参数可以有很多的组合，大多数同类疾病的患者对于一定范围内的刺激参数组合均会有反应。术后DBS程控可以通过了解一些基本的电学原理和神经解剖学知识，使其更加有效。通常，可以想象接受DBS程控患者的独特的局部解剖结构以及想象DBS所产生的电磁场，在此基础上测试患者的反应，匹配这些可视化电场与局部解剖结构，可以快速显示程控参数的最适合和最不可能的组合，以达到最佳疗效。

程控主要通过以下两个途径来实现：第一个途径是通过影响电场强度来刺激不同的神经元。该途径是利用电生理学原理来影响脉宽、电流或电压，以及电极触点的组合，旨在有效地改善症状。第二个途径是利用电场的电生理学原理来影响波形、电压大小和电场的分布，进而影响电流或电压以及电极触点的组合。不同电场的强度通常会影响疗效，而不同电场的大小、波形和分布也可以避免副作用和并发症。

第一节 脑深部电刺激程控的原理

DBS成功的关键在于准确刺激靶点核团的神经元而防止意外刺激其他神经结构。有效地刺激神经元取决于如何改变其细胞膜上的电荷分布，这可以解释电荷的控制是由电子学原理决定的。

我们可以把大脑看作为一个电装置，脑内的信息会以电信号的形式编码、处理和传输。其中，神经递质是神经元间的信使。神经递质的脉冲式释放过程中所编码的信息是由发送至突触末梢的动作电位的序列所决定的，这是DBS疗效的电生理学原理。

一、脑深部电刺激的电学原理

DBS的临床治疗效果是由其施加在脑组织中的电荷量决定的。电荷如何被释放取决于怎样操作脉冲发生器的电子元件。因此，需要知道如何操作这些电子元件来控制释放于大脑中的电荷量。

为了便于理解，我们将电荷的流动比作水流。水在管中流动形成水流，同样，电子能在导线中流动会产生电流。电流一般用符号“I”表示，以安培（A）为计量单位。DBS刺激时的电流一般以毫安（mA）为计量单位。管内水的总量相当于电荷的总量，以库仑（C）为计量单位。DBS刺激时的电量以微库仑（mC）为计量单位。水在管中之所以能流动，是因为高水位和低水位之间的差别产生的压力，这种压力使得水从高处流向低处，同样，电流的流动，也是因为电流中有着高电位和低电位之间的差别，这种差别叫电位差，也叫电动势/电压，电压一般用符号“U”表示，以伏特（V）为计量单位。水在管中流动并非畅通无阻的，会受到软管直径大小等因素的影响：直径越小，流过的水量越少。水管的直径相当于DBS中的电阻。在直流电中，物体对电流的阻碍作用叫作电阻，一般用符号“R”表示，以欧姆（Ω）为计量单位。DBS刺激时，正极和负极触点间脑组织的电学特性决定了电阻。这些概念之间的关系是由欧姆定律 $I=U/R$ 描述的。

DBS使用的是交流电源产生正弦波样的电流波动，这种交流电脉冲波形电就可以看成是一种脉冲电流，在很短时间内改变一次电压的过程就可以看成一个电脉冲。经过IPG的电流波动，产生了一种特殊类型的电阻，称为阻抗，DBS为电脉冲，阻抗的命名更为准确。

DBS系统使用的电脉冲，通常是“方波”，其中电压或电流的增加或减少，采用的是零到持续一段时间的最大幅值，然后再返回到零的模式。各脉冲的最大和最小振幅取决于不同IPG类型所提供的不同电流或电压。在恒压IPG模式下，设定一个固定的电压，电流的大小取决于阻抗。即电压恒定时，增加一倍的阻抗（电阻），刺激大脑的电流将减小大约一半。在这种模式下，如果不知道电极组织接触面的阻抗，也就不能确定大脑共接受了多大量的电流刺激。另外，电极不同触点位置下，设置相同的电压参数，电流强度可能会因为电阻不同而不同，进而使用该电压刺激无法达到预期的生理和临床效果。因此，在恒压IPG模式程控的过程中阻抗更为重要。在恒流IPG模式下，可设定一个特定的电流强度（电流），根据阻抗和电容的变化自动调整电压。换而言之，在不同触点设置相同的电流参数，即使不同触点的电阻不同，也可产生相同的电流。

单个患者脑组织的阻抗是如何随时间变化的，或者不同患者之间的脑组织阻抗有何差异？这些问题尚不明确。一些研究表明，脑组织阻抗的长期变化相对较小。但目前认为，DBS电极植入早期，同一患者的脑组织阻抗变化较大，使恒压刺激模式处于劣势。有学者推荐，术后早期程控可采用恒流刺激模式，因为恒流刺激模式可以动态调整电压以适应脑组织阻抗的变化，提供一个更稳定的刺激强度。因此建议在术后2~4周，患者微毁损效应减退、电极阻抗相对稳定后再进行首次开机程控。

二、脑深部电刺激的电生理学原理

虽然DBS治疗作用的确切机制不明确，但是人们越来越清楚地认为它对神经元产生兴奋作用而不是抑制。大多数证据表明，DBS的效果来源于对轴突的阈上电刺激。事实上，研究DBS机制，可以更多地揭示大脑的工作原理而不仅仅是DBS的作用原理。

首先，DBS是作用于电极周围神经元有突触联系的轴突末端。刺激神经元会产生一系列动作电位。因此，了解神经元动作电位的生物物理学机制是了解DBS治疗机制的重要组成部分。

动作电位是大脑信息传递的基础，是电流作用于细胞膜，导致跨膜电压的改变而产生的。刺激神经元，如轴突，会产生一系列动作电位。静息状态下，神经元细胞膜电压稳定在60~70mV。如果细胞膜电压的负极化没有那么明显（这一过程称为去极化），超过一定的阈值时，为了减少电压差，离子就会流动。DBS是通过神经细胞膜去极化实现的。去极化的时候电荷必须传达给神经元。因此，神经细胞膜电荷的取向是至关重要的。在生物系统中，动作电位通常是向突触方向顺行传导的。但也有向相反方向逆行传导，比如向轴突前端的神经元胞体。尽管这种情况不常出现，但是逆向激活会产生重要的生理效应，也有可能影响DBS治疗机制。在这些情况下，DBS刺激作用于STN或GPi也相当于作用于丘脑和运动皮质，进而改善患者的相应症状。

DBS可利用粗轴突比细轴突需要更少的电荷这一原理进行程控。粗轴突有更大的表面积，这意味着在轴突表面积上可以积累更多的负电荷，这些电荷的增加可导致神经元的去极化，使得动作电位产生的概率更大化，所以说粗轴突更容易被激活。因此，控制电流强度，可以控制激活多少或哪个轴突。

电场的形状和分布对其产生的电流/电压是非常重要的。电场的大小、形状、梯度、强度可以极大程度地影响电极触点的刺激模式，可以充分利用这一原则进行DBS程控。标准的DBS存在四个电极触点（图8-1），分别为：最腹侧、腹侧、背侧、最背侧，这些触点可以有很多参数组合。

常用的电极触点的组合可分为单极、双极等刺激模式（图8-2）。单极刺激模式指在刺

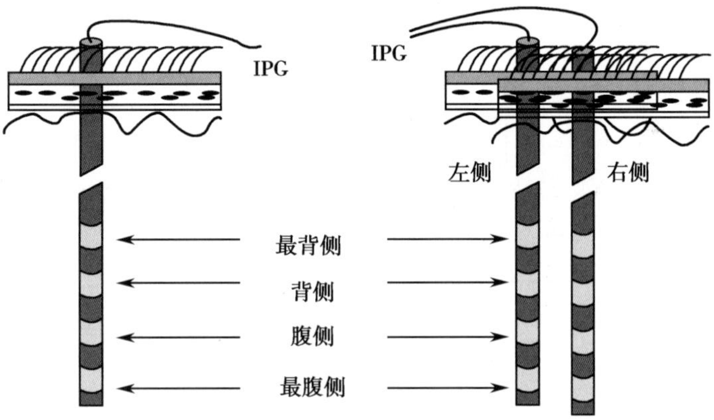

图8-1 脑深部电极末端四触点结构

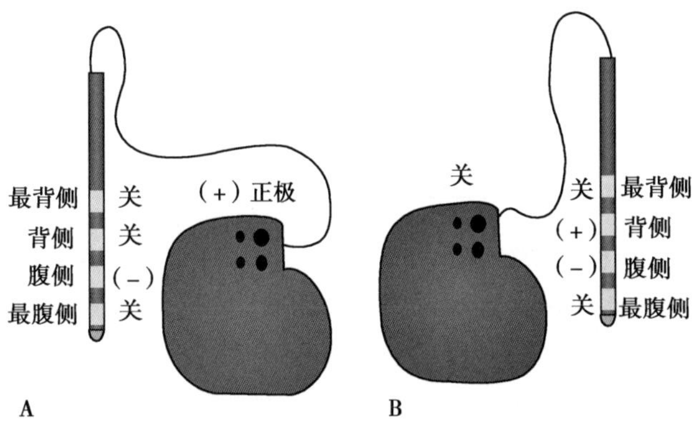

图8-2 单极和双极模式的典型范例

A. 单极刺激；B. 双极刺激

激电极上只有负极（阴极），正极（阳极）位于胸部皮肤下的 IPG。双极刺激模式是指在 DBS 刺激电极上既有正极触点也有负极触点，且正负极均一个。双负极刺激模式指正极处于 IPG，两个负极均在刺激电极上。绝大多数程控医生在开机以及程控初期采用单极刺激模式，随着时间的推移，双极、双负以及多极刺激模式的使用比例会有所增加。

第二节 脑深部电刺激程控的关键因素

所谓个体化程控参数是指刺激参数组合（包括电压、频率、脉宽）达到最佳刺激效果的同时，产生最轻微不良反应且耗电量最低。程控需要根据病人的独特的解剖结构，通过调整刺激参数，定制最合适的电场的大小、形状和强度等，以获得最大化治疗疗效和减少副作用的产生。尽管已有的病例分析和临床试验报告表明，DBS 频率、脉宽、电极触点的选择都有一些常见的经验性参数组合，但对于不同的患者其参数组合也是变化的。基本的程控流程可见图 8-3。

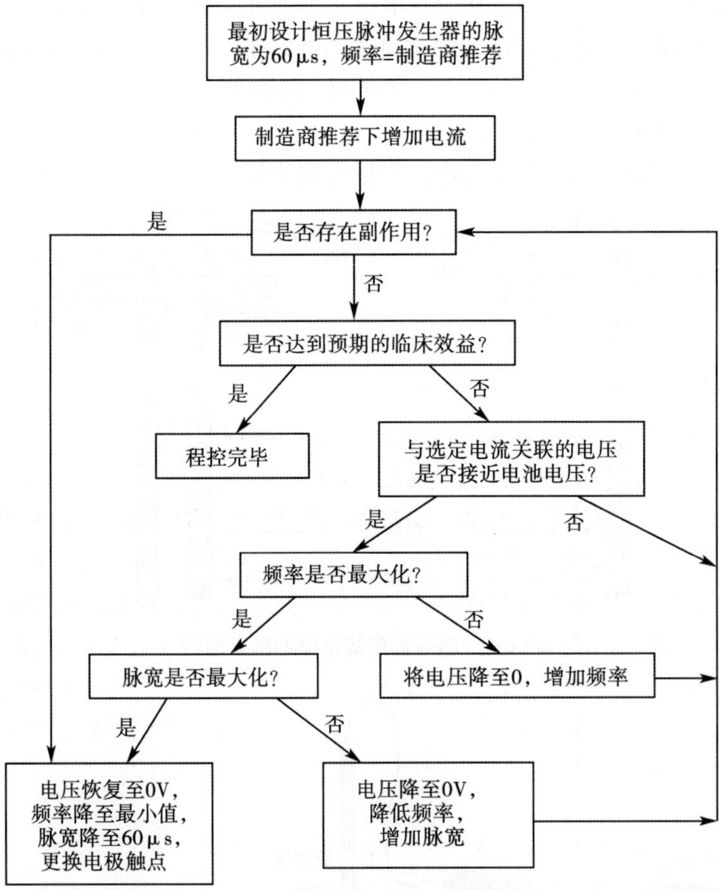

图 8-3 常用程控策略流程图

成功的 DBS 程控的关键是有足够的毅力和耐心，并遵循以下原则：最大限度地提高治疗效果、减少副作用、延长电池寿命等。

一、优化电池寿命

无论任何产品，IPG 的电池终将耗尽，需要更换。尽管 IPG 更换术是一个相当小的手术，但是它也存在风险、产生费用。因此，应该在不影响临床疗效或不增加副作用的前提下，尽量选择电池寿命最大化的刺激参数和电极触点。当然，可充电 IPG 的出现减小了对优化电池寿命的要求，但选择更为节约能耗的方式同样可以减少患者充电的频次。

电池寿命缩短的原因如下：

1. 多极刺激模式。

2. 更大的脉宽。

3. 刺激频率过高。

4. 恒压刺激模式下的 IPG，刺激电压大于电池电压（不可充电电池有其特定的电池电压，如输出电压超过此值时会非常耗电）。恒流刺激模式下的 IPG 中要达到刺激要求电流的相关刺激电压高于电池电压。

对于可充电 IPG，以上情况也会降低电池的寿命，但由于反复充电的特性，以上原因对其影响不如不可充电 IPG 明显。尤其对于难治性强迫症、肌张力障碍等需要较高电流/电压、脉宽和频率的患者，可充电 IPG 能够显示出其更优越的作用。

在恒压 IPG 和恒流 IPG 刺激模式中，电流/电压最初设置均为 0。恒压 IPG 中，在避免超过电池电压的基础上不断地增加电压，直到达到所期望的治疗效果。恒流 IPG 中，功率和电池寿命之间的关系更为复杂，因为不同的电极触点选择的情况下，电压的变化随着阻抗的变化而变化的。

二、程控过程中尤其注意“U 型”反应

一般来说，提高电流/电压能够有效地改善患者典型症状。然而，超过一定值后增加电流/电压可能会恶化症状，临床效果与刺激强度间的相关曲线类似于“U 型”。如果电极位于皮质脊髓束附近，这种恶化可能与影响到皮质脊髓束有关。为了明确这一反应，继续增加电流/电压可导致强直性肌肉收缩。然而，一些患者在接受更高的电流/电压时可能不会产生强直性肌肉收缩，这表明电刺激扩散到皮质脊髓束并不一定是“U 型”反应的机制。

DBS 程控过程中“U 型”反应对程控师来说有两层含义。首先，在有效范围内需逐步增大电流/电压而选择最优的电流/电压。例如，无论是 0.5mA/2V 的电流/电压还是一个 1.5mA/3V 都不是有效的，而 1mA/2.5V 将是有效的。如果程控师没有进行更细致的参数组合配对，就有可能跳过最优的参数组合。其次，如果程控师开始的参数高于最优参数，将会看到病人越来越差，可能得出错误的结论，不会得出最优的一组参数。

三、优化治疗效果、更大程度地减少副作用

DBS 治疗效果与开机时间、首次开机刺激参数设置以及手术定位靶点的准确性息息相关。目前首次开机程控时机仍存在争议，建议在 DBS 术后 2~4 周进行开机程控。这时绝大多数患者因电极植入引起的微毁损效应消退且电极阻抗达到相对稳定的状态。通常情况下 DBS 手术后当即出现的微损毁效应最严重，也是症状改善最明显的时候，随着植入电极周围脑组织水肿的消退，这些症状大多在几周内逐渐缓解，值得注意的是有少数症状有可

能持续6个月以上。

刺激到靶点外的神经元是引起副作用最主要的原因。在以GPi为电刺激靶点的患者中，如果视束腹侧神经纤维受电刺激影响，会引起以视物发光、视物闪烁为主要表现的幻视及恶心呕吐的临床表现，这种视觉障碍可以通过使用背侧刺激，或减小刺激强度后明显消失。电刺激累及内囊膝部及后肢传导神经纤维时会引起对侧肢体肌肉强直收缩，常伴有构音障碍发生；有时当电刺激最腹侧苍白球时会出现以面部和肢体表现不自主运动障碍，对于这类患者可以通过改变刺激幅度，或选择更多的背侧电刺激来改善症状。如果通过降低刺激强度不能解决，可以尝试“双极”刺激。当刺激影响到掌管认知和情绪功能的STN腹内侧部分，会引起患者的情绪和行为异常。当DBS电极植入过于靠近侧前方，内囊的传导束或许会受刺激影响，而表现为双侧肢体的非自主性强直性收缩；如果植入的更靠腹内侧，刺激动眼神经纤维后会引起患者复视及凝视偏差；如果电极植入的过于靠中后侧则会刺激红核传导束，会引起患者恶心，极度不适和步态障碍等。以Vim为刺激靶点的刺激相关性副作用有感觉异常，构音障碍，平衡障碍，痛觉过敏，神经衰弱，思维异常，头痛等。

四、合理地选择电极触点及参数组合

电极在脑深部的作用区域是有限的，因此确定电极的长度、电极上的触点的阵列结构，以控制电极对脑组织的刺激作用，是电极触点选择的重要组成部分。

电极触点选择是一个系统化的过程。触点选择的过程中有以下原则：①系统尝试每个触点，这样潜在的电极刺激和参数组合不容易被忽视；②首先应用单极刺激模式，其次使用双极刺激模式，最后使用双负极刺激模式；③刺激后如有副作用，也按照单极刺激到双极刺激最后三极刺激模式的顺序依次尝试。

单极刺激通常可以使设备电流损耗降到最低。临床经验中较常用的脉宽一般保持在60μs，频率的选择也应从低往高进行选择，一般DBS疗法的频率较少超过190Hz，脉宽较少超过120μs。例如，STN DBS治疗运动障碍疾病，频率选择一般为130pps，对于PPN-DBS，频率一般选择为40Hz。一般用在帕金森病、特发性震颤、肌张力障碍、抽动秽语综合征，运动功能亢进的疾病，一般来说初始频率通常是130Hz。高频刺激下的帕金森病患者如果出现步态障碍，最初的DBS频率可以从40Hz开始。

程控过程可见视频。

视频2 DBS 程控过程

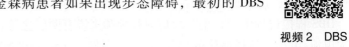

第三节 脑深部电刺激程控中的设备故障

DBS程控过程中常见的问题主要包括DBS电极的位置不准确，以及刺激影响到DBS电极周围的其他结构所致的不良反应，这些已在上面章节进行了论述。这里着重介绍常见的硬件和电路故障的诊断方法。

大多数神经刺激故障常发生在早期刺激器模型中，现在这种状况已不常见。患者抱怨会有轻微的震颤感或者神经刺激器周围的间歇性刺激感。硬件或电器问题通常会导致：①尽管DBS程控过程中多种尝试依然缺乏治疗疗效；②副作用。

由于硬件和（或）相关电子设备原因引起的治疗疗效不显著，通常是与系统的电路连

通性有关，原因可能是 DBS 导线或延伸导线折断，也可能是 IPG 有缺陷。这时进行系统的电路连通性测试通常表现为高阻抗、低电流。因此在程控开始时应先进行电极阻抗测试。值得注意的是，电极阻抗测试不同于 IPG 的治疗阻抗测试。电极阻抗测试所进行检查的是所有 DBS 触点可能组合之间的阻抗以及 IPG 的情况。不同类型的 DBS 系统，应咨询相关制造商关于其电极阻抗和电流的相关问题。

电路连通性的中断可能是 DBS 电极、延伸导线断裂，也可能是相互间连接处的中断。对头颅、颈部以及胸部的 X 射线可以检查出断裂的部位，因此术后 X 射线检查是必要的。

还有一种关于硬件和电子设备的故障为短路，患者会产生感觉异常，表现为间歇性的情绪沮丧。大多数情况下都与头部的位置有关。对患者头部位置进行重新定位有可能使这种症状重新出现。有时，叩诊 IPG、延伸导线或电极能够重现阳性症状。有时短路可能是由于导电体进入整个通路中。检查电极的阻抗通常显示低阻抗和较高的电流。

有的患者在 IPG 位置上有特殊的感觉，通常这发生在单极刺激时，严重时可能刺激到周围神经或引起肌肉收缩。常规手术时，IPG 被放置在皮肤下，而不是更深处的组织，特别是肌肉组织。有时，IPG 可能“翻转”使得 IPG 的金属电接触表面与肌肉进行电接触，这时 IPG 作为正极进行单极刺激可能导致肌肉收缩反应。

下面将常见的神经刺激器设备故障的评估诊断以及处理方法总结见图 8-4。

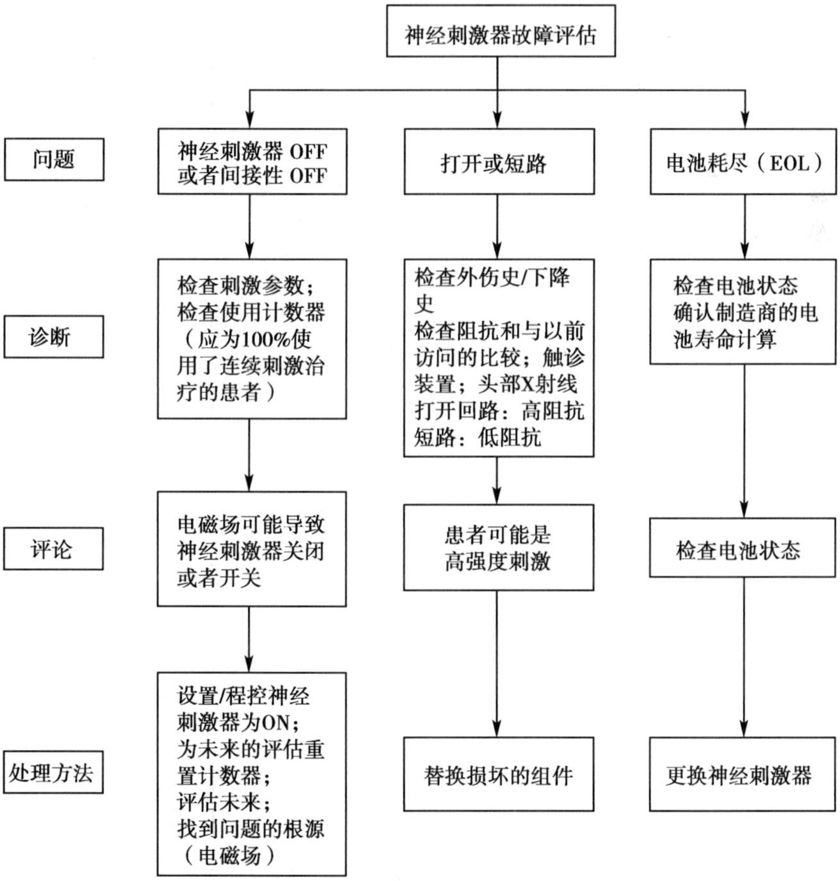

图 8-4　神经刺激器设备故障评估表

第四节 总结与展望

术后程控是为了使脑深部电刺激手术治疗达到最佳控制症状、且副作用最小，并尽可能延长植入电池的寿命。在程控过程中，需要程控师和患者之间建立良好的信任，并进行充分的沟通，才能达到良好的程控效果。

1. 在程控之前患者应该着重注意以下几点

（1）患者进行首次程控时，需要有至少一位亲属陪同。

（2）程控过程需要一定的时间进行观察及测试，首次程控需要 1~2 天，再次程控根据患者适应情况的不同，一般需要半小时到一天不等。

（3）首次程控前一晚停用抗帕金森病药物，如有长效药物需在程控开始前 12 小时停用，如果不能耐受整晚停药，可以根据自己情况调整，但应保证开机时处在药效消失的状态。

（4）进行程控前，患者应休息好，避免因为疲劳而导致程控时无法与程控医生良好配合。

（5）进行程控时，患者及亲属应携带术前、术后头颅核磁影像和病历资料，并携带至少一天的药量。

2. 程控开始之前，患者需要告知程控师

（1）患者应告知程控师自己当前主要的运动障碍症状和非运动障碍症状分别是什么，程控师做好相应的记录。

（2）告知当前的服药情况，包括服用药物的种类、药物的剂量、服用的频率或次数、药物与餐食间隔时间、改善的程度和持续及失效时间、有无药物相关症状、服用药物的不适及相关副作用等。

在程控过程中，由于刺激参数的调整，患者身体可能出现多种异常现象，包括感觉异常、肌肉痉挛、复视、情绪改变、异动症、步态不稳、眩晕、恶心等。一旦出现这些症状，请患者不要惊慌，并及时准确地把自己的感觉告知程控师。经过医生的调整之后，这些异常现象很快就会减轻直至消失。

因此，有效且高效的程控过程是在电极位置准确的基础上，合理选择电极触点位置，以达到最大程度的控制临床症状，尽可能地减少副作用，尽可能地延长电池寿命的效果。

（邱 纯 陈明生 赵海康）

参考文献

1. Hamel W，Fietzek U，Morsnowski A，et al. Deep brain stimulation of the subthalamic nucleus in Parkinson's disease：evaluation of active electrode contacts. J Neurol Neurosurg Psychiatry，2003，74：1036-1046.
2. Limousin P，Matinez-torres I. Deep brain stimulation for Parkinson's disease. Neurotherapeutics，2008，5（2）：309-319.
3. Yousif N，Bayford R，Bain P G，et al. The peri-electrode space is a significant element of the electrode-brain interface in deep brain stimulation：a computational study. Brain Research Bulletin，2007，74（5）：361-368.

4. Zhou H, Tilton R D, White L R. The role of electrode impedance and electrode geometry in the design of microelectrode systems. Journal of Colloid and Interface Science, 2006, 297 (2): 819-831.
5. Harriman K, Gavaghan D J, Suli E. Simulation of linear sweep voltammetry using an adaptive finite element algorithm. Journal of Electroanalytical Chemistry, 2004, 573 (1): 169-174.
6. Butson C R, Mclntyre C C. Differences among implanted pulse generator wave forms cause variations in the neural response to deep brain stimulation. Clinical Neurophysiology, 2007, 118 (8): 1889-1894.
7. Holdefer R N, Sadleir R, Russell M J. Predicted current densities in the brain during transcranial electrical stimulation. Clinical Neurophysiology, 2006, 117 (6): 1388-1397.
8. Kuncel A M, Grill W M. Selection of stimulus parameters for deep stimulation. Clinical Neuro-physiology, 2004, 115 (11): 2231-2241.
9. Volkm an J, Herzog J, Kooper F, et al. Introduction to the programming of deep brain stimulatior. Movement Disorders, 2002, 17: S181.
10. Benabid AL, Pollak P, Gervasn L, et al. Long-term suppression of trem or by chronic stim ulation the ventral inter mediate thalamic nucleus. Lancet, 1991, 337: 403.

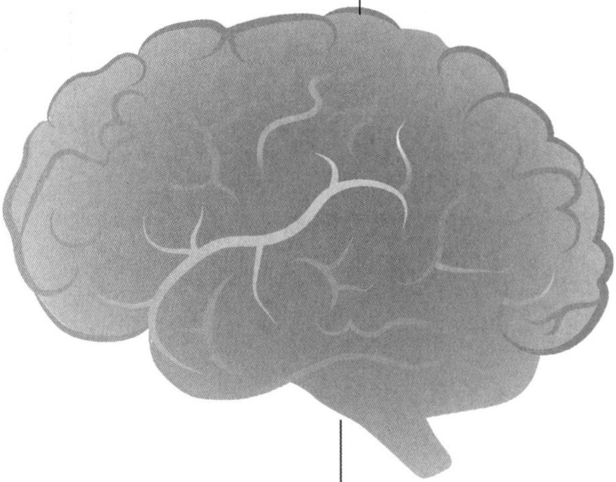

第二篇 脑深部电刺激治疗运动障碍性疾病

第九章

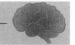

脑深部电刺激治疗特发性震颤

第一节　概　　述

一、特发性震颤的定义、流行病学

特发性震颤（essential tremor，ET）也称原发性震颤，于 1874 年由意大利西耶那大学的 Pietro Burresi 首次提出，是一种常见的运动障碍性疾病，临床上以上肢远端的姿势性或动作性震颤为特点，可伴有头部、口面部或声音震颤，30%～50%的 ET 患者有家族史。ET 在人群中的集合患病率为 0.9%，在 65 岁以上人群的患病率为 4.6%，男性的患病率高于女性。发病率随年龄增长而增高，总体趋势是家族性 ET 发病年龄较早，而散发性 ET 的发病较晚。以往认为 ET 是良性、家族遗传性、单症状性疾病，姿势性或运动性震颤按发生的频率可以累及上肢（95%）、头（34%）、下肢（30%）、声音（12%）、舌（7%）、面（5%）和躯干（5%），此外不造成其他严重病变，因而该病又称良性特发性震颤。但是随着病例累积的增加，人们发现 ET 的临床演变并非总是良性过程，病情严重者往往随着震颤幅度的增加而出现明显的功能障碍，如无法完成正常书写、无法当众讲话，甚至不能独立进食和穿衣，严重影响患者的社会活动、工作能力和日常生活能力。此外还有研究发现，ET 患者也可以出现小脑症状如共济失调和辨距不良步态，以及认知功能损害等。目前认为 ET 是缓慢进展的、可能与家族遗传相关的复杂性疾病。

ET 在 20 岁和 60 岁有两个发病年龄高峰，和晚发型（>40 岁）ET 患者相比，早发型（<30 岁）手部受累更常见，伴发肌张力障碍的可能性更大，对酒精的反应性更好。在有震颤家族史和无震颤家族史的 ET 患者之间，没有显著的临床特征差异。老年发病的 ET 患者有时也被称为“老年性震颤”，与青年发病患者相比有更快的疾病进展。亚组间相对缺乏重要差异（早发型 *vs* 晚发型，遗传性 *vs* 散发性，轻度 *vs* 重度，低频率 *vs* 高频率），提示 ET 是一种伴有多种临床表型的疾病。研究者认为，ET 不能被分组成多个亚型。

二、病因、病理、发病机制

到目前为止，ET 的病因、病理、发病机制尚不明确。ET 的姿势性震颤可能起源于小脑下橄榄核的自发性放电，驱动小脑及其传出性通路，通过丘脑到皮质再到脊髓。与生理性震颤不同，ET 的震颤频率不随负重增加而降低，提示中枢性机制起主要作用。

一般认为，特发性震颤具有遗传趋向和年龄相关的外显特征，即不全外显的常染色体显性遗传，故有学者称之为家族性震颤。世界各地学者对 ET 的发病机制进行了大量研究，发现该病是在遗传与环境多因素作用下病因复杂的疾病。已知与 ET 发病易感性和临床特点相关的基因主要有多巴胺受体 D3（dopamine receptor D3，DRD3）基因，EMT1、EMT2、EMT3（上皮-间充质转化，epithelial-mesenchymal transition，EMT）基因等。DRD3 基因的功能变异与 ET 的发病易感性相关，EMT2 基因编码运动神经元和浦肯野细胞连接蛋白，其变异导致 ET 的临床症状。

ET 相关的环境因素包括饮食中含有的神经毒素、重金属铅、吸烟等。在 ET 的发病环节中最受关注的是 N-甲基-D-天冬氨酸（N-methyl-D-asparate，NMDA）受体调节异常，因为 ET 患者震颤症状的严重程度与血液中 NMDA 受体介导的谷氨酸浓度相关。通过对病人丘脑腹外侧核记录到的神经元放电与丘脑毁损术对其症状的改善来看，特发性震颤与小脑-红核-丘脑-皮质环路可能相关。Louis 等人在针对 ET 的病理学研究中发现患者脑干的神经核团中存在路易小体（Lewy body），说明在这些区域中发生了神经元退行性改变。

三、临床表现

特发性震颤的唯一症状就是震颤，频率波动在 4~10Hz 之间，以单一的姿势性震颤及运动性震颤为主。约有 15%患者因震颤影响工作。多见于一侧手或双手对称的受累，头面部也常累及，腿部较少受累，部分患者还伴有认知功能损伤、显著的性格和行为变化。典型症状是手的节律性外展内收样震颤和屈伸样震颤。书写的字可能变形，但不会表现为写字过小。头部震颤主要包括“点头”和“摇头”运动。软腭、舌的震颤会导致发声困难。随着病程和年龄的增加，频率逐渐降低，幅度逐渐增加。部分患者饮酒后震颤可暂时减轻，情绪激动或紧张、疲劳、寒冷等可使震颤加重。

特发性震颤通常起病隐匿，进展速度不一，大多呈缓慢进展。早期震颤是间歇性的，多在情绪紧张时出现，安静时消失，逐渐发展为持续性的。在日常生活中，如喝富含咖啡因饮料、抽烟、人多社交处时明显，而独处、心理放松时尤其饮酒时往往能缓解乃至消失。有学者认为，特发性震颤 6.6%~47%患者存在肌张力障碍，包括书写痉挛与痉挛性斜颈，甚至伴有抽动秽语综合征、不安腿综合征及偏头痛。

特发性震颤可以伴有其他运动障碍性疾病，如帕金森病。特发性震颤和帕金森病均是常见的运动障碍性疾病，尤其在帕金森病发病早期，两者极易混淆。

四、诊　断

关于 ET 的诊断标准，我国参照了国际运动障碍协会制定的震颤共识（Consensus Statement of the Movement Disorder Society on Tremor）和 2000 年发表的 ET 诊断标准；治疗原则及具体方案参考了 2005 年美国神经病学学会质量标准委员会制定的 ET 的循证治疗准则，并结合我国的临床诊断和治疗经验，编写了 ET 的诊断和治疗指南。

1. 临床特点

（1）起病年龄：各年龄均可发病，多见于 40 岁以上的中老年人，也有人认为青少年是另一发病高峰。家族性比散发性 ET 患者起病早，多在 20 岁前起病。

（2）临床核心症状：以 4~12Hz 的姿势性或动作性震颤为主要特征，多数发生于手和前臂，也可累及头颈部、下肢、声音等，偶尔累及舌、面部、躯干等部位。震颤可以同时累及多个部位（如前臂和头部）。日常活动如书写、倒水、进食等可加重震颤，多数患者饮酒后症状减轻。随着病程的增加，震颤频率下降，而幅度增加，导致较为严重的功能障碍。震颤累及部位可逐步增多，一般在上肢受累后数年出现头部震颤，躯干和下肢通常最晚累及。

（3）震颤临床分级：根据 1996 年美国国立卫生研究院特发性震颤研究小组提出的震颤分级标准：

0 级：无震颤；

1 级：轻微，震颤不易察觉；

2 级：中度，震颤幅度<2cm，非致残；

3 级：明显，震颤幅度在 2~4cm，部分致残；

4 级：严重，震颤幅度超过 4cm，致残。

2. 诊断标准

（1）核心诊断标准：①双手及前臂明显且持续的姿势性和（或）动作性震颤；②不伴有其他神经系统体征（如肌强直、冻结步态等）；③可仅有头部震颤，但不伴有肌张力障碍。

（2）支持诊断标准：①病程超过 3 年；②有阳性家族史；③饮酒后震颤减轻。

（3）排除标准：①存在引起生理亢进性震颤的因素；②正在或近期使用过致震颤药物或处于撤药期；③起病前 3 个月内有神经系统外伤史；④有精神性（心理性）震颤的病史或临床证据；⑤突然起病或病情呈阶梯式进展恶化。

五、鉴别诊断

主要与下列疾病相鉴别：生理性震颤、精神心理性震颤、帕金森病震颤、小脑性震颤、肌张力障碍性震颤、红核性震颤、原发性直立性震颤、肝豆状核变性性震颤、内科系统疾病如甲状腺功能亢进、肝性脑病等引起的震颤等。

1. 帕金森病震颤　主要为静止性震颤，可合并动作性震颤，手部搓丸样震颤和下肢静止性震颤是帕金森病的典型表现。除震颤外，帕金森病患者常伴有动作迟缓、肌强直、姿势步态异常等。

2. 小脑性震颤　主要为上肢和下肢的意向性震颤，常伴有小脑的其他体征，如共济失调、轮替运动异常、辨距不良等，而 ET 患者通常不伴有小脑症状。

3. 精神心理性震颤　多在有某些精神因素如焦虑、紧张、恐惧时出现，与 ET 相比，其频率较快（8~12Hz）但幅度较小，有相应的心理学特点，去除促发因素症状即可消失。

六、治疗原则和方法

特发性震颤的治疗分为药物治疗和手术治疗两大类。美国神经病学学会质量标准委员会 2005 年在 ET 治疗指南中指出，普萘洛尔（propranolol，又名：心得安）和扑米酮（primidone）是 ET 药物治疗的一线和基本用药，其中普萘洛尔是经美国食品和药物管理局（FDA）批准的唯一用于治疗 ET 的药物。二者对肢体震颤的效果较好（A 级证据）、疗效相当（B 级证据），且在大部分患者中疗效可维持 1 年以上，1 年后视疗效情况可适当增加剂量（C 级证据）；普萘洛尔与扑米酮也可同时使用，对肢体震颤的疗效好于单药治疗，且不良反应无明显叠加（B 级证据）；普萘洛尔对头部震颤可能也有改善作用（B 级证据）。其他对 ET 可能有效的药物包括阿普唑仑（alprazolam）、阿替洛尔（atenolol）、加巴喷丁（gabapentin）、索他洛尔（sotalol）、托吡脂（topiramate）等（B 级证据）；氯硝西泮（clonazepam）、氯氮平（clozapine）、纳多洛尔（nadolol）、尼莫地平（nimodipine）等（C 级证据）。对难治性病例的肢体、头、声音震颤，可考虑使用肉毒毒素 A 注射治疗，但可能引起肢体无力、呼吸困难、声音嘶哑、吞咽困难等不良反应（C 级证据）。对药物疗效欠佳的难治性病例，单侧丘脑毁损术和脑深部刺激（deep brain stimulation，DBS）都可用于治疗肢体震颤（C 级证据），虽然 DBS 的不良反应较小，但手术方式的选择还要视每位患者的具体情况以及医疗条件而定。

大概有 30%~50%的患者经普萘洛尔或扑米酮治疗无效。Diaz 对 223 例 ET 患者的数据分析发现，其中 70.9%的患者有服用普萘洛尔或扑米酮，但其中 56.3%的患者因效果欠佳或不耐受而停药。因此，ET 的治疗现状远未达到理想。经过 5 年多基于网络信息搜集的对 ET 治疗相关文献的分析，美国神经病学学会质量标准委员会组织专家对 589 篇文献进行了回顾、分析与整理，并形成了 2011 版特发性震颤治疗的更新指南。在新版指南中，大部分的药物和手术治疗方法未有新的数据更新，因此指导原则不变。

第二节　脑深部电刺激治疗特发性震颤

一、概　　述

ET 手术治疗方法主要包括立体定向丘脑毁损术和脑深部电刺激术（deep brain stimulation，DBS），两者都能较好地改善震颤。双侧丘脑损毁术出现构音障碍和认知功能障碍概率较高，同时会增加术中及术后的风险，因此不建议用于临床治疗。而 DBS 具有低创伤性、可逆性、可调控性的特点，是药物难治性重症 ET 患者的首选手术治疗方法。ET 是最早采用 DBS 治疗的疾病之一，DBS 是通过立体定向手术将刺激电极植入脑的深部神经核团并进行电刺激，从而改变相应核团或神经环路的兴奋性。自 1997 年 DBS 通过美国 FDA 认证用于治疗特发性震颤以来，已有超过 10 万余名运动障碍患者接受该疗法，而国内脑深部电刺激最早在 1998 年应用于帕金森病等疾病的临床治疗，迄今也有近万例患者接受了植入手术。目前已有较多 DBS 治疗 ET 的临床报道，疗效确切，震颤控制可达 70%~90%。

二、手术适应证、禁忌证

（一）适应证

1. 震颤症状较重，严重影响生活、工作，而非手术治疗无效者。
2. 药物治疗虽然有效但其副作用严重以致病人无法承受者。
3. 年龄一般不超过 75 周岁。

（二）禁忌证

1. 有严重心、肝、肾、肺功能障碍者。

2. 有严重的高血压、糖尿病、脑动脉硬化者。

3. 有明显的认知功能障碍者。

4. 凝血机制异常者。

5. 影像学提示有严重脑萎缩者。

三、手术方法

（一）手术靶点

1. 丘脑腹中间核（ventral intermediate nucleus，VIM） 是最广泛认同的ET手术治疗靶点（图9-1）。

2. 未定带尾部（caudal zona incerta，cZi）或下丘脑后部（posterior subthalamic area，PSA）。

3. 丘脑底核（subthalamic nucleus，STN）。

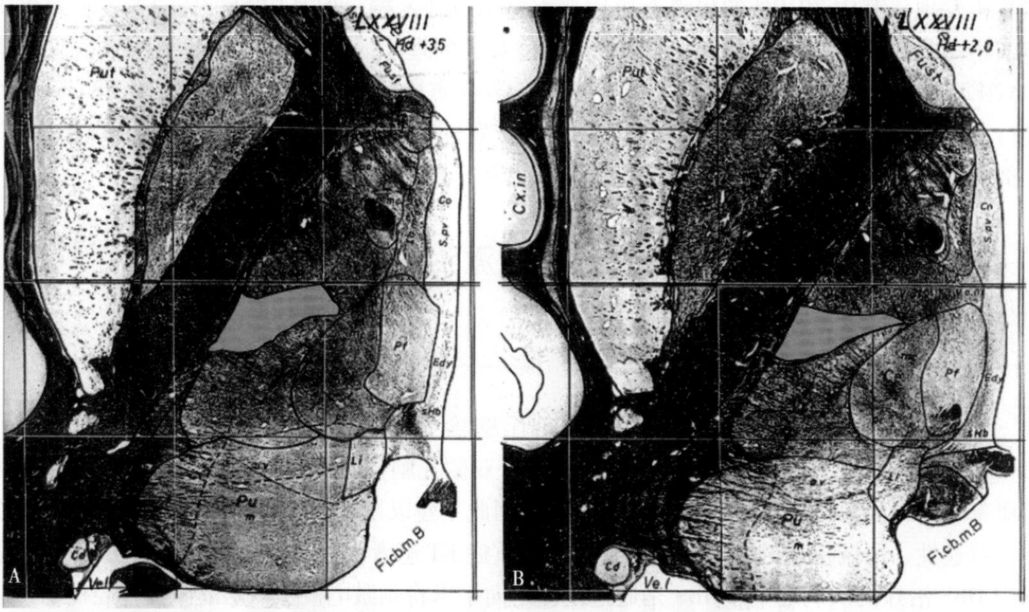

图9-1 丘脑腹中间核（Vim）所在位置示意图

AC-PC上方3.5mm层面（A）及2mm层面（B）显示的腹中间核（Vim）。引自Schaltenbrand（1977）

（二）手术体位与麻醉

一般病人在清醒状态下局部麻醉下手术，对震颤特别严重影响手术配合时，可行局部麻醉加强化麻醉。近来有全身麻醉下手术的报道，术中戴头架复查CT确认电极位置。选用半卧位，头部抬高以减少脑脊液丢失、减少脑移位。

（三）手术步骤

1. 以Leksell G型脑立体定向仪为例，在局部麻醉下安装立体定向头架，将框架基线与听眦线成向前下的10°角，以便与AC-PC线平行，左右高低一致。

2. 影像学定位（解剖学定位）与靶点坐标计算 丘脑底核（STN）的坐标计算参见相关章节，未定带（cZi）的定位参见相关文献。本章着重介绍Vim的定位方法。无论在

1.5T 或 3T 磁共振成像上，Vim 尚属于不可见靶点，至今为止的定位方法主要参考图谱，以前联合、后联合、第三脑室宽度等为基点，进行间接定位，如：Y 坐标：AC-PC 中、后 1/3 交界，X 坐标：中线旁开 14mm，Z 坐标：AC-PC 层面；可采用手术计划系统、MRI 工作站或在 MRI 胶片上手工测算等方法测算靶点坐标。

武汉大学中南医院神经外科采用根据丘脑长度来直接定位 Vim，我们在 500 余例的 Vim 毁损术和 DBS 术中发现，该方法定位准确率很高。具体方法如下：采用 1.5T 或 3T 磁共振成像（MRI）进行质子像轴位扫描。扫描参数：TR2000，TE20，层厚 2~3mm，无间距，1.5T 时可用层厚 3mm 可以提高图像对比度和分辨率，采用 3T 磁共振仪进行定位扫描时，TR、TE 等参数作相应调整，扫描平面与框架基线平面平行。采用 AC-PC 层面上 4mm 层面（即 Z=4mm）测算 Vim 坐标。采用丘脑前极向后相当于丘脑长度 50% 处作为 VIM 的 Y，丘脑与内囊交界点内侧 2mm 处至中线的垂直距离为 X（图 9-2）。

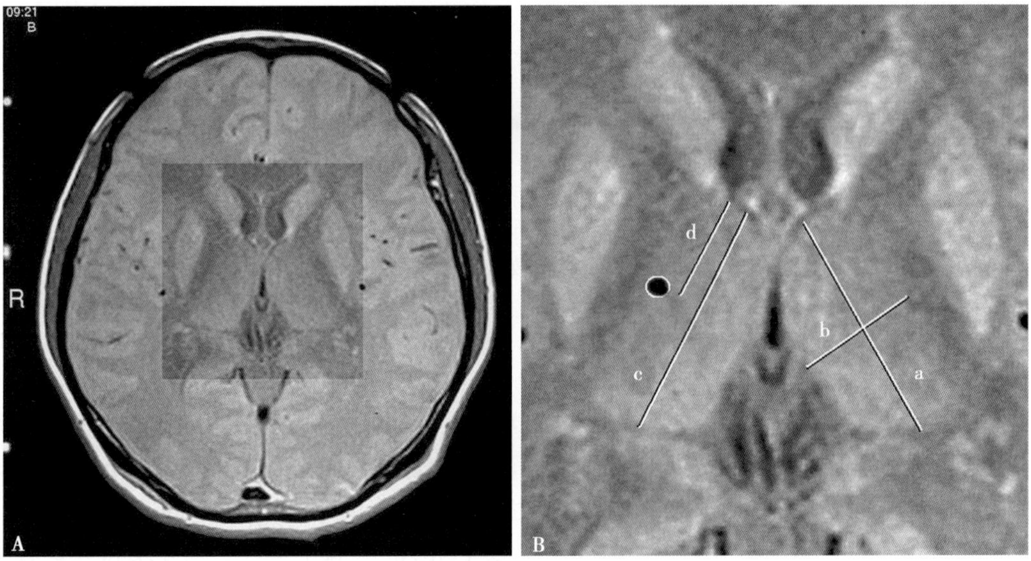

图 9-2　丘脑腹中间核（Vim）的定位方法

A. 定位 Vim 用轴位质子像；B. 丘脑长度 a 及宽度 b；d/c=45%，●处示 Vim

3. 局部麻醉下于眉间上 11~12cm、额部中线旁开 4cm，作 4~5cm 长头皮直切口或小冠状瓣，冠状缝前颅骨钻孔，电凝、切开硬膜，锐性切开蛛网膜和软脑膜。微电极（micro-electrode recording，MER，采用 LeadPoint 或 AlphaOmega）记录细胞外放电后可行宏刺激验证靶点位置，然后拔出微电极缓慢插入治疗电极（Meditronic 3389 或 3387，PINS L301 或 L302），进行刺激效果和副作用测试后固定电极。我们通常采用触点间距为 0.5mm 的 3389 或 L301，效果良好。设计针道使其前后向与 AC-PC 呈 60°，旁开角度 15°，避开脑沟、血管和侧脑室。

4. 微电极记录（micro-electrode recording，MER）　通常可以记录到 Vim 的节律性放电及背景活动增高（图 9-3），采用微电极或治疗电极进行的高频宏刺激（130~150Hz，macrostimulation）能验证疗效和副作用，从而进一步提高电极放置的精确度。如果定位准确，植入治疗电极时即可观察到由于微毁损效应产生的治疗作用，通常在 2~3V 内能观察到震颤的减轻或消失（脉宽 60~90μs），5V 未出现不良反应可接受为电极位置适当。如果电极偏外侧靠近内囊刺激时会出现肢体抽搐，而电极靠后进入丘脑腹尾核（VC）可出现肢体麻木等反应，电极偏前则震颤控制不佳。

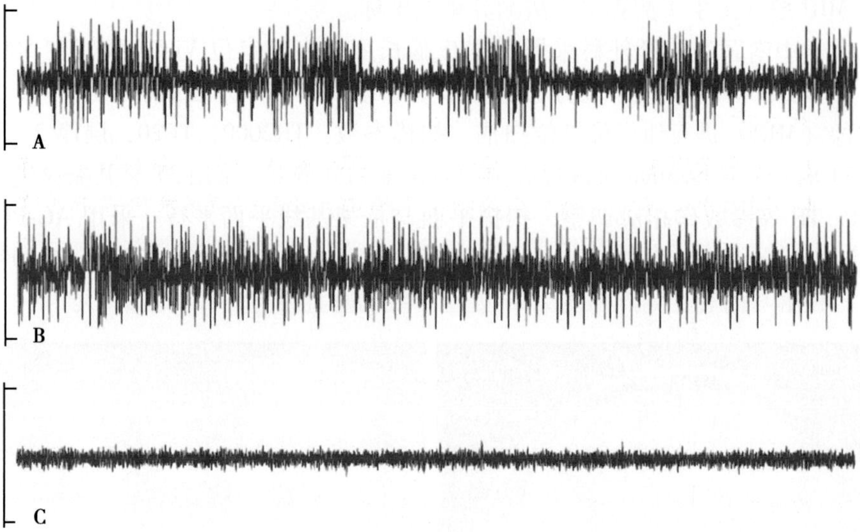

图 9-3 微电极记录（MER）的信号

A. Vim 节律性放电，B. Vim 高背景放电，C. 电极出 Vim 后背景活动降低

5. 术中 C 臂机透视或戴立体定向显示板（indicator）复查 MRI，了解电极位置，MRI 扫描方法和参数与定位扫描一致。

6. 在全身麻醉下，在耳后作一直切口，暴露颅骨，刺激电极和皮下延伸导线的接头埋置并用丝线固定在乳突后筋膜上。在锁骨下胸部皮肤作一横切口，分离皮下，形成皮囊。延伸导线穿过皮下把刺激电极和脉冲发生器（inplantable pulse generator，IPG）连接，IPG 文字面朝上植入皮囊，用丝线固定 IPG 于皮下组织。连接电极、延长导线和 IPG 后缝合皮肤前以及缝合后常规测量电路阻抗并记录留存，确保电路通畅。

四、术中、术后注意事项

1. 术前手术日清晨禁食，近来作为快速康复措施可让患者少量饮用糖盐水。

2. 术中做好血压、脉搏、呼吸、氧饱和度监测。

3. 术中注意尽量缩短手术时间，严防癫痫发作。

4. 术中磁共振复查应严格按照产品说明进行，一般应在 1.5T MRI 完成，并注意将 SAR（special absorb rate）值控制在要求范围。

5. 术后 1~2 天内定时检查病人，及时复查脑 CT，若出现嗜睡、肌张力下降或偏瘫，提示有颅内出血可能。

五、手术并发症预防及处理

1. 出血　设计路径时避开血管，尽量减少微电极穿刺的次数。

2. 电极植入过深、过浅　采用电极锁可显著减少其发生。

3. 围术期精神障碍　可采用奥氮平口服，必要时可采用镇静针剂。

4. 耳后延伸导线和电极连接处皮肤破溃、感染，额部皮肤切口局部裂开、感染，IPG 皮囊感染和破溃，应及时处理。

5. IPG 植入处皮囊积液量多时，行抽吸，注意无菌操作。

六、术后开机与程控

（一）开机时间

术后开机一般在术后 1 个月，主要是考虑：①手术的微毁损效应下患者的症状有所减轻；②电极触点周围水肿反应，脑组织的阻抗不稳定，此时开机可能出现疗效变化或出现不良反应。如果术中 MRI 显示无明显水肿，术后患者症状严重药物控制不佳，也可以术后立即开机。

（二）触点选择与刺激方式

根据术中/术后 MRI 选择位于 Vim 中的触点，首选单触点单极刺激，通过增加电压、脉宽等仍不能有效控制症状时，可采用双触点；而对不良反应明显者，可以选用双极刺激。

（三）刺激参数的设定

脉宽 60 毫秒，频率 130～150Hz，能够控制震颤症状的最低电压。一般采用连续刺激。

第三节　脑深部电刺激治疗效果

一、疗　　效

与毁损手术相比，DBS 具有可逆性和可调节等优点。多项研究显示，VIM-DBS 能减轻震颤幅度达 33%～82%，包括对手部震颤以及对声音和头部震颤的改善。2 项随访 6.5 年的研究显示，震颤的改善达 43%。另一项研究对 19 位患者随访 89 个月，手部震颤改善达 86.3%；而一项对 13 例患者随访 10 年的研究显示，VIM-DBS 使震颤减轻了 37%并明显改善了患者的功能。Benabid（1991）采用 100Hz 的 VIM-DBS 治疗了 26 例 PD、6 例 ET，27 例（63%）的患者震颤完全缓解，11 例（23%）的患者震颤显著改善，有效率达 88%，疗效可持续长达 29 个月（平均随访 13 个月）。

由刺激引起的副作用与受刺激的结构相关。VIM 刺激出现的感觉异常可能与感觉丘脑或内侧丘系受到刺激有关，构音障碍可能由内囊受到刺激所致。构音障碍、平衡障碍和感觉异常也常见于 PSA 刺激。

二、手术并发症

Kalakoti P 等总结了 2002—2011 十年间在全美国 234 家医院完成的 33 642 例治疗 PD、ET 及肌张力障碍的 DBS 手术，发现总体手术死亡率为 0.2%，静脉血栓 1.8%，神经系统并发症（包括设备引起者）5.5%。

第四节　典 型 病 例

患者，女，62 岁。病史：头部晃动 30 年，伴右上肢抖动 10 年，加重伴左上肢抖动 2

年。曾服苯海索、美多芭，无效。

查体：意识清楚，应答切题，发音正常，欠流畅。头部晃动，双上肢姿势性动作性震颤持续。震颤评分：右上肢4级，左上肢2级，头部3级。行走好。

手术：SIEMENS Trio 3T 磁共振质子像（TR2500，TE21，FOV260×260）解剖定位，双侧 VIM 坐标：X=15mm，Y=1/2 丘脑长轴，Z=4mm。局部麻醉下微电极记录（MER）双侧 VIM 均记录到高背景放电，术中根据 MER 确定电极放置深度植入治疗电极，全身麻醉下植入神经刺激器，术后 MRI 显示电极位于 VIM 内。

刺激参数（开机）：左侧，5-，C+，脉宽 60μs，频率 130Hz，电压 1V；右侧，1-，C+,脉宽 60μs，频率 130Hz，电压 1. 2V。术后 1 年半：左侧，5-，C+，脉宽 60μs，频率 150Hz，电压 2. 8V；右侧，1-，C+，脉宽 60μs，频率 150Hz，电压 2. 8V。

效果：术后随访 1 年半，右手能基本正常书写（图 9-4），能手持水杯喝水，言语清晰，流畅，行走好，头部残留轻微阵发震颤。术前术后患者情况对比见视频 3。

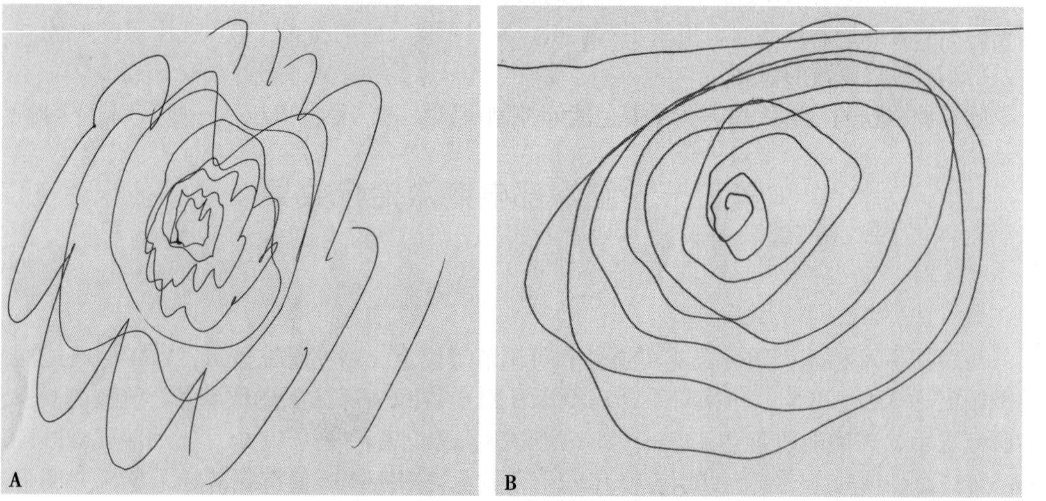

图 9-4 特发性震颤患者绘画的阿基米德螺旋线

A. 手术前右手画的螺旋；B. 术后开机后右手画的螺旋

视频3

视频 3 DBS 术前术后患者情况对比

第五节 讨论总结

20 世纪 50 年代开始的立体定向核团毁损术治疗 ET，由于受到当时技术的限制，靶点定位准确性差，术后复发率高，并发症多。近年来随着神经影像学与神经电生理技术的发展，核团的定位准确性从解剖定位达到了功能定位的水平，特别是 20 世纪 80 年代 DBS 的技术的引入，为ET的外科治疗创造了更加优越的条件。DBS的可逆性和可调整性以及不破坏脑组织等特点，使得手术的疗效提高、并发症减少。VIM-DBS治疗ET虽然可取得明显的长期疗效，但还存在诸多问题有待解决，如长期刺激时的耐受现象（tolerance effect）、语言困难及步态障碍、硬件相关并发症等。尽管如此，对因严重震颤影响生活工作而药物治疗无效的ET患者，VIM-DBS还是一项安全有效的治疗手段。STN、cZi等新的治疗靶点尚需要更大宗病例进行评估。

（张 捷 付 锴 陈礼道）

参考文献

1. Louis ED. Essential tremor. Lancet Neurol, 2005, 4: 100-110.
2. Stanley Fahn, Joseph Jankovic, Mark Hallett. 运动障碍疾病的原理与实践. 陈生弟，陈彪译. 北京：人民卫生出版社，2013.
3. 中华医学会神经病学分会帕金森病及运动障碍学组. 原发性震颤的诊断和治疗指南. 中华神经科杂志，2009，42（8）：571-572.
4. Brin MF, Koller W. Epidemiology and genetics of essential tremor. Mov Disord, 1998; 13 Suppl 3: 55-63.
5. Zesiewicz TA, Elble RJ, Louis ED, et al. Evidence-based guideline update: treatment of essential tremor: report of the Quality Standards subcommittee of the American Academy of Neurology. Neurology, 2011, 77 (19): 1752-1755.
6. Deuschl G, Elble RJ. The pathophysiology of essential tremor. Neurology, 2000, 54 (11 Suppl 4): S14-20.
7. Deuschl G1, Bain P, Brin M. Consensus statement of the Movement Disorder Society on Tremor. Ad Hoc Scientific Committee. Mov Disord, 1998, 13 Suppl 3: 2-23.
8. Bain P, Brin M, Deuschl G, et al. Criteria for the diagnosis of essential tremor. Neurology, 2000, 54 (11 Suppl 4): S7.
9. Zesiewicz TA1, Elble R, Louis ED, et al. Practice parameter: therapies for essential tremor: report of the Quality Standards Subcommittee of the American Academy of Neurology. Neurology, 2005, 64 (12): 2008-2020.
10. Koller WC1, Vetere-Overfield B. Acute and chronic effects of propranolol and primidone in essential tremor. Neurology, 1989, 39 (12): 1587-1588.
11. Diaz NL1, Louis ED. Survey of medication usage patterns among essential tremor patients: movement disorderspecialists vs. general neurologists. Parkinsonism Relat Disord, 2010, 16 (9): 604-607.
12. Benabid AL, Pollak P, Louveau A, et al. Combined (thalamotomy and stimulation) stereotactic surgery of the VIM thalamic nucleus for bilateral Parkinson disease. Appl. Neurophysiol, 1987, 50: 344-346.
13. Benabid AL, Pollack P, Gervason C, et al. Long-term suppression of tremor by chronic stimulation of the ventral intermediate nucleus of the thalamus. Lancet, 1991, 337: 403-406.
14. Benabid AL, Pollak P, Gao D, et al. Chronic electrical stimulation of the ventralis intermedius nucleus of the thalamus as a treatment of movement disorders. J. Neurosurg, 1996, 84: 203-214.
15. Sydow O, Thobois S, Alesch F, et al. Multicentre European study of thalamic stimulation in essential tremor: a six year follow up. J. Neurol. Neurosurg. Psychiatry, 2003, 74: 1387-1391.
16. Blomstedt P, Hariz GM, Hariz MI, et al. Thalamic deep brain stimulation in the treatment of essential tremor: a long-term follow-up. Br. J. Neurosurg, 2007, 21: 504-509.
17. 杨崇阳，张捷，吴勇，等. 听眦线与前后联合间线相关性的核磁共振研究. 中国临床神经外科杂志，2014，19（3）：138-141.

18. Schaltenbrand G，Wahren W. Atlas for Stereotaxy of the Human Brain. Georg Thieme Publishers，Stuttgart，1977：plate 53.
19. 汪业汉，吴承远. 立体定向神经外科手术学. 北京：人民卫生出版社，2005：152.
20. 张捷，赵时雨，黄雄，等. 丘脑长度比例法定位丘脑腹中间核毁损治疗帕金森病. 中华神经外科杂志，2009，25（7）：617-620.

第十章

脑深部电刺激治疗帕金森病

第一节　概　　述

一、帕金森病的定义、流行病学

帕金森病（parkinson disease，PD）是仅次于阿尔茨海默病的第二大常见神经退行性疾病，临床症状主要表现为运动迟缓、肌强直、静止性震颤和姿势步态障碍。尽管发病原因并不完全清楚，但一般认为纹状体和黑质中多巴胺能神经元的变性凋亡参与了帕金森病疾病进程。该病于1817年由英国医生James Parkinson首先系统描述，当时命名为“震颤麻痹”。后来的学者对该疾病又进行了系统研究，并将其命名为帕金森病以纪念他。帕金森病患者的治疗包括药物、手术、康复治疗等，通过系统的治疗能明显改善帕金森症状，提高患者的生活质量。

1986年，我国开展的一项覆盖29个省、市、自治区的流行病学调查资料显示，60岁以上人群PD患病率为113.9/10万。而在1997—1998年于北京、西安和上海进行的一项流行病学调查显示，我国65岁以上老年人群PD患病率约为1.7%，与国际患病率水平相近。2007年的一项研究结果显示，在目前和今后一段时间内中国PD患病人数将占全球半数左右。2005年中国PD病例数约为199万，全球约410万名；而估计到2030年，中国PD病例数将为500万名左右。

二、病因和发病机制

PD的确切病因至今未明，可能是年龄老化、遗传因素、环境因素等多种因素共同作用的结果。PD的发病率和患病率均随年龄的增加而增高，提示衰老与发病有关。研究表明随年龄增长，正常成年人脑内黑质多巴胺能神经元会渐进性减少，因此年龄老化是PD发病的危险因素之一。遗传因素在PD发病机制中的作用越来越受到学者们的重视。自20世纪90年代后期第一个PD病基因α-突触核蛋白发现以来，陆续发现多个致病基因与家族性PD相关。另外，环境中一些神经毒性物质（如1-甲基-4苯基-1，2，3，6-四氢吡啶，MPTP）可以选择性地进入黑质多巴胺能神经元内，抑制线粒体呼吸链复合物Ⅰ活性，促发氧化应激反应，从而导致多巴胺能神经元的变性死亡。一些除草剂、杀虫剂的化学结构与 MPTP 相似。总之，PD 可能是多个基因和环境因素相互作用的结果。目前认为帕金森病出现运动症状是由于黑质致密部（compact part of substantia nigra，SNpc）的多巴胺能神经元丢失，致使黑质纹状体通路多巴胺（dopamine，DA）神经递质水平降低，减少了对胆碱能系统的抑制作用，导致肌张力增高，运动减少等症状。帕金森病非运动症状的出现是由于中脑腹侧被盖区至边缘回的 DA 系统受到破坏，患者就会出现自主神经功能紊乱现象，部分患者还会出现高级神经功能紊乱症状。对帕金森病研究的进一步深入和了解，以及逐步发展起来的先进技术，正在成为揭示帕金森病病因和发病机制的驱动力。对 PD 病理的研究最初关注于剩余多巴胺能神经元里出现的路易小体的作用，但最近 PD 病理的研究发现氧化应激和蛋白质折叠的改变也是 PD 的致病机制。在 PD 的进程中，黑质小胶质细胞也出现了明显的变化，从而在 PD 发病机制方面引入了神经炎症的概念，这一概念曾一度引起关于 PD 病因和发病机制的讨论。Schapira 等在原发性 PD 中第一次描述了线粒体功能障碍，这一概念提供了环境、线粒体、毒素以及遗传因素和 PD 之间的联系。

三、病理生理

PD 突出的病理改变是中脑黑质多巴胺能神经元的变性凋亡（图 10-1）、纹状体 DA 含量显著减少以及黑质残存神经元胞质内出现嗜酸性包涵体，即路易小体。出现临床症状时黑质多巴胺能神经元凋亡至少在 50%以上，纹状体 DA 含量减少在 80%以上。黑质-新纹状体多巴胺递质系统可通过多巴胺 D1 受体增强直接通路的活动，亦可通过 D2 受体抑制间接通路的活动。所以，当该递质系统受损时，可引起直接通路活动减弱而间接通路活动增强，于是运动皮质活动减少，从而导致 PD 症状的出现。除多巴胺能系统外，PD 患者的非多巴胺能系统也有明显受损。如 Meynert 基底核的胆碱能神经元，蓝斑的去甲肾上腺素能神经元，脑干中缝核的 5-羟色胺能神经元，以及大脑皮质、脑干、脊髓以及外周自主神经系统的神经元。依据 Braak 假说，PD 病变分为 6 期，Braak 1 期代表嗅球以及前部嗅神经核的变性，临床上可出现嗅觉障碍。Braak 2 期退行性变逐渐进展，累及低位脑干（包括舌咽神经及迷走神经运动核、中间网状结构、中缝核、巨细胞网状核以及蓝斑下核复合体）以及延髓的核团，如迷走神经背核、疑核、延髓腹外侧核、腹内侧核等的退行性变与自主神经功能障碍有关；中缝核、蓝斑及脚桥核等的变性会导致睡眠觉醒环路功能障碍，从而出现睡眠障碍。典型的震颤、强直、运动迟缓等运动三联征出现于 Braak 3 期和 4 期。此时，病变已累及到黑质、中脑深部核团及前部脑叶，PD 临床诊断的确立通常也在此期。Braak 5 期和 6 期是边缘系统以及成熟新皮质出现 Lewy 小体，此期患者可能出现抑郁、认知损害、视幻觉等神经精神方面症状。退行性变开始于嗅球、延髓及脑桥，随后进展至黑质和其他中脑、前脑的深部核团，导致典型的震颤、强直、运动减少等运动症状，最后发展至边缘系统和新皮质。纹状体多巴胺含量显著下降与帕金森病运动症状的出现密切相关。中脑-边缘系统和中脑-皮质系统多巴胺浓度的显著降低与帕金森病患者出现智能减退、情感障碍等密切相关。

四、帕金森病的临床表现

PD 起病隐袭，进展缓慢，引起病人关注的首发症状通常是一侧肢体的震颤或活动困难，进而累及对侧肢体。PD 的临床表现总体可分为运动症状和非运动症状。

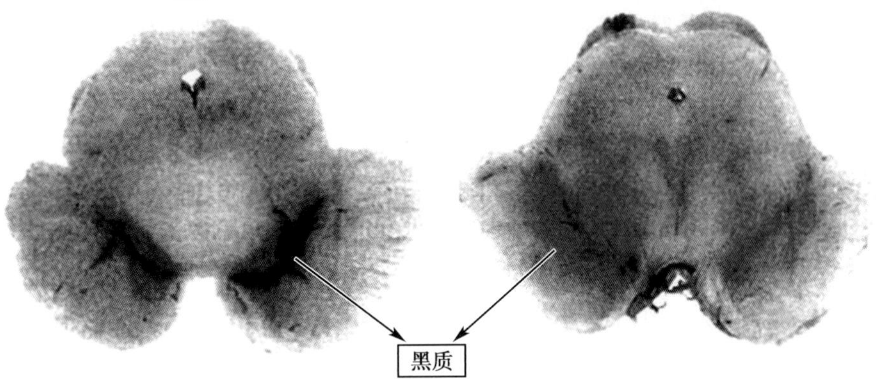

图 10-1　帕金森病患者与正常对照黑质处切片

（一）运动症状的临床表现

PD 的运动症状主要表现为震颤、僵直、运动迟缓和姿势步态异常（图 10-2）。尽管震颤是很多 PD 患者的首发症状，也是最易被关注的症状，但根据 2015 年国际运动障碍协会的 PD 诊断指南，PD 最为核心的症状是运动迟缓。

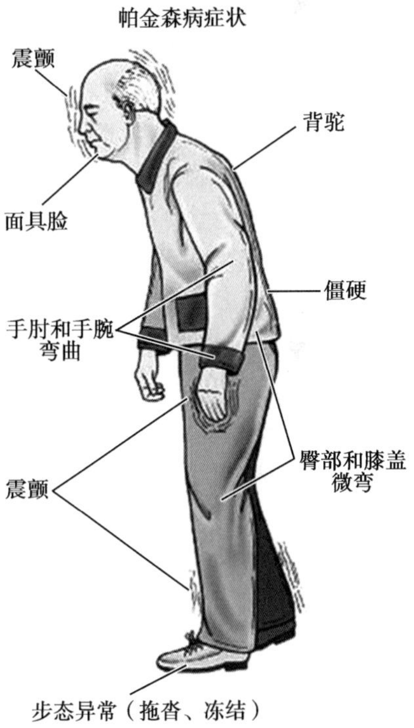

图 10-2　帕金森病患者运动症状示意图

1. 运动迟缓　运动迟缓最初的表现是日常活动减慢、运动减慢和反应时间延长等变化。

（1）早期：由于上臂肌肉和手指肌的强直，患者的上肢往往不能做精细动作，如解系鞋带、扣纽扣等动作变得比以前缓慢许多，或者根本不能顺利完成。写字也逐渐变得困难，笔迹弯曲，越写越小，这在医学上称为"小写症"。还有前面提到的"面具脸"和"慌张步态"。

（2）中期：患侧上肢的协同摆动减少以至消失；转身困难，要用连续数个小碎步才能转身。因口、舌、腭及咽部肌肉的运动障碍，患者不能自然咽下唾液，导致大量流涎。言语减少，语音低沉、单调。严重时可导致进食饮水呛咳。

（3）病情晚期：患者坐下后不能自行站立，卧床后不能自行翻身，日常生活不能自理。运动迟缓是帕金森病最容易识别的症状之一，可以通过观察患者手部执行快速、重复、交替动作（如手指轻叩、手部伸开握拳和手部旋前旋后动作）和足跟轻叩动作是否存在运动减慢和运动幅度递减即可发现。

2. 肌强直　PD 患者的肢体和躯干通常都失去了柔软性，变得很僵硬。病变的早期多自一侧肢体开始，患者会感觉手脚动作笨拙，肩部酸痛，颈部、腰部发硬及颈部转动不灵活，面部表情减少，瞬目减少等。很多患者还同时表现为颈肩部疼痛、头痛、腰痛，引起疼痛的主要原因是局部肌肉强直，肩部疼痛是 PD 初期表现中最经常出现的症状之一，而经常被误诊为关节炎、滑囊炎或者回旋肌群损伤。德国神经病学职业协会认为，带有痛感的身体单侧肌肉紧绷常常是 PD 的早期症状。虽然这些症状都不是很典型，但如果同时出现多种症状，就应该及时检查。

3. 静止性震颤 震颤往往是发病最早期的表现，通常从某一侧上肢远端开始，以拇指、示指及中指为主，表现为手指像在搓丸子或数钞票一样的运动，然后逐渐扩展到同侧下肢和对侧肢体，晚期可波及下颌、唇、舌和头部等。在发病早期，患者并不太在意震颤，因震颤往往是手指或肢体处于某特殊体位的时候出现，当变换姿势时消失。以后发展为肢体静止时出现，例如在看电视时或者和别人谈话时，肢体突然出现不自主的颤抖，变换位置或运动时颤抖减轻或停止，所以称为静止性震颤，这是 PD 震颤的最主要特征。震颤在患者情绪激动或精神紧张时加剧，睡眠中可完全消失。震颤的另一个特点是其节律性，震动的频率为 4~6 次/秒。这需要与其他疾病导致的震颤相区别，如特发性震颤、甲状腺功能亢进、慢性乙醇中毒、抗精神病药物不良反应、动脉硬化及脑炎等。

4. 姿势步态障碍 主要指平衡功能减退、姿势反射消失引起的姿势步态不稳、冻结步态、易跌跤等。以上症状对治疗反应不佳，是致残的重要原因。在疾病早期，表现为走路时患侧下肢拖曳，上肢摆臂幅度减小或消失。随着病情的进展，步伐逐渐变小变慢，启动、转弯或跨越障碍物时步态障碍尤为明显，自坐位、卧位起立困难，有时行走中全身僵硬，不能动弹，称为“冻结”现象。有时迈步后，以极小的步伐越走越快，不能及时止步，称为前冲步态或慌张步态。尽管患者的全身肌肉均可受累，肌张力增高，但静止时屈肌张力较伸肌高，故患者出现特殊姿势：头前倾、躯干略屈、上臂内收、肘关节弯曲、腕略伸、掌指关节弯曲而指间关节伸直、拇指对掌、髋及膝关节轻度弯曲。典型帕金森病运动症状可见视频 4。

视频4

视频 4 帕金森病典型症状

（二）非运动症状临床表现

非运动性症状经常会导致患者生活无法正常自理，症状可以出现在整个疾病期，甚至疾病早期（可能先于运动症状）。学会认识和治疗非运动性症状，这不仅对 PD 自身进程具有重要意义，同时也是提高患者生活质量、减轻家庭经济负担的一种客观需要。

1. 自主神经功能障碍 患者常出现顽固性便秘，这是由于肠蠕动变慢所致，但很少出现肠梗阻。食管、胃及小肠的运动障碍可引起吞咽困难、食管痉挛及胃-食管反流等。患者面部皮脂分泌增多，甚至出现脂溢性皮炎。有的患者大量出汗，可仅限于震颤一侧，有人认为是肌肉活动增加所致。

尿频、尿急和排尿不畅也是常见症状，其中尿失禁出现于 5%~10%男性患者，这可能是因为相应肌肉障碍引起，也可能是前列腺肥大或服用抗胆碱药物所致。另外，超过 50%的患者存在性功能障碍。

2. 嗅觉减退 许多 PD 患者嗅觉减退或缺乏。气味分辨试验评分显示，90%患者分辨不同气味的评分低于正常范围，75%患者对急性阈值的敏感性下降。这些缺陷出现早而且似乎与疾病持续时间无关。

3. 情绪障碍 PD 患者还可以出现精神方面的症状，表现为抑郁或痴呆症状。部分患者表情淡漠、情绪低落、反应迟钝、自制力差、无自信心、悲观厌世，有的则情绪焦虑、多疑猜忌、固执、恐惧、恼怒等。抑郁影响40%~50%的PD患者，甚至比运动症状更早出现。PD患者合并的抑郁一般为轻到中度，发生自杀倾向的概率比较低。患者早期可以出现主动性的下降及自我尊重能力的减退。

4. 睡眠障碍 睡眠障碍被认为是临床前期的表现之一，患者主要表现为日间睡眠过多和不自主瞌睡，影响50%以上的PD患者。睡眠障碍很可能由多因素导致，疾病本身、夜间睡眠破碎的影响及抗PD药物很可能是其原因。还有些患者出现快动眼睡眠障碍。快动眼睡眠障碍指快速眼球运动睡眠期间正常骨骼肌处于失迟缓的深睡眠状态，因此患者可以出现生动的梦境，睡眠中说话、喊叫或者惊吓和异常的动作，如挥动肢体、滚落床下及暴力动作等。快动眼睡眠障碍可以出现在PD出现运动症状之前。有研究发现，PD患者快速眼球运动睡眠期行为障碍的发生率极高（为50%~75%），且可在PD发病前出现。

除了上述几种非运动症状外，PD患者还会出现认知功能障碍、视觉功能损伤、膀胱尿道功能障碍、不宁腿综合征、体位性低血压及性功能障碍等，这些症状一般与PD的严重程度相关，多在疾病的中晚期出现。

五、诊断与鉴别诊断

（一）诊断

目前PD的诊断仍主要依赖于临床表现，尚缺乏特异性的实验室检查或影像学检查指标，据英国一项统计，只有76%的PD诊断与病理相符，即使是最有经验的医生也不能在患者生前做出百分之百准确的诊断。以往PD的诊断多参考英国UK脑库PD临床诊断标准。2015年国际运动障碍学会（MDS）推出了PD临床诊断新标准，而我国也在2016年更新了原2006年版的PD诊断标准。故目前PD的诊断可参考此标准。在此标准中，对临床上拟诊为PD的患者做了区分，一种是“临床确诊”的PD患者，一种是“很可能”的PD患者，具体如下：

1. 诊断标准的使用 根据MDS及我国诊断标准，临床确诊的PD的诊断标准特异性较高，而临床很可能的PD的诊断标准提高了诊断的敏感性。

（1）临床确诊的帕金森病需要具备

1）构成帕金森综合征。

2）无绝对排除标准。

3）至少存在2条支持标准。

4）没有警示征象。

（2）临床很可能的帕金森病需要具备

1）构成帕金森综合征。

2）无绝对排除标准。

3）如果出现警示征象则需要通过支持标准来抵消。

如果出现1条警示征象，必须需要至少1条支持标准抵消；

如果出现2条警示征象，必须需要至少2条支持标准抵消；

此分类不允许超过2条警示征象。

2. 帕金森综合征的诊断 帕金森综合征的诊断是诊断PD的先决条件。诊断帕金森综合征必须出现运动迟缓，并且至少存在静止性震颤和肌强直两项中的一项，或者两项都有。运动迟缓是指运动缓慢及在持续运动中速度和幅度的降低，或者逐渐出现迟疑和暂停。肌强直是指患者放松时出现的主要关节被动活动时阻力持续性增高，有时称为“铅管样”抵抗。静止性震颤是指肢体处于静止状态时出现4~6Hz震颤，运动起始后被抑制。

3. 绝对排除标准 出现下列任何1项即可排除PD的诊断（但不应将有明确其他原因引起的症状算入其中，如外伤等）：

（1）存在明确的小脑性共济失调，或者小脑性眼动异常（持续凝视诱发的眼震、巨大方波跳动、超节律扫视）。

（2）向下的垂直性核上性凝视麻痹，或者选择性向下的垂直性扫视减慢。

（3）在发病后5年内，患者被诊断为高度怀疑的行为变异型额颞叶痴呆或原发性进行性失语。

（4）发病3年以上，帕金森样症状仍局限于下肢。

（5）多巴胺受体阻滞剂或多巴胺耗竭剂治疗诱导的帕金森综合征，其剂量和时程与药物性帕金森综合征相一致。

（6）尽管病情为中等严重程度（即根据MDS-U帕金森病RS，评定肌强直或运动迟缓的计分大于2分），但患者对高剂量（不少于600mg/d）左旋多巴治疗反应不佳。

（7）明确的皮质复合感觉丧失（如在主要感觉器官完整的情况下出现皮肤书写觉和实体辨别觉损害），以及存在明确的肢体观念运动性失用或进行性失语。

（8）分子神经影像学检查突触前多巴胺能系统功能正常。

（9）存在明确可导致帕金森综合征或疑似与患者症状相关的其他疾病，或者基于全面诊断评估，由专业医师判断其可能为其他综合征，而非PD。

4. 支持标准

（1）患者对多巴胺能药物的治疗明确且显著有效，但需要注意存在药物对震颤无效但可改善僵直或运动迟缓的情况。在初始治疗期间，患者的功能可恢复或接近至正常水平。在没有明确记录的情况下，初始治疗的显著应答可定义为以下两种情况：①药物剂量增加时症状显著改善，剂量减少时症状显著加重。以上改变可通过客观评分（治疗后UPDRS-Ⅲ评分改善超过30%）或主观描述（由患者或看护者提供的可靠而显著的病情改变）来确定。②存在明确且显著的开/关期症状波动，并在某种程度上包括可预测的剂末现象。

（2）出现左旋多巴诱导的异动症。

（3）临床体检观察到单个肢体的静止性震颤（既往或本次检查）。

（4）以下辅助检测阳性有助于鉴别PD与非典型帕金森综合征：存在嗅觉减退或丧失，或头颅超声显示黑质异常高回声，或心脏间碘苄胍闪烁显像法显示心脏去交感神经支配。

5. 警示征象

（1）发病后5年内出现快速进展的步态障碍，以至于需要经常使用轮椅。

（2）运动症状或体征在发病后5年内或5年以上完全不进展，除非这种病情的稳定是与治疗相关。

（3）发病后5年内出现球麻痹症状，表现为严重的发音困难、构音障碍或吞咽困难（需进食较软的食物，或通过鼻胃管、胃造瘘进食）。

（4）发病后5年内出现吸气性呼吸功能障碍，即在白天或夜间出现吸气性喘鸣或者频繁的吸气性叹息。

（5）发病后5年内出现严重的自主神经功能障碍，包括：①体位性低血压，即在站起后3分钟内，收缩压下降至少30mmHg或舒张压下降至少15mmHg，并排除脱水、药物或其他可能解释自主神经功能障碍的疾病；②发病后5年内出现严重的尿潴留或尿失禁（不包括女性长期存在的低容量压力性尿失禁），且不是简单的功能性尿失禁（如不能及时如厕）。对于男性患者，尿潴留必须排除由前列腺疾病所致，且伴发勃起障碍。

（6）发病后3年内由于平衡障碍导致反复（>1次/年）跌倒。

（7）发病后10年内出现不成比例的颈部前倾或手足挛缩。

（8）发病后5年内不出现任何一种常见的非运动症状，包括嗅觉减退、睡眠障碍（保持睡眠障碍性失眠、日间过度嗜睡、快动眼期睡眠行为障碍）、自主神经功能障碍（便秘、日间尿急、症状性体位性低血压）、精神障碍（抑郁、焦虑、幻觉）。

（9）出现其他原因不能解释的锥体束征。

（10）起病或病程中表现为双侧对称性的帕金森综合征症状，没有任何侧别优势，且客观体检亦未观察到明显的侧别性。

6. 诊断的准确性　单纯从诊断标准来看，原发性PD的诊断似乎不难，但事实上首次接诊的诊断准确性并不高。2016年的一篇系统综述包含了11个用神经病理学作为诊断PD的金标准，发现帕金森病的诊断准确性只有80%。进行性核上瘫及多系统萎缩在疾病早期和PD的临床表现可以十分接近，在疾病后期才出现特征性症状，比如进行性核上瘫的眼动异常及多系统萎缩的自主神经功能障碍。初次就诊病程较长，左旋多巴反应良好，存在症状波动或异动的患者PD诊断准确性较高。

（二）鉴别诊断

PD需要与其他原因所致的帕金森综合征相鉴别。帕金森综合征是一个大的范畴，包括原发性PD、帕金森叠加综合征、继发性帕金森综合征和遗传变性性帕金森综合征。症状体征不对称、静止性震颤、对左旋多巴制剂治疗敏感多提示原发性PD。

1. 帕金森叠加综合征　帕金森叠加综合征包括多系统萎缩、进行性核上性麻痹和皮质基底节变性等。在疾病早期即出现突出的语言和步态障碍，姿势不稳，中轴肌张力明显高于四肢，无静止性震颤，突出的自主神经功能障碍，对左旋多巴无反应或疗效不持续均提示帕金森叠加综合征的可能。尽管上述线索有助于判定帕金森叠加综合征的诊断，但要明确具体的亚型则较困难。一般来说，存在突出的体位性低血压或伴随有小脑体征者多提示多系统萎缩。垂直注视麻痹，尤其是下视困难，颈部过伸，早期跌倒多提示进行性核上性麻痹。不对称性的局限性肌张力增高、肌阵挛、失用、肢体异己征多提示皮质基底节变性。

2. 继发性帕金森病　主要是由药物、感染、中毒、脑卒中、外伤等明确的病因所致。通过仔细地询问病史及相应的实验室检查，此类疾病一般较易与原发性PD鉴别。药物是最常见的导致继发性帕金森综合征的原因。用于治疗精神疾病的神经安定剂（吩噻嗪类和丁酰苯类）及止吐药是常见的致病药物。

3. 特发性震颤　此病隐袭起病，进展很缓慢。约1/3患者有家族史。震颤是唯一的临床症状，主要表现为姿势性震颤和动作性震颤，即身体保持某一姿势或做动作时易于出现震颤。震颤常累及双侧肢体，头部也较常受累。情绪激动或紧张时可加重，静止时减轻或消失。此病与PD突出的不同在于特发性震颤就诊时多为双侧症状，不伴有运动迟缓，震颤为姿势性和动作性，疾病进展很慢，多有家族史，有相当一部分患者生活质量几乎不受影响。

4. 其他遗传变性帕金森综合征 往往伴随有其他的症状和体征，因此一般不难鉴别。如肝豆状核变性可伴有角膜色素环和肝功能损害。抑郁症患者可出现表情缺乏、思维迟滞、运动减少，有时易误诊为PD，但抑郁症一般对称起病，有明显的情绪低落和快感缺乏，不伴有静止性震颤和肌强直。

六、治疗原则

目前PD尚缺乏根治性的治疗措施，应当根据患者病情严重程度及症状进行治疗。药物治疗是PD治疗的重要手段，在疾病早期即应该给予。当出现药物疗效已明显下降或出现严重的运动波动或异动症，应该考虑手术治疗。由于PD是一种进行性的疾病，而手术治疗也仅是对症的手段，因此过早进行手术并不可取，但盲目延迟手术同样是不明智的。另外，康复治疗、心理治疗及良好的护理也能在一定程度上改善症状，提高患者生活质量。

（一）药物治疗

用药宜从小剂量开始逐渐加量，以较小剂量达到较满意疗效。用药在遵循一般原则的同时也应强调个体化。根据患者的病情、年龄、职业及经济条件等因素采用最佳的治疗方案。药物治疗时不仅要控制症状，也应尽量避免药物副作用的发生，并从长远的角度出发尽量使患者的临床症状能得到较长期的控制。目前常用的治疗药物包括：复方左旋多巴（包括左旋多巴/苄丝肼和左旋多巴/卡比多巴）、非麦角类多巴胺受体激动剂、儿茶酚-氧位-甲基转移酶抑制剂、单胺氧化酶B抑制剂、抗胆碱能药物、金刚烷胺等。

（二）手术治疗

在左旋多巴问世之前，外科手术曾是治疗PD的主要方法，但其可能导致肢体瘫痪等严重并发症。随着左旋多巴的问世，PD的外科手术治疗逐渐被人们遗忘。然而，左旋多巴长期应用后常出现药效减退及药物并发症等，这促使人们重新重视PD的外科治疗。目前，随着立体定向技术、神经影像学、微电极记录等电生理技术的发展和应用，PD外科治疗的有效性和安全性已经得到肯定。手术方法主要有脑内核团立体定向毁损术、脑深部电刺激术以及细胞移植和基因治疗。其中立体定向脑深部电刺激术（deep brain stimulation，DBS）因其具有非破坏性、可调控性，逐渐取代毁损手术，并成为PD患者的首选外科治疗方案。

（三）重复经颅磁刺激

重复经颅磁刺激（repetitive transcranial magnetic stimulation，rTMS）治疗主要是通过改变它的刺激频率而分别达到兴奋或抑制局部大脑皮质功能的目的。高频率、高强度rTMS，可产生兴奋性突触后电位总和，导致刺激部位神经异常兴奋，低频刺激的作用则相反，通过双向调节大脑兴奋与抑制功能之间的平衡来治疗疾病。受rTMS刺激的局部神经通过神经网络之间的相互联系和作用对多部位功能产生影响；对于不同病人的大脑功能状况，需用不同的强度、频率、刺激部位、线圈方向来调整，才能取得良好的治疗效果。

rTMS正逐渐应用于治疗PD，按刺激频率不同，分为高频刺激（>1Hz）和低频刺激

（≤1Hz）。在临床研究中 rTMS 取得了显著的疗效：①低频（≤1Hz）rTMS 可以减少中晚期患者由左旋多巴引起的异动症，在整个过程中未出现明显不良反应；②高频（>1Hz）rTMS 对帕金森病患者治疗亦有一定疗效，但具体机制目前仍不清楚。国内外研究者采用高频治疗 PD 患者频率不尽相同，研究结果也各异。随着科研工作者的不断研究，并且由于 rTMS 自身的优势，其治疗 PD 有着非常广泛的应用前景。

（四）其他治疗

健康相关生活质量主要包括心理、生理、功能和社会健康等多个领域。针对 PD 患者综合护理对延缓病情进展和提高患者生活质量意义重大。PD 患者易合并精神症状，如抑郁等。心理疏导和健康宣传教育，不仅可以树立战胜该病的信心，而且可以提高患者的依从性。指导患者积极运动锻炼、合理饮食、正确用药在很大程度上可以提高患者生活质量。中医治疗 PD 中也有一定的疗效，中药可通过调节机体状况而起作用，中药具有不良反应小、疗效持久、调节整体和协同效果好等优点。针灸治疗至今虽然尚未发现特效穴位和疗法，但在临床应用中同样取得了一定的疗效，且可减少抗 PD 药物的药量和不良反应。虽然中医治疗 PD 方法多、疗效显著，但也存在一些有待于进一步探讨的问题，如中医在治疗 PD 方面的科学性、可靠性和合理性。

第二节　脑深部电刺激治疗帕金森病

脑深部电刺激（DBS）是通过向脑内植入微细的电极并连接神经刺激器，从而电刺激脑内特定核团治疗功能性脑疾病的新治疗手段。从理论上来讲，DBS 不会对脑组织造成永久性的损害，而且可调节刺激参数来应对患者症状的进展。

一、脑深部电刺激的作用机制

DBS 作为临床治疗方法已被广泛应用，其作用机制也成为研究的焦点。对于同一靶点 DBS 术和毁损术具有相似的效果，因此有一种理论认为 DBS 具有抑制神经元输出的作用。神经元微电极记录也发现高频电刺激可导致靶点核团的神经元电活动减少。然而，还有一些研究认为 DBS 存在更加复杂的机制。有些实验研究观察到 DBS 刺激使靶点核团的信号输出激活。这些研究与早期的 DBS 抑制性观点相矛盾，而计算机模型研究表明受刺激后靶点的神经元会被抑制，同时受抑制神经元和邻近神经元的投射纤维被激活。目前已知除直接刺激 STN 神经元外，对 STN 的邻近纤维束和其他核团的刺激作用也与 PD 运动症状改善有关。此外还发现了刺激效应可影响到基底节-丘脑皮质网络。根据以上研究成果形成的另一种机制假说认为 DBS 可使基底节病理性神经元活动规律化或将其阻断，则运动皮质区可免受皮质下结构的影响而恢复正常模式的功能，从而改善 PD 症状。

目前认为 DBS 的作用机制可能并非简单的抑制或兴奋，而是通过基底节-丘脑-皮质网络对大脑产生复杂的影响。对 DBS 作用机制的研究有助于我们充分发挥 DBS 的巨大潜力，同时可以引导我们更深入地理解 PD 和其他运动障碍疾病的生理特点。

目前 DBS 治疗 PD 的常用靶点包括丘脑底核（subthalamic nucleus，STN）、苍白球内侧部（globus pallidus interior，GPi）和丘脑腹中间核（ventralis intermedius nucleus，Vim）。类似于毁损术，Vim 电刺激对震颤的治疗效果最为明显，而 STN 和 GPi 电刺激可全面改善

PD三主症，还可以减轻运动波动和左旋多巴诱导的运动障碍（levodopa-induced dyskinesia，LID）。两者减轻运动并发症的作用机制可能并不一致。STN-DBS术后患者能够减少抗帕金森病药物的用量，从而减轻LID；而GPi-DBS术后并未见到药量减少，其作用是直接的。姿势异常步态障碍（postural instability gait difficulty，PIGD）在PD晚期出现，也称为中线症状，DBS治疗的效果尚无定论。另外与毁损术不同，双侧Vim、GPi或者STN的DBS手术均是安全有效的方法。相对于以往的立体定向大脑核团毁损手术，DBS具有可逆、可调节、非破坏、不良反应小和并发症少等优点，因此成为PD外科治疗的首选方法，并逐步替代毁损手术。

二、手术适应证及患者选择

与药物治疗相同，PD手术同样是对症治疗，并不能根治疾病，从此需要重视合适患者和手术时机的选择。由于PD早期患者对于药物治疗反应良好，且部分帕金森叠加综合征如多系统萎缩、进行性核上性麻痹等疾病早期症状与PD相似，容易误诊，因此不建议患者早期接受手术治疗。但盲目延迟手术同样是不明智的，PD终末期患者往往合并有认知障碍和精神障碍，此时接受手术治疗已不能全面提高其生活质量。年龄和疾病病程也是选择手术患者的重要因素。目前普遍认为原发性PD患者，对美多芭反应良好，并且认知功能正常，出现左旋多巴药物疗效下降或者异动症，是较好的适应证。2012年时由神经内外科专家共同起草制定了《中国帕金森病脑深部电刺激疗法专家共识》，可以作为患者选择的重要参考。

（一）诊断

1. 符合原发性帕金森病诊断标准。

2. 遗传性帕金森病或各种基因型帕金森病，只要对复方左旋多巴反应良好，也可考虑手术。

（二）病程

1. 5年以上。

2. 确诊的原发性帕金森病患者，以震颤为主，经规范药物治疗震颤改善不理想，且震颤严重影响患者的生活质量，如患者强烈要求尽早手术以改善症状，经评估后可放宽至病程已满3年以上。

（三）年龄

1. 患者年龄应不超过75岁。

2. 老年患者进行受益和风险的个体化评估后可放宽至80岁左右。

3. 以严重震颤为主的老年患者，可适当放宽年龄限制。

（四）药物使用情况

1. 对复方左旋多巴曾经有良好疗效。

2. 已经进行了最佳药物治疗（足剂量，至少使用了复方左旋多巴和多巴胺受体激动剂）。

3. 目前不能满意控制症状，疗效明显下降或出现了棘手的运动波动或异动症，影响生活质量或为药物难治性震颤，或对药物不能耐受。

（五）病情严重程度

分期Hoehn-Yahr 2.5~4期。修订后的Hoehn-Yahr分级为：0级：无症状；1级：单侧受累；1.5 级：单侧+躯干受累；2 级：双侧受累，无平衡障碍；2.5 级：轻微双侧疾病，后拉试验可恢复；3 级：轻度至中度双侧疾病，平衡受影响，仍可独立生活；4 级：严重残疾，仍可独自行走或站立；5 级：无帮助时只能坐轮椅或卧床。

（六）共存疾病

存在以下情况者不适宜手术：①有明显的认知功能障碍，且此认知障碍足以影响患者的日常生活能力（如社交、工作和药物服用等）；②明显严重抑郁、焦虑、精神分裂症等精神类疾病；③明显医学共存疾病影响手术或生存期。

以往文献中接受 DBS 的 PD 患者的平均病程在 11～13 年之间，并出现严重的运动障碍症状。而 2013 年的一项研究报道了一组较早出现运动并发症的 PD 患者，病程平均 7.5 年，接受了双侧 STN-DBS 手术，术后统一帕金森病评定量表（unified Parkinson's disease rating scale，UPDRS）运动评分改善了 56%，生活质量改善了 26%，精神症状也有明显改善，优于对照最佳药物治疗组且有统计学意义，提示在出现左旋多巴运动并发症时应尽早接受 DBS。近年来也有研究纳入了早期的 PD 患者接受 DBS 治疗，初步结果也显示出了 DBS 优于单纯药物治疗，但仍需要随机对照实验的证实。病程过短会有误诊的风险，而 DBS 手术尽早做是否对患者更为有利仍在研究中。

三、术前评估检查

（一）MRI 检查

主要目的是排除其他帕金森综合征，了解是否存在可能构成手术禁忌或增加手术难度的其他异常（如脑萎缩），选择手术靶点。如 MRI 不适用，也可行 CT 检查替代。

另外，随着 MRI 技术的发展，有更多新的磁共振扫描序列有助于我们进行手术治疗。例如磁敏感加权成像（susceptibility weighted imaging，SWI）是一种三维采集、完全流动补偿、高分辨力、薄层重建的梯度回波序列，可充分显示组织之间内在的磁敏感特性的差别，其中磁敏感效应较强的物质（静脉血管、钙化、铁沉积等）会呈现低信号改变。SWI 是一种优于 T_2 序列观察 STN 的一种方式，它在 DBS 应用的另一个优势是提高了可视化大脑深静脉和脑实质血管，进而可以协助设计术前 DBS 手术路径，避免损伤小血管。磁敏感定量成像（quantitative susceptibility mapping，QSM）相比于传统成像技术，其图像的对比完全源自图像的相位而并非磁敏感信号的幅度，使结构显示更准确清晰，可减少伪影，清楚划定 STN 边界。弥散张量成像（diffusion tensor imaging，DTI）是利用纤维束中水分子自由热运动各向异性的原理，探测纤维束的微观结构，可有效观察和追踪脑白质纤维束，用于脑部手术的术前计划和术后评估，对非可视靶点（如 Vim）可观察核团周围纤维束情况，协助确定最佳刺激靶点。通过 DTI 可评价电极刺激作用体积和纤维束的位置之间关系，选择最佳刺激靶点和参数，达到最佳治疗效果。

（二）左旋多巴冲击试验

对复方左旋多巴的反应性良好通常预示着良好的 DBS 手术效果。通常采用左旋多巴冲击试验（levodopa challenge test）判断运动症状改善程度。具体方法：被试者试验前 72 小时停服多巴胺受体激动剂，试验前 12 小时停服复方左旋多巴制剂及其他抗帕金森病药物。本试验由 2 位未参加病例筛选的神经科医师进行评测。试验药物应采用复方左旋多巴标准片，服用剂量以之前每天早上第 1 次服用的抗帕金森病药物换算为左旋多巴等效剂量

(levodopa equivalent dose，LED）的1.5倍。空腹状态下，先进行UPDRS-Ⅲ评分作为基线，随后口服多潘立酮10mg，30分钟后服用复方左旋多巴标准片，随后每30分钟将行1次UPDRS-Ⅲ评分至服药后4小时，计算UPDRS-Ⅲ的最大改善率，最大改善率=（服药前基线评分-服药后最低评分）/服药前基线评分×100%。以2位评分者的平均数作为受试者服用复方左旋多巴的最大改善率。改善率≥30%提示手术可能有良好疗效。如除震颤外的症状持续存在，提示手术疗效较差。需要指出的是，该试验对难治性震颤疗效的预测价值不大。

视频5 急性左旋多巴冲击试验

左旋多巴冲击试验可见视频5。

（三）认知精神测试

严重认知障碍（痴呆）是手术的禁忌证，约40%的晚期PD患者会伴发痴呆症状，由于手术对于PD患者非运动症状的影响尚不肯定，且治疗目的在于改善患者生活质量，因此术前已诊断痴呆的患者不建议手术治疗。可采用简易智能量表（mini-mental state examination，MMSE）进行检查，严重认知障碍（MMSE评分：文盲<17，小学<20，初中以上<24）为手术禁忌。另外，严重及难治性精神障碍者同样是手术治疗的禁忌证，可使用汉密尔顿抑郁量表、汉密尔顿焦虑量表进行评估。

四、手术方法

如果患者可以耐受的话，PD的DBS手术最好在患者清醒局部麻醉下进行，这样可以进行术中的神经生理测试，保证靶点的准确性。当然，近年来开展了术中CT或MRI下行DBS植入手术，可以在术中进行影像学靶点位置验证，此时全身麻醉下手术也是可行的方案。手术入路为额部，骨孔一般在眉心上10~12cm，中线旁开3~4cm处，避开大脑重要功能结构。

（一）术前用药

由于术中要进行刺激测试观察即刻疗效，术前停药或减量服用抗帕金森病药物是必要的。通常术前6小时停用所有药物，以使患者术中处于相对“关”期状态。

（二）靶点选择和影像学定位

如前所述，对于震颤为主要症状的患者，可选择Vim核团，而全面控制症状可选择GPi或STN。GPi或STN电刺激孰优孰劣尚无定论，需要根据病人具体情况以及手术中心的偏好进行选择。根据以往的经验，如果以减药为目的可选择STN；而以避免精神症状副作用为目的可选择GPi。

靶点的定位需要术前安装立体定向头架，并进行MRI常规无间距薄层扫描和（或）CT薄层扫描（层厚2~3mm，层间距0mm），在得到的影像上通过头架的参考点可以算出靶点的坐标值。不同的定向仪有不同的计算方法，更可以通过配套的手术计划系统软件计算。对于Vim和GPi，常规的T_1和T_2相MRI影像均不能显示其轮廓，但可以通过周围结构协助识别；另外可参考立体定向脑图谱，通过前联合（anterior commissure，AC）和后联合（posterior commissure，PC）这两个颅内参考点确定靶点坐标。Vim靶点参考坐标为AC-PC平面，后联合前5~7mm，正中矢状线旁开13~15mm；GPi靶点在AC-PC平面下4~6mm，AC-PC中点前2~3mm，正中矢状线旁开18~22mm。对于STN核团，T_2相可以显示其轮廓，因此通过影像学直接定位，其参考坐标为AC-PC平面下3~6mm，AC-PC中点后 1~3mm，正中矢状线旁开 10~14mm。影像融合在手术计划中也非常实用，可以结合不同序列磁共振影像或 CT 影像进行融合计算精确坐标，并设计手术路径，从而达到既精确定位，又减少手术并发症发生的目的。

（三）术中神经电生理监测

由于脑深部电极植入手术是一种“盲插”的术式，术者不能直接看到电极植入的位置。尽管在术前进行了详尽的手术计划，但术前计划和术中情况仍可能存在误差。因此需要在术中对电极植入的位置进行验证或者调整，神经电生理监测技术就是为了实现此目的。DBS 术中的神经电生理监测技术包括微电极记录（microelectrode recording，MER）和局部场电位（1ocal field potentials，LFPs）记录这些从大脑中记录电信号的方法，也包括采用微电极及套管或植入的 DBS 电极直接刺激大脑后观察生理反应的术中刺激方法。MER 是指使用尖端约几微米的微电极记录脑部靶点及其周围区域的单神经元放电活动的特征，由神经电生理医师根据特征判断微电极记录区域与靶点位置的关系，从而进行术中靶点功能定位的方法。目前，MER 方法被用于 DBS 术中进行靶点位置的探测，验证和调整术前预设靶点位置和电极植入路径。通过比较微电极在不同深浅、不同位置的信号特征，探测靶点功能区域，根据靶点特征性放电确定目标核团的位置，从而指导 DBS 电极的植入。虽然 MER 方法能够提高定位的精度，但也会增加手术时间，带来手术风险。同时，长时间记录会造成脑脊液过多流失，导致脑组织移位加剧，影响定位精度。此外，MER 方法还有增加出血率的可能。Palur 等对 DBS 术后并发症，尤其是颅内出血进行了统计。其中使用 MER 的患者颅内出血率为 1.34%±0.4%，高于未使用 MER 患者的 0.25%±0.2%。尽管在理论上术中采用 MER 能够更准确地定位靶点，但由于 PD 病情复杂、手术环节繁多，目前仍没有随机对照试验能够证明应用 MER 能够提高 DBS 手术的效果。由于一直存在较大的争论，MER 定位方法并未被世界上所有中心采用。

LFPs 可以通过植入到脑深部的 DBS 电极直接记录神经电活动，这些脑深部场电位神经活动信号具有一定的时间空间分辨率，反映了神经集群同步化或去同步化神经波动，包含了丰富的与生理和病理功能相关的信息。许多研究表明，脑深部场电位信号的功率谱分析会提供电极位置相关的信息。如牛津大学研究组 Chen 等通过对 4~10Hz、13~35Hz、65~85Hz 三个频段的 LFPs 的功率分析发现，在电极深入到 STN 的过程中，13~35Hz 频段（beta 频段）的功率会有明显的增加；也有研究还指出，LFPs 信号高频段（250~350Hz）成分与 beta 成分的相关性在不同位置上存在差异，这能够帮助识别 STN 的边界。此外，LFPs 中低频段（4~20Hz）能识别出 STN 背侧边界，而高 beta 段（20~35Hz）可以识别出 STN 的背侧和腹侧边界。利用 LFPs 信号的特征作为功能定位的标记，可能弥补微电极记录信息有限、定位判断耗时长、穿刺导致脑出血风险增加的缺点，但目前而言 LFPs 功能定位方法仍在研究中，并未成为广泛采用的方法。

术中刺激一般是指手术中将电极植入预计的靶点核团后，可以将电极与一个临时电刺激器相连，临时予以电刺激观察患者的症状变化及副作用情况，以了解电极植入位置是否准确。刺激电极可以是微电极及套管，也可以是植入的 DBS 电极。一般临床上更多采用 DBS 电极进行刺激测试，刺激时可以采用双极或单极方式，依次对每个触点进行电刺激，逐渐增加刺激强度，观察刺激对患者症状的改善情况及对应的刺激阈值（可要求患者做一些简单的动作，如手指的对指，手掌的旋转，屈腿等），同时观察产生不良反应的阈值

（身体或头面麻木、眼球及口、舌的异常活动、言语功能、复视等）。根据患者的症状改善及出现副作用的阈值，可以确认电极位置是否准确，或根据刺激反应对电极进行调整。术中刺激体现了真正 DBS 电极植入后的刺激反应，且无须增加其他的手术设备，几乎所有的中心都在采用。该方法需要患者的良好配合，所以并不适用于全身麻醉患者或难以配合的患者。遇到这种情况，也可以将电极通过临时延伸导线"外挂"，术后连接至体外刺激器，观察电刺激的效果。术中刺激测试可见视频 6。

视频 6 帕金森病 DBS 术中刺激测试

（四）术中影像学

为了保证电极植入的准确，也可以采用影像学的方法进行监测。最常规应用的方式为 X 线，可以将 C 形臂机放置在术区，并在立体定向头架上安装配套的靶心标记。将电极按计划植入后，可以行 X 线照射以了解电极是否落在预定的坐标上。需要注意的是，X 线看到的只是一个二维的图像，在左右方向上的误差可能观察不出；另外，大脑在术中可能发生移位，而 X 线并不能展现出这种变化。尽管如此，X 线在 DBS 手术中也是非常有价值的，它是唯一可以显示出电极从大脑表面穿刺到靶点整个过程的手段，可以了解电极在脑内是否弯折，可以在调整电极位置时观察到实际变化的位置。除了 X 线之外，目前手术中还可以采用术中 CT 或者术中磁共振来验证电极位置。另外，有些中心的 DBS 手术全程在磁共振下进行，手术时需要采用特定的定位装置（通常为无框架系统），并且在手术中多次进行影像学扫描以准确植入电极，所以也有人称之为介入性磁共振（interventional MRI）。

（五）术后程控

术后程控是 PD 患者 DBS 治疗的重要环节，规范化的术后程控可以明确最佳刺激参数，缓解患者的症状，从而提高 PD 患者的生活质量。

对前来程控的患者，在详细询问其病史的基础上，还应进行充分的查体、评估，以明确其真实的、客观的状态，排除患者心理因素的影响。PD 患者开机后 3~6 个月可能需要数次程控以优化刺激参数、电极触点并进行药物的调整，总体目标是缓解症状和防止不良反应，原则上应以最小的刺激强度和最少的药物剂量获得临床症状最大程度的改善。程控初期绝大多数患者多采用单极刺激模式，较少使用其他刺激模式；随着时间的推移，使用双极、双负或其他刺激模式的比例会有增加。当患者出现冻结步态等中线症状时，可以尝试使用交叉电脉冲、程序组、低频刺激、变频刺激或其他刺激模式。

（六）手术并发症

手术后可能出现的并发症有：①颅内出血，在术中或术后有可能出现沿植入路径甚至路径旁的出血，选择穿刺点要尽量在脑回，避免在脑沟，可通过手术计划系统选择颅骨穿刺点的位置，在影像学上避开脑沟，术中控制平均动脉压在 100mmHg 左右；②颅内积气及低颅压：术后可出现颅内积气及低颅压导致头痛、恶心等副作用，为避免该并发症，术中用生物胶或棉片填塞骨孔，尽量避免脑脊液流失；③颅内感染：术后常规应用抗生素预防感染。对于脑深部电刺激手术，还可能出现设备引起的并发症，包括电极折断移位、脉冲发生器故障及异物排斥等。

（七）术后用药

患者术后清醒并可以自己摄食时即可开始服用抗 PD 药物，可按照术前剂量服用。由于电极植入后可出现"微毁损"效应，也可根据患者的反应调整用药，以较小剂量控制患者的运动症状。有些 PD 患者在急性停药后可能出现恶性综合征，该症状是由于断药而出现的潜在致命性的并发症，可表现为发热、意识障碍及血清肌酸激酶增高等。一旦发生或疑似发生时，应尽快予以 PD 药物治疗。

第三节 脑深部电刺激治疗效果

DBS 是目前手术治疗帕金森病的主要方法，靶点的准确选择和定位是手术治疗成功的关键。目前常用的靶点是 STN、GPi 和 Vim。STN 和 GPi 可以全面改善帕金森病三主症（即静止性震颤、强直、运动减少），而 Vim 对震颤的治疗效果最为明显，靶点与症状改善的关系详见表 10-1。

表 10-1 不同靶点术后帕金森病改善情况

	STN	GPi	Vim
静止性震颤	++	++	+++
僵直	+++	+++	+
运动迟缓	+++	+++	+
PIGD	++	+	/
LID	++	+++	/
运动波动	++	++	/
药量减少	+++	+	/

STN. 丘脑底核；Vim. 丘脑腹中间核；GPi. 苍白球腹内侧核；PIGD. 姿势步态障碍；LID. 左旋多巴诱导的运动障碍

一、丘脑底核脑深部电刺激

丘脑底核（subthalamic nucleus，STN）治疗帕金森病的效果已经得到公认，对帕金森病的“三主症”都有较好的改善，也可以改善一部分帕金森病患者的步态障碍。国内帕金森病 DBS 手术靶点以 STN 为主。丘脑底核的靶点定位可参考本书第 5 章及见图 10-3。

（一）统一帕金森病评定量表评分

据报道，在药物关期，STN-DBS 对 UPDRS 中日常活动能力有明显和持续的改善，改善率约为 17%~82%不等，而 UPDRS 运动评分减少了 31%~72%。虽然 UPDRS 评分有明显的个体差异，但是，药物关期 UPDRS 的运动评分平均较基线改善了大约 52%。对已行 STN-DBS 手术患者进行 36 个月的随访，发现 UPDRS 运动评分可持续改善。

（二）左旋多巴当量

STN-DBS 可以减少 19. 5%~100%的左旋多巴使用量。因此，有些 PD 患者可以把丘脑底核 DBS 作为唯一的治疗方法。但长期来看维持刺激单一治疗是非常困难的，仅有小部分患者在一段时间内无须药物治疗。

（三）异动症

据报道 STN-DBS 术后，异动症减轻了 39. 6%~100%。其结果的多样性是由于多种原

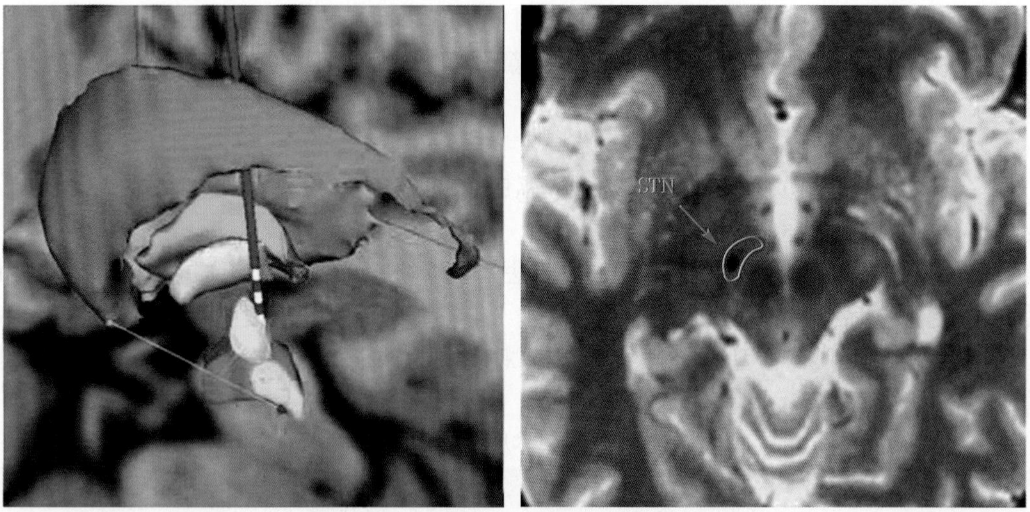

图 10-3 丘脑底核（STN）电极植入示意图和术后 MRI 影像

因，其中包括随访时间的长短和使用的异动症评估量表不同。关于 STN-DBS 术后异动症状减轻的机制有几种假说，其中包括 DBS 直接兴奋苍白球至 STN 背侧的传出神经纤维，以及刺激后左旋多巴剂量的减少。有人认为持续的刺激可能会干扰和反转下行传导束的变化，而这种变化多是因为多巴胺受体受到脉冲式的刺激引起的。剂峰异动和双相异动在 STN-DBS 术后都能有明显的改善。

（四）症状波动

据报道，STN-DBS 术后关期时间可减少 17%～100%。患者日记显示关期时间缩短，使用 UPDRS 第四部分对患者运动行为进行评估，显示其严重性也明显减轻。接受 STN-DBS 刺激的患者其异动时间和严重程度也明显减少。

（五）平衡

STN-DBS 对于姿势平衡的作用较为复杂。Crenna 等描述了 STN-DBS 在站立姿势方面的改善，包括躯干和小腿垂直的调整，髋关节力矩的减小，重心后移，大腿和小腿肌肉异常紧张和节律性活动的减轻等。他认为 STN-DBS 和左旋多巴对于姿势的改善可能不是同一种机制。前者可能是通过对脚桥核发挥作用，主要是改善了姿势不稳定和姿势运动速度的感受器，这些效应是药物不能代替的。但是研究发现 STN-DBS 和左旋多巴都无法改善姿势的反应时间。但是，也有报道发现平衡恶化是 STN-DBS 患者常见的副作用。因此有平衡障碍的患者，在接受 STN-DBS 手术以前应向其介绍可能加重的平衡问题。

（六）步态

STN-DBS 与步态的关系同样复杂，它可能改善患者的步态，例如增加跨步长度和行走速度，增加下肢关节的移动幅度，使躯干的生理流动性和姿势意向性增大，在前进时增加力量产生的高峰。在大多数病人中，这种改善和左旋多巴的治疗结果相一致。对步态改善的原因包括不平衡期的缩短，增加重心向后和侧面的移动，潜在的肌肉协同作用更符合生理学表达的方式等。从临床上看，许多研究已经揭示 STN-DBS 术后关期的冰冻步态有明显改善，而开期没有进一步改善。然而也有报道称高频 STN 刺激可能会恶化 PD 患者的步态，而低频刺激可能有改善作用。

（七）自杀的风险

对于 STN DBS 不得不提的一点就是它的自杀风险问题，5311 名来自 55 个中心的病人经统计，在术后第一年自杀的风险是 0. 26%，这比患者的正常人群对照水平高出了 13 倍，采用正常人做对照是因为 PD 患者的自杀率较正常人群更低。术后自杀的危险因素有术后抑郁、独居或者之前有强迫症，另外还与起病较早、患者年轻或者之前尝试过自杀有关。虽然目前 STN-DBS 与自杀是否存在因果关系以及是怎样的关系都不明确，但出于谨慎还是建议避免对有自杀倾向的患者行 STN-DBS 手术，并且在术后要注意患者心境变化，及时排除自杀隐患。

丘脑底核 DBS 治疗帕金森病患者可见视频 7 和视频 8。

视频 7　双侧丘脑底核 DBS 手术病例一

视频 8　双侧丘脑底核 DBS 手术病例二

二、苍白球内侧部脑深部电刺激

苍白球内侧部（globus pallidus interior，GPi）是手术治疗帕金森病的经典靶点。大多数的研究报道的是双侧 GPi-DBS 的结果。观察指标包括 UPDRS 量表评分、用药变化、神经心理学结果和不良事件等。GPi 的靶点定位可参考本书第 5 章及见图 10-4。

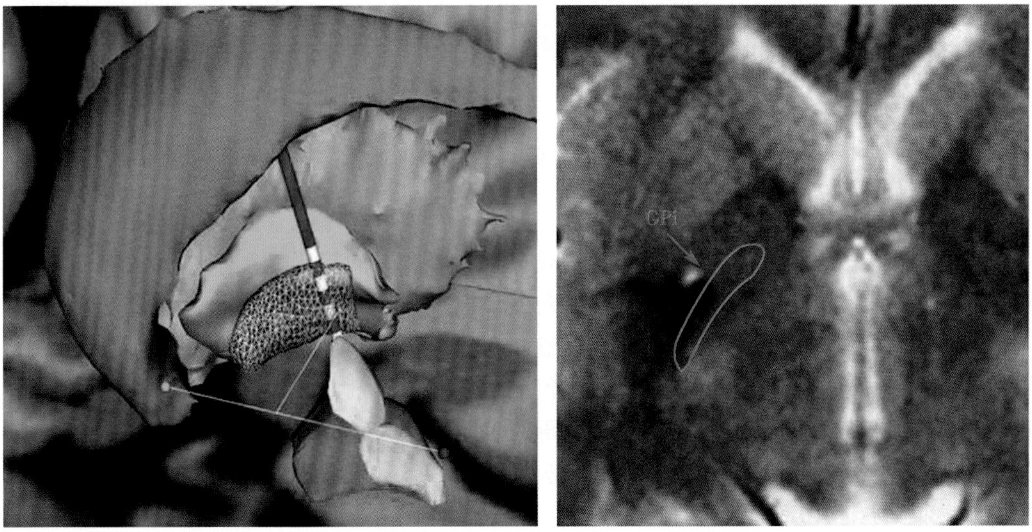

图 10-4　苍白球内侧部（GPi）电极植入示意图和术后 MRI 影像

（一）运动症状

许多研究报道了双侧 GPi-DBS 术后运动改善情况，UPDRS 运动评分较基线改善了 10. 5%～68%。Ghika 报道了术后 24 个月的随访结果，发现运动功能的改善有轻微的下降，从6个月时的53%下降至2年的50%。Rodriquez-Oroz等在GPi-DBS术后对患者进行了3~4年的随访，发现1年后运动功能改善有轻度下降（12个月时的43.5%至3~4年的38.7%）。这些研究均显示随着时间的迁移，运动改善有轻微减弱。

（二）对帕金森病患者药物使用的影响

在双侧DBS试验的Meta分析中，对DBS术后抗帕金森病药物使用变化情况进行了研究。纳入的九项研究效应值为-0.60~0.40，平均效应值为-0.02（95%可信区间：-0.29~0.26），提示药物的平均使用量没有明显变化。而另外两项双侧GPi-DBS的长期随访研究中，一项报道药物使用量有轻微减少，而另一项报道左旋多巴当量较基线增加了32%。因为GPi-DBS可能直接治疗左旋多巴所诱导的异动症，所以大多数患者并不需要尝试减少药物的剂量。事实上，如果患者能够耐受更大剂量的左旋多巴，并且存在药物能改善而DBS不能改善的帕金森病症状时，患者的用药剂量会有所增加。基于此点，目前没有足够的数据表明患者在接受GPi-DBS术后能够减少抗帕金森病药物的剂量。

（三）日常生活能力的影响

许多研究报道了与术前药物“关”期评分比较，术后患者的日常生活评分（UPDRS-Ⅱ）在药物“关”刺激“开”情况下有明显改善。年轻患者（平均≤55岁）较年老患者改善更明显。有些研究表明，和术前药物“开”期评分比较，GPi-DBS术后药物“开”刺激“开”期的评分有明显改善，而在STN-DBS研究中却没有观察到此现象。这可能是因为GPi手术后药物剂量并未减少，抗PD药物和GPi-DBS有叠加效应所致。

（四）每日开期时间

PD患者日记以每30分钟为节段，由患者自行评价最能反映其身体功能的状态，包括睡眠，关期（无法活动或运动十分缓慢），开期（运动功能良好），以及异动4种状态。Rodriquez-Oroz等人报道GPi-DBS术后每日开期时间从28%升至64%。按照普通人每天16小时的清醒时间，术前这些受试者平均每天只有3.5~4.5小时的开期时间，而GPi-DBS术后可提高到每天10~11小时的开期时间，多出了5.5~7.5小时的良好功能收益。

三、丘脑腹中间核脑深部电刺激

震颤是PD最显著的症状之一，但是较少导致功能残疾。这是因为帕金森的震颤通常表现为静止性震颤，在自主活动时震颤可减轻。然而严重的静止性震颤在视觉上比其他运动功能障碍更容易受到关注。对一些患者来说，由于存在明显震颤症状，在社交中或工作中会感到自卑。一部分患者中，除了静止性震颤，还会伴有明显的姿势性或动作性震颤，影响到肢体的运动功能。严重震颤患者可以选择丘脑腹中间核（ventral intermediate nucleus，Vim）作为DBS的靶点。然而有研究表明双侧Vim-DBS可能会引起言语和平衡障碍，因此伴有双侧震颤的PD患者应首先考虑STN-DBS。丘脑腹中间核的靶点定位可参考本书第五章及见图10-5。

Benabid等早期研究报道了26名帕金森病患者接受Vim-DBS治疗，发现较低频率的刺激对震颤无效甚至加重震颤，而高于100Hz的刺激可以抑制震颤。类似于丘脑毁损术，Vim-DBS刺激后僵直可轻度改善，而对运动迟缓无效。部分病人出现1~10天的微毁损效应。刺激相关的不良反应包括肢体和面部感觉异常、肌张力障碍、辨距障碍等，另外有6名患者出现了构音障碍和姿势不稳。这6例患者中有5名接受双侧DBS或曾行丘脑毁损

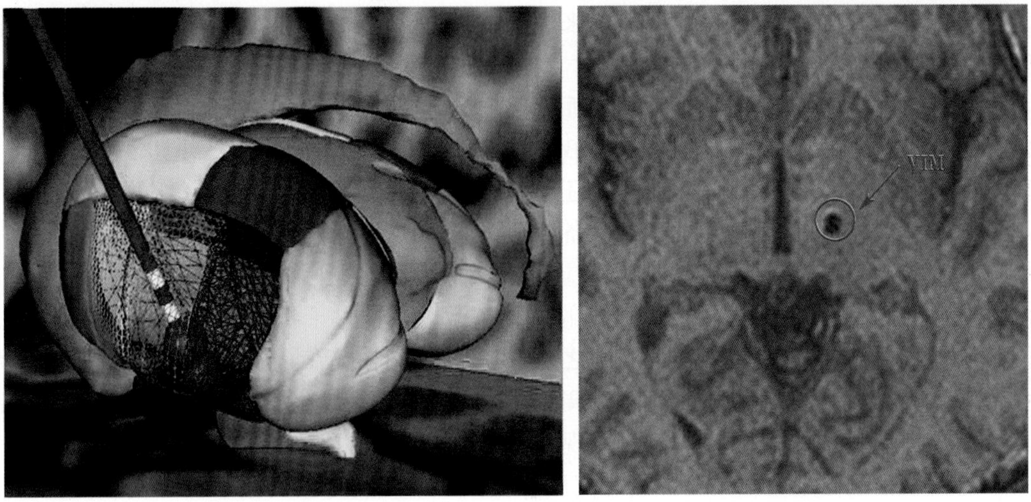

图 10-5 丘脑腹中间核（VIM）电极植入示意图和术后 MRI 影像

术，减少一侧或双侧的刺激强度可减轻副作用。

随后更长时间的随访研究证实 Vim-DBS 对于帕金森病的震颤有良好的治疗效果，有效率接近 90%。在一个前瞻性多中心试验中，24 例帕金森病患者接受 Vim-DBS 手术，术后 3 个月使用双盲评估，6、9、12 个月时进行非盲的随访评估。相对于基线来说，对侧震颤无论是统计学上还是临床上都有明显的减轻，有 14 例患者的震颤基本消失。尽管如此，和同一研究中的特发性震颤患者相比，其日常生活能力如书写、穿衣、切菜没有改善，这可能是由于运动迟缓没有改善所致。

总之，Vim-DBS 更适用于以震颤为主要症状的患者，它对远端肢体震颤的疗效优于近端。躯体的不同部位在丘脑核团内具有特定的投射区，即下肢的神经元偏外侧靠近内囊，面部和手指的神经元靠近中线，上肢的神经元居中。对于下肢震颤的患者行 Vim-DBS 手术，其植入电极靶点的位置应选择地更靠向外侧的区域。

第四节 展 望

近年来，PD 治疗方面的研究发展迅速，新型的脑深部电刺激也是目前的研究热点之一，如方向性刺激电极和闭环刺激等。

目前常规的 DBS 电极末端采用环形电极触点，在后期程控过程中，只能实现以不同触点为核心的不同大小范围的刺激，仅在电极长轴上刺激有不同触点的选择，而在电极轴面上刺激仍无法选择刺激方向。现在出现了新的电极设计，如分段式或多触点电极。初步的临床试验显示，新型的电极可以在有效控制症状的前提下避免副作用。例如通过不同触点的设置实现电刺激方向背离内囊，从而使产生肌肉抽搐或言语不能的阈值增高。当然，新型电极触点的表面积减小会导致电阻增高，从而需要更高的电压才能实现有效刺激，DBS 耗电量便可能增加。另外在如此多触点刺激条件下，如何获得最佳的程控也是需要研究的问题。

DBS 另一个研究热点是闭环刺激，即基于一定反馈信息进行自适应性 DBS 刺激，比如通过即时感知疾病状态的生物学标志来决定是否刺激以及刺激的强度如何。生物学标志包括脑电活动、体外感知震颤的装置等。

一些研究表明，帕金森病人在停药后，基底节局部场电位的β频段活动（约20Hz）场电位明显增强，因此认为这种增强的β活动与僵直和运动不能相关，并且多巴胺能药物能够降低这种电活动。不论是通过药物还是DBS，随着β活动的降低，PD的运动症状也获得相应程度的改善。基于此发现的具备感知功能的DBS刺激系统，可以在刺激的同时监测场电位，进而感知β活动以实现自适应系统。研究显示这种刺激的临床疗效达到甚至优于常规的刺激方法，且更为省电。DBS的高频刺激可以通过干扰皮质-基底节的异常同步震荡而发挥作用，但是除了异常的震荡之外，其他频率的电活动也受到了抑制，而这些无辜的电活动也许参与了大脑其他信息的调制，这也许就是为什么DBS有时会导致言语不清或者动作缓慢。如果能实现根据疾病表现的按需刺激也许可以改善这一情况。

PD是一种慢性进展性疾病，具有高度异质性。不同病人疾病进展的速度不同。目前尚不能治愈。早期患者通过药物治疗多可很好地控制症状，至疾病中期药物虽然仍有一定的作用，但常因运动并发症的出现导致生活质量的下降，此时可考虑进行手术治疗。作为一种逐渐发展、累及全脑的中枢神经系统慢性退行性疾病，药物、手术、精神心理治疗及运动功能康复训练等综合治疗才能保证患者的最大获益。在手术治疗之后，药物依旧是治疗PD的有力武器，不可偏废。随着新型药物的诞生、新手术靶点的引入以及新治疗手段的出现，相信PD患者症状可得到更好的控制，生活质量更高。

（苏明明 李楠 王学廉）

参考文献

1. PringsheimT，JetteN，FrolkisA，et al. The prevalence of Parkinson's disease：a systematic review and meta-analysis. Mov Disord，2014，29：1583-1590.
2. 刘燕，张晓莺，何瑛，等. 2008—2009年新疆喀什地区55岁及以上人群帕金森病患病率调查. 中华神经科杂志，2010，43：863-865.
3. 陈彪，丁晖. 应重视帕金森病的诊断和治疗. 中国现代神经疾病杂志，2011，11：1-3.
4. 国华，宋军平. 帕金森病发病机制最新国内外研究进展. Occup and Health，2012，28（4）：490-492.
5. Rodriguez-Oroz MC，Obeso JA，Lang AE，et al. Bilateral deep brain stimulation in Parkinson's disease：a multicentre study with 4 years follow-up. Brain，2005，128：2240-2249.
6. Esselink RA，de Bie RM，de Haan RJ，et al. Unilateral pallidotomy versus bilateral subthalamic nucleus stimulation in PD：a randomized trial. Neurology，2004，62：201-207.
7. Lang A，Houeto JL，Krack P，et al. Deep Brain Stimulation：Preoperative Issues. Mov Disord，2006，21：S171-S196.
8. Broggi G，Franzini A，Marras C，et al. Surgery of Parkinson'sdisease：inclusion criteria and follow-up. Neurol Sci，2003，24（Suppl 1）：S38-S40.
9. Gironell A，Kulisevsky J，Rami L，et al. Effects of pallidotomy and bilateral subthalamic stimulation on cognitive function in Parkinson disease：a controlled comparative study. J Neurol，2003，250：917-923.
10. Detante O，Vercueil L，Krack P，et al. Off-period dystonia in Parkinson's disease but not generalized dystonia is improved by high. frequency stimulation of the subthalamic nucleus. Adv Neurol，2004，94：309-314.
11. Blomstedt P，Marwan H. Are complications less common in deep brainstimulation than in ablative procedures

for movement disorders? Stereotact Funct Neurosurg, 2006, 84: 72-81.

12. Anderson VC, Burchiel KJ, Hogarth P, et al. Pallidal vs subthalamic nucleus deep brain stimulation in parkinson disease. Arch Neurol, 2005, 62: 554-560.
13. Hughes AJ, Daniel SE, Ben-Shlomo Y, et al. The accuracy of diagnosis of parkinsonian syndromes in a specialist movement disorder service. Brain, 2002, 125: 861-870.
14. 中国帕金森病脑深部电刺激疗法专家组. 中国帕金森病脑深部电刺激疗法专家共识. 中华神经科杂志, 2012, 45 (7): 541-543.
15. 中华医学会神经病学分会帕金森病及运动障碍学组. 中国帕金森病治疗指南. 第2版. 中华神经科杂志, 2006, 39 (6): 409-412.
16. 中华医学会神经病学分会帕金森病及运动障碍学组. 中国帕金森病的诊断标准 (2016版). 中华神经科杂志, 2016, 49 (4): 268-270.
17. Ersoy Kocabicak, Yasin Temel. Deep brain stimulation of the subthalamic nucleus in Parkinson's disease: Surgical technique, tips, tricks and complications. Clinical Neurology and Neurosurgery, 2013, 115: 2318-2323.

第十一章

脑深部电刺激治疗肌张力障碍

第一节 概 述

1911 年，Oppenheim 为了描述一种在当时难于定义与分类的疾病，创造了“肌张力障碍（dystonia）”一词，用来指明这种疾病中存在肌张力异常和肌肉痉挛的特性，并以“变形性肌张力障碍（dystonia musculorum deformans）”来命名这种疾病。同年，Flatau 和 Sterling 阐述了这种疾病的遗传特性，并建议该病命名为“进行性扭转痉挛（progressive torsion spasm）”，但“肌张力障碍”这个名词被神经病学家广为接受。随着时间的推移，肌张力障碍被赋予了更广泛的意义。为了阐明这种疾病的定义，肌张力障碍医学研究基金会综合了 Oppenheim、Flatau 和 Sterling 以及其他观察者所描述的特征，做出了如下定义：肌张力障碍是一种不自主持续的肌肉收缩状态，多造成扭转或重复运动或姿势异常。为了强调异常的扭转表现和特殊姿势，在肌张力障碍之前常常加用“扭转”一词。这种扭转是肌张力障碍的一个特征，可以将肌张力障碍性运动和其他类型运动障碍或综合征相区别，如舞蹈症、僵人综合征等。关节附近不会造成扭转，因此累及口、下颌关节的肌张力障碍多造成下颌关节的开合障碍，不会造成下颌关节扭转。

早期观察者将肌张力障碍描述成一类特定的疾病，但后来人们逐渐认识到肌张力障碍也可能是其他神经系统疾病的一种表现，如脑瘫、Wilson 病等。

对肌张力障碍的临床和遗传学研究，使人们发现了肌张力障碍的突变基因及其位点，并阐明了疾病分类和临床特征。随着遗传学领域的深入研究，人们不断揭示肌张力障碍的遗传方式，对肌张力障碍有了更好的分类，将许多肌张力障碍以“DYT”分型。这也是过去数十年间肌张力障碍领域最重要的成就。

一、病因及发病机制

原发性肌张力障碍的病因不明。随着遗传学研究的不断深入，人们对肌张力障碍的病因有了更深的认识。现已确定这种疾病大多是由基因缺陷引起的。与变形性肌张力障碍有关的缺陷基因命名为 DYT1 基因（正式命名为 TOR1A）。DYT1 基因突变导致 Torsin A 蛋白中谷氨酸缺失，进而导致 Torsin A 蛋白结构改变和功能异常。缺陷蛋白可能是中断了调控肌肉运动的神经元之间的联系。这种突变通常遗传自父母，偶尔会自发。遗传模式为常染色体显性遗传。许多存在这种突变的人并不会受到突变基因的影响，只有 30%～40%的 DYT1 基因突变者会出现肌张力障碍的临床症状和体征，即不完全外显。目前已确定了超过 20 个 DYT，许多未被归纳到 DYT 中的肌张力障碍也同样具有遗传性。有时环境因素可诱发此类疾病，如书写痉挛、打字痉挛。

继发性肌张力障碍中多数病因明确，如变性病（肝豆状核变性）、代谢障碍（核黄疸、甲状旁腺功能低下）、药物（吩噻嗪类、丁苯酰类神经安定剂）、中毒（一氧化碳）等。许多神经系统损伤可导致继发性肌张力障碍。头部外伤和周围神经损伤可导致全身型、节段或局灶型肌张力障碍。脑炎可导致永久性肌张力障碍。此外，肌张力障碍也可为心因性，约 5%的儿童患者可能为此类型，其临床表现与原发性肌张力障碍完全相同。

二、病理及病理生理

对于原发性扭转性肌张力障碍（primary torsion dystonia，PTD），目前尚无统一的病理学发现。早先对死于 PTD 的患者进行了一系列的病理学研究，但这些患者的组织学表现并不一致，对于阳性的结果只能解释为非特异性改变，其重要性难以评估。这些非特异性的病理改变包括壳核、丘脑及尾状核的小神经元变性坏死，基底节的脂质及脂色素增多。随着对更多病例进行病理学研究，发现此类患者中壳核体积偏大约 10%。一项在不同类型的原发性肌张力障碍患者（包括全身型肌张力障碍、痉挛性斜颈、局灶型手部肌张力障碍）中进行的三维形态学研究发现这些患者存在共同的改变，即双侧内侧苍白球、伏隔核、前额叶皮质及左侧顶叶区灰质体积增高。

肌张力障碍的病理生理机制尚不明确。目前认为肌张力障碍是由于不同层次的中枢神经系统功能失去抑制导致的机体运动增多，包括感觉运动皮质、基底节、脑干、脊髓、小脑等。

人们通过经颅磁刺激研究大脑运动皮质的兴奋性，结果提示在肌张力障碍中皮质兴奋性升高。随后通过建立动物模型试验也证实了大脑皮质在肌张力障碍的生理学活动中发挥作用。目前认为在肌张力障碍中，大脑皮质存在某种周围性抑制的缺失，而周围性抑制是基底节的主要功能，以保证精确的随意运动。对以单侧症状为主的 PTD 患者进行脱氧葡萄糖正电子发射断层扫描（FDG-PET）检查发现，与健康组相比，双侧额外侧叶及旁中央小叶代谢活力共同增高，对侧豆状核、桥脑及中脑共变高代谢，且程度与疾病严重度评分显著相关，而丘脑代谢则减低。这与帕金森病不同，肌张力障碍患者中豆状核与丘脑代谢水平互不相关。在帕金森病中，豆状核与丘脑的代谢均增高。豆状核-丘脑代谢水平相背这一现象提示了在肌张力障碍中运动兴奋性的增高可能是由于过度激活了壳核-苍白球的直接抑制性途径，抑制了苍白球所致。另外，在对肌张力障碍患者苍白球的直接电生理记录中，内外侧苍白球均显示了神经元放电模式的减低。以上证据都表明苍白球活动受损，提示纹状体抑制性输出过多。

此外，在许多反射研究如长潜伏期反射、颅反射及交互抑制中可见脊髓及脑干抑制减低。另外，基于动物模型的研究认为小脑在肌张力障碍中发挥作用。DTI 影像研究显示，Oppenheim 肌张力障碍中所有突变携带者都存在小脑-丘脑通路的联络减少，与正常人相比大约减少 50%。

三、临床表现

（一）临床症状

肌张力障碍性运动涉及同一组肌群，主动肌与拮抗肌的同时收缩产生持续的肌张力障碍，造成受累部位的扭曲。面部肌肉的肌张力障碍比较特殊，少有造成扭曲，主要表现为眼睑和口下颌部肌肉的持续收缩。肌张力障碍刚开始出现时，典型动作通常发生在身体某些部位执行某一特定动作时，如书写或演奏乐器，当这些身体部位处于静止状态时这种异常运动消失。随着肌张力障碍的进展，会出现“泛化”现象，即身体其他部位的随意运动也会导致最初受累部位的肌张力障碍性运动。到最后，受累肢体在静息时也能出现肌张力障碍。

原发性肌张力障碍总是先累及肢体某一部分，表现为局灶型肌张力障碍。大部分成人发病的肌张力障碍为局灶型，并不会发展到肢体其他部位。少数患者，肌张力障碍可逐渐发展到身体的其他部位，最常见的是相邻近的部位，从局灶型发展为节段型肌张力障碍，这在许多成人和青少年发病的肌张力障碍中较常见。另外，通常来说，发病年龄越小肌张力障碍越易扩散，最终常常发展为全身型肌张力障碍。

肌张力障碍性运动有一个特征性的表现，它常常可通过触摸或本体感觉性的“拮抗动作”得到缓解，即“感觉诡计”。例如痉挛性斜颈的患者有时可通过将一只手放在下巴或一侧面部来缓解颈部肌肉的收缩进而减轻症状。缺乏经验的临床医生可能认为出现这种情况提示这些运动障碍是心因性的，但实际上却相反。肌张力障碍越重，感觉诡计的作用就越弱。感觉诡计并非只出现在原发性肌张力障碍中，有时也可出现在继发性肌张力障碍中。

在原发性肌张力障碍中，患者有时可出现一种节律性震颤，特别是在上肢、颈部或下颌等部位。这种震颤一般是姿势性或动作性的，通常在肌张力障碍发作时或发作后出现。最近的研究显示静止性震颤在肌张力障碍中也不少见，因此这些患者可能被误诊为特发性震颤或帕金森病。调查显示多数颈部肌张力障碍患者有头部震颤。另外，颈部肌张力障碍患者还可伴有手部震颤，但这种震颤较原发性震颤更不规律，且震颤幅度也小于原发性震颤。有时候这两种震颤很难鉴别，特别是伴有书写震颤和颈部震颤时。震颤的存在并不改变肌张力障碍本身的病理生理异常。肌张力障碍性震颤发生的确切机制尚不明确，有证据表明这可能与小脑及其联络通路有关。

（二）分类

肌张力障碍有 3 种分类方式：按发病年龄、按异常运动累及的身体部位以及按照病因分类。这一方法使得人们能更好地理解肌张力障碍的实质，包括预后等。

发病年龄作为重要的单因素与原发性肌张力障碍的预后有关。一般来说，发病年龄越早，肌张力障碍严重程度及累及的部位越多。在原发性肌张力障碍中其年龄分布呈双峰型，故按发病年龄可分为早发型（≤26 岁）和晚发型（>26 岁）。

病灶分布是判断肌张力严重程度的一种方法，在制订治疗方案时非常重要。按症状分布可分为局灶型、节段型、多灶型、全身型及偏身型肌张力障碍。

明确病因是肌张力障碍临床评价的重要目的，其意义不仅在于指导治疗和遗传咨询，更有助于我们更好地理解疾病的病理生理。通常按病因可分为 5 类：原发性（或特发性）、继发性（外部因素或症状性）、肌张力障碍叠加综合征、以肌张力障碍为主要表现的遗传变性病（通常表现为肌张力障碍叠加综合征），以及其他神经系统疾病的肌张力障碍表现（如发作性运动障碍、帕金森病等）。根据 2011 年欧洲神经病学联盟（EFNS）肌张力障碍诊断和治疗指南，按病因分类简化为 3 类（表 11-1）：原发性肌张力障碍、遗传变性性肌张力障碍、继发性肌张力障碍。临床上较常见的肌张力障碍有扭转痉挛、痉挛性斜颈、梅杰综合征、书写痉挛等。

表 11-1　肌张力障碍的分类

1. 按病因分类
（1）原发性肌张力障碍
1）原发性单纯肌张力障碍：扭转性肌张力障碍是唯一的临床体征（除外震颤），没有明确的外部因素或其他遗传、变性病。如 DYT1 和 DYT6 肌张力障碍
2）原发性叠加肌张力障碍：扭转性肌张力障碍是主要表现，同时合并其他运动障碍，如肌阵挛或帕金森综合征，没有神经变性的证据。如多巴反应性肌张力障碍（DRD；DYT5）和肌阵挛-肌张力障碍（DYT11）
3）原发性发作性肌张力障碍：肌张力障碍呈短暂发作，间期正常。因多种原因，这些异常被定义为特发性（家族性常见）或症状性。基于诱发因素，主要有 3 种形式：发作性运动诱发运动障碍（PKD；DYT9）由突发运动诱发；发作性运动型肌张力障碍（PED）可由行走或游泳等诱发；发作性非运动诱发运动障碍（PNKD；DYT8）可由酒精、咖啡等诱发
（2）遗传变性性肌张力障碍：肌张力障碍是其中一项特征，伴有一种遗传变性病的其他神经病学特征，如 Wilson 病
（3）继发性肌张力障碍：肌张力障碍是其他已知的神经系统疾病的一种症状，如局部脑损伤或接触药物或化学毒物，例如帕金森病关期肌张力障碍
2. 按年龄分类
（1）早发型：定义不同，≤20~30 岁，一般先出现于一条腿或胳膊，常进展至身体其他部位
（2）晚发型：常先出现于颈部、颅面部或上肢，倾向于局限或有限累及邻近肌肉
3. 按部位分类
（1）局灶型：单个身体部位，如书写痉挛、眼睑痉挛、痉挛性斜颈等
（2）节段型：连续身体部位，如颅-颈（Meige 综合征）、颈-上肢
（3）多灶型：不连续的身体部位，如上肢-下肢、头颅-上肢
（4）全身型：双下肢和至少其他任一部位，通常为一侧或双上肢，如扭转痉挛
（5）偏身型：半侧身体受累，常继发于对侧大脑半球尤其是基底节损伤

（三）临床常见类型

1. 扭转痉挛　指全身性扭转性肌张力障碍，也称变形性肌张力障碍，Oppenheim 肌张力障碍，是一种以不自主肌肉收缩导致无法控制的扭曲为特征的状态，属全身型肌张力障碍。起病时先表现为局限性的肌张力障碍症状，以后可逐渐波及全身。这种类型的肌张力障碍发病较早，通常在 40 岁以内发病，儿童多见（图 11-1）。儿童起病者可有阳性家族史，症状多在 11 或 12 岁左右开始出现。异常肌肉收缩通常始于某一部位，如一只胳膊或一条腿，大多为一侧下肢的牵拉或僵硬而致行走不便。开始时这些异常运动只发生于某一特定动作，如写字或走路。再后来症状逐渐加重，肌张力障碍逐渐蔓延至身体的其他部位如躯干等，出现广泛的不自主扭转运动和姿势异常，且休息时也可发生，造成严重的功能障碍。自主运动或精神紧张时扭转痉挛加重，睡眠时消失。大约 5 年左右症状完全进展导致严重功能残疾，最严重时躯体呈“固定姿势”。成年期起病者多为散发，多有明确的病因。症状常从上肢或躯干开始，逐渐波及全身。可表现为上肢弯曲、手指伸直、手和前臂内翻、斜颈、面肌痉挛、构音障碍，当躯干及椎旁肌肉受累时可引起全身的扭转运动。持续的轴向和肢体收缩导致身体严重扭曲，为保持一定的姿势，患者常呈现异常的姿势如腰椎过度前凸、骨盆倾斜、躯干侧弯畸形等。

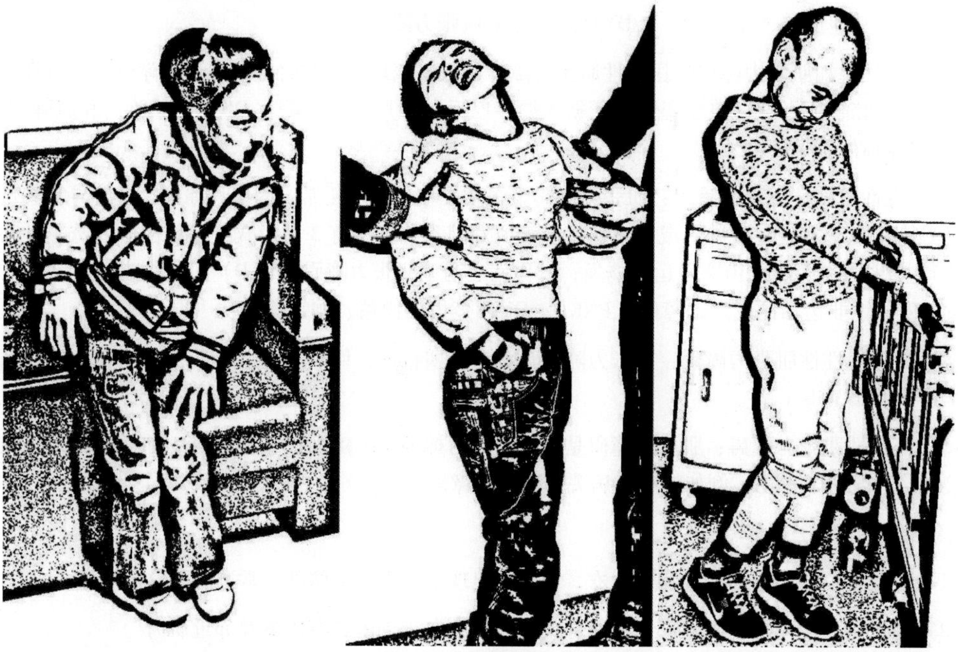

图 11-1 扭转痉挛症状示意图

2. 痉挛性斜颈 即颈部肌张力障碍，为最常见的局灶型肌张力障碍。于 1962 年由荷兰医生 Tulpius 首先提出。成人起病居多，多见于 30～50 岁，也可发生于儿童和老年人，女性多于男性。以胸锁乳突肌及斜方肌等颈部肌肉受累为主，引起头向一侧扭转或阵挛性倾斜（图 11-2A）。早期表现为周期性头向一侧转动或前倾、后仰，后期头常固定于某一姿势。受累肌肉常有疼痛，亦可见受累肌肉肥大。症状在情绪激动时可加重。手托下颌、面部或枕部时症状可能减轻，睡眠时症状消失。

3. 梅杰综合征 于 1910 年由法国医生 Henry Meige 首先描述，主要表现为眼睑痉挛和口-下颌肌张力障碍（图 11-2B）。主要累及眼肌和口、下颌部肌肉。眼肌受累者可表现为瞬目频繁、不自主眼睑闭合，痉挛可持续数秒至数分钟。双侧眼睑痉挛为最常见的首发症状，少数由单眼起病，逐渐累及双眼，影响读书、行走，甚至导致“功能性失明”。眼睑痉挛通常在精神紧张、强光照射、阅读、注视时加重，在讲话、唱歌、笑时减轻，睡眠时消失。口、下颌受累者表现为张口闭口、撇嘴、咧嘴、缩唇、咬牙等动作，甚至影响发声和吞咽。痉挛常由讲话、咀嚼触发，触摸下巴、压迫颏下部等可能减轻，睡眠时消失。

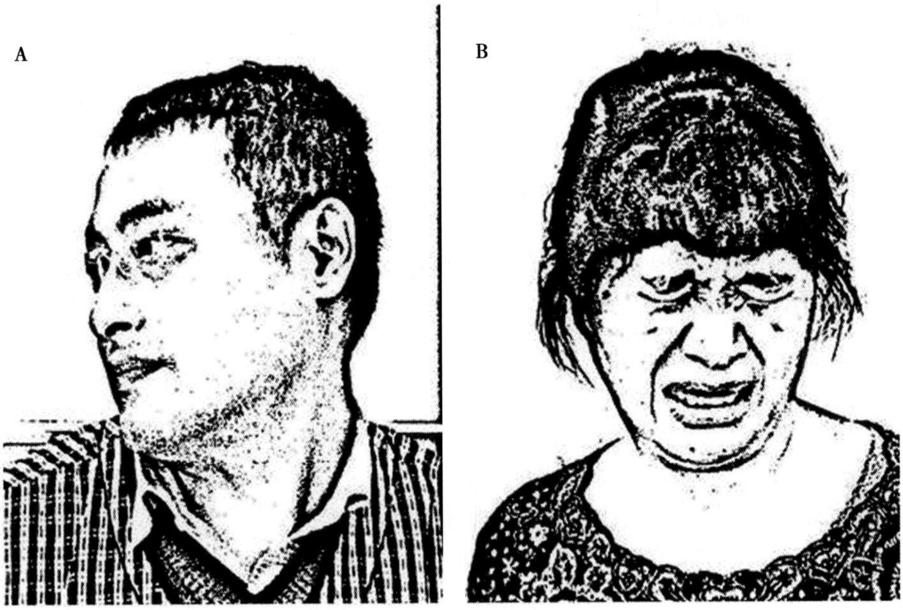

图 11-2　痉挛性斜颈（A）和梅杰综合征（B）症状示意图

4. 书写痉挛和其他职业性痉挛　指在书写、弹琴或打字等职业动作时，手和前臂出现的肌张力障碍和异常姿势，患者常不得不用另一只手替代。做与此无关的其他动作时则正常。患者书写时手臂僵硬，握笔如握匕首，肘部不能自主的向外弓形抬起，腕和手弯曲，手掌面向侧面，笔和纸几乎呈平行。

四、诊断与鉴别诊断

（一）肌张力障碍的诊断

肌张力障碍的诊断可分为 3 步：首先明确是否是肌张力障碍，其次肌张力障碍是原发性还是继发性，最后明确肌张力障碍的病因。

肌张力障碍是一种具有特殊表现形式的不自主运动，多以异常的表情姿势和不自主的变换动作而引人注目。肌张力障碍所累及肌肉的范围和肌肉收缩强度变化很大，因而临床表现各异。但某些特征表现有助于肌张力障碍与其他形式的运动障碍的鉴别，主要有以下几点：

1. 肌张力障碍时，不自主运动的速度可快可慢，可以不规律或有节律，但在收缩的顶峰状态有短时持续，呈现为一种奇异动作或特殊姿势。

2. 不自主动作易累及头颈部肌肉（如眼轮匝肌、口轮匝肌、胸锁乳突肌等）、躯干肌、肢体的旋前肌、指腕屈肌、趾伸肌和趾屈肌。

3. 发作间歇时间不定，但异常运动的方向及模式几乎不变，受累的肌群较为恒定，肌力不受影响。

4. 不自主动作在随意运动时加重，在休息睡眠时减轻或消失，可呈现进行性加重，晚期症状持续，受累肌群广泛，可呈固定扭曲痉挛畸形。

5. 病程早期可因某种感觉刺激而使症状意外改善，被称为“感觉诡计”。

6. 症状常因精神紧张、生气、疲劳而加重。

（二）诊断原则和方法推荐

1. 基因检测 肌张力障碍的临床诊断确立后，可以考虑基因检测。但仅凭基因检测的阳性结果不足以诊断肌张力障碍，除非临床上具有肌张力障碍的特征。对发病年龄小于30岁，上肢起病的原发性肌张力障碍患者，推荐DYT1基因检测及相关遗传咨询；如发病年龄大于30岁，但有早发病的罹患亲属，也可进行诊断性的DYT1基因检测。对无症状的个体，包括年龄小于18岁、家族成员有罹患肌张力障碍者，不推荐进行诊断性的DYT1基因检测。DYT6基因检测推荐用于早发或家族性痉挛性斜颈患者或在排除了DYT1基因之后。对所有早发且诊断较明确的肌张力障碍患者均应试用左旋多巴诊断性治疗。对早发型肌阵挛累及上肢或颈部的患者，尤其呈常染色体显性遗传以及运动诱发，应检测DYT11基因。有症状的PNKD患者应进行DYT8检测。

2. 神经生理检测 对肌张力障碍的诊断或分类不推荐常规的神经生理检测。但是，多通道同步EMG对临床评价肌张力障碍的特征十分有用。

3. 影像学检查 对成人发病、诊断明确的原发性肌张力障碍患者不推荐进行常规的脑影像学检查，因为多数检查显示无异常所见。筛查或排除继发性肌张力障碍进行脑影像学（MRI）检查十分必要；要区分钙和铁沉积需要进行CT检查。突触前多巴胺能扫描（DAT或^{18}F-DOPA）对鉴别多巴胺反应性肌张力障碍（dopa-responsive dystonia，DRD）和青少年帕金森病合并肌张力障碍很有帮助；这同样有助于鉴别肌张力障碍性震颤和帕金森性震颤。目前没有证据显示更复杂、高超的影像学技术，包括脑容量形态测量、弥散加权成像、功能磁共振成像对肌张力障碍的诊断或分类有任何价值。

（三）鉴别诊断

1. 肌张力障碍 这种异常运动的持续性、模式化、特定条件下加重的特点使其有别于肌阵挛时单一、电击样的抽动样收缩，也不同于舞蹈病变幻多姿、非持续性的收缩。震颤显然不同于肌张力障碍，但姿势性震颤可能是特发性肌张力障碍的一种临床表现（肌张力障碍性震颤），特发性肌张力障碍患者及其家族成员常伴有姿势性震颤；原发性震颤也是发生肌张力障碍的高危人群。实际上肌张力障碍的临床诊断和分类仍主要依赖详细的病史询问和体格检查，尤其是患者充分暴露于各种加重诱因时对不自主运动的动态观察和记录。根据病史、特征性的不自主运动和异常姿势通常不难诊断。

2. 扭转痉挛 应与舞蹈症、僵人综合征（stiff-man syndrome）相鉴别。舞蹈症的运动速度快、运动模式变幻莫测、无持续性姿势异常，并伴有肌张力降低；而扭转痉挛的不自主运动速度相对较慢、运动模式相对固定、有持续性姿势异常，并伴有肌张力增高。僵人综合征表现为发作性躯干肌（颈脊旁肌和腹肌）和四肢近端肌紧张、僵硬和强直，而面肌和肢体远端肌肉常不受累，僵硬可明显限制患者的主动运动，且常伴有疼痛，肌电图检查在休息和肌肉放松时均可出现持续运动单位电活动，易与扭转痉挛相区别。

3. 痉挛性斜颈 应与颈部骨骼肌先天性异常所致的先天性斜颈、局部疼痛刺激所引起的症状性斜颈鉴别。症状性斜颈除有相应的病因外，斜颈姿势固定不变，感觉性刺激不能使其减轻，运动也不会使其加重，同时能检查出相应的体征，这些都与肌张力障碍不同。

4. 梅杰综合征 应与颞下颌关节综合征、下颌错位咬合、面肌痉挛、神经症相鉴别。面肌痉挛亦好发于老年女性，表现为一侧面肌和眼睑的抽搐样表现，不伴有口-下颌的随意运动。

5. 在明确肌张力障碍诊断后要尽可能寻找病因。原发性肌张力障碍除可伴有震颤外一般无其他阳性症状和体征。起病突然、进展迅速以及偏侧肌张力障碍均提示继发性肌张力障碍的可能，应积极寻找病因。若伴有其他神经系统症状和体征，如痴呆、小脑体征、肌肉萎缩等，也往往提示继发性肌张力障碍。此时需要一些筛查手段来进一步证实：头颅CT或MRI排除脑器质性病变；外周血涂片排除神经棘红细胞增多症；代谢筛查排除遗传代谢性疾病；铜蓝蛋白及裂隙灯检查排除Wilson病。

诊断继发性肌张力障碍的线索可参考如下：

（1）病史提示，如头部外伤、外周损伤、脑炎、毒物接触、药物使用、围生期缺氧。

（2）神经系统相关异常表现，如痴呆、癫痫发作、共济失调、强直、肌肉萎缩、虚弱无力。

（3）假性无力、感觉检查或其他提示心理因素的表现。

（4）肌张力障碍起病于静止休息时而非运动时。

（5）言语受累出现早。

（6）偏身肌张力障碍。

（7）颅脑影像学检查异常。

（8）其他实验室检查异常。

五、治疗原则

对肌张力障碍的治疗措施包括药物治疗、局部注射肉毒素（botulinum toxin，BoNT）和立体定向手术治疗。对局限性或节段性肌张力障碍首选局部注射BoNT治疗，对全身性肌张力障碍多采用口服药物加选择性局部BoNT治疗。对药物或BoNT治疗无效的病例考虑外科手术治疗。

1. 口服药物治疗

（1）抗胆碱能药物，可用于全身和节段型肌张力障碍，对儿童和青少年可能更为适宜。如苯海索每次2~4mg，每日3次口服。

（2）左旋多巴，对DRD有特殊的疗效。儿童期发病，全身及节段型肌张力障碍患者，治疗应首选左旋多巴；小剂量开始，50~75mg/d，必要时逐渐加量，试用4~12周无效后撤药，以排除DRD诊断。典型的DRD表现为对小剂量左旋多巴有显著且长久的疗效。没有证据支持左旋多巴或多巴胺受体激动剂可用于治疗其他类型的肌张力障碍。

（3）地西泮2.5~5mg或氯硝西泮5~7.5mg，每日3次口服，可能有效。

（4）氟哌啶醇、氯丙嗪等药物可能有效。

（5）其他，巴氯芬和卡马西平也可能有效。

2. 局部注射BoNT 对局灶型肌张力障碍效果较好，疗效可持续3~6个月，可重复注射。部分患者可能出现抗肉毒素抗体导致疗效下降甚至无效。1989年，FDA批准了A型肉毒素（type A botulinum toxin，BoNT/A）在斜视、眼睑痉挛，和包括面肌痉挛在内的其他面神经功能紊乱中的适应证；2000 年，FDA 批准了 BoNT/A 和 B 型肉毒素（type B botulinum toxin，BoNT/B）在颈部肌张力障碍中的适应证。2008 年，美国神经病学会推荐 BoNT 用于治疗颈部肌张力障碍（A 级）和眼睑痉挛、局灶性上肢肌张力障碍、内收型喉部肌张力障碍及上肢特发性震颤（B 级）。2011 年，EFNS 推荐 BoNT/A 作为原发性颅或颈部肌张力障碍的一线治疗（A 级），对书写痉挛也十分有效（A 级）。

3. 立体定向手术治疗　立体定向丘脑毁损术对于偏侧肌张力障碍可能有效，且仅在药物治疗效果不佳并严重影响患者生活质量的情况下考虑。DBS 为肌张力障碍的治疗带来了新的希望，在药物治疗效果不佳时应予以考虑。目前，EFNS 推荐苍白球 DBS 用于治疗药物或 BoNT 疗效不佳的原发性全身型或节段型肌张力障碍（A 级），对颈部肌张力障碍也是很好的选择（B 级）。

第二节　脑深部电刺激治疗肌张力障碍

目前对肌张力障碍的病因及发病机制尚缺乏足够的了解，因此治疗方法的选择主要根据个人临床经验和观察性研究。基于循证医学的荟萃分析，除 BoNT 治疗颈部肌张力障碍和大剂量苯海索治疗儿童和青少年发病的节段型和全身型肌张力障碍外（A 级推荐），其他没有一个药物治疗被证实有效。因为涉及太多肌肉且运动模式过于复杂，当这种推荐的治疗失败后，由于其他的药物治疗往往效果有限或存在无法接受的副作用，肌张力障碍的治疗将变得非常困难。此时，DBS 疗法为肌张力障碍的治疗提供了更多的选择。

在一些开放性研究和经良好设计的对照研究中，DBS 显示出对肌张力障碍具有良好疗效，其中效果最好的是原发性全身型肌张力障碍、一些原发性节段型肌张力障碍和迟发型肌张力障碍。在过去的十余年，DBS 不仅更广泛地用于治疗原发性肌张力障碍，同时也用于一些继发性肌张力障碍。然而，在大多数情况下，DBS 治疗原发性肌张力障碍的疗效要明显好于继发性肌张力障碍。通常，在原发性肌张力障碍中，可以获得平均 50%的运动症状和残疾改善，而少数患者却没有任何改善。因此，对于神经科医生和神经外科医生来说，恰当的选择适合 DBS 治疗的患者显得尤为重要。此外，还需要考虑许多因素，比如手术靶点的选择、靶点的精确定位、术后管理（适当的 DBS 参数设置、标准化的疗效评估、长期疗效和不良事件的评估等）。所以，需要一个具有专业技能和多学科协作的团队来实施这项治疗。到目前为止，DBS 治疗肌张力障碍的首选靶点是 GPi，但其他靶点如丘脑或 STN 在 DBS 治疗某些类型的肌张力障碍中也可能成为一种选择。

如何通过 DBS 治疗来减少这些功能障碍或残疾对患者本人及家庭甚至社会带来的沉重负担，让患者享受一个更趋于正常的社会、情感和职业生活，是我们面临的重大挑战。更好的认识肌张力障碍的病理生理机制可以帮助我们更好地认识疾病，为疾病的治疗提供理论依据，以取得更好的治疗效果，甚至找出可靠的提示良好结果的预测因素。

一、患者选择

在决定对肌张力障碍患者是否实施 DBS 治疗时，许多因素需要考虑。已有的强有力的证据表明 DBS 治疗原发性全身型、节段型以及颈部肌张力障碍疗效显著，对迟发性肌张力障碍、颅面肌张力障碍、肌阵挛肌张力障碍、帕金森病关期肌张力障碍及书写痉挛也有效，对继发性肌张力障碍效果较差。因此，对药物难治的原发性肌张力障碍患者，应考虑DBS治疗。想要实施DBS手术的外科医生需要熟悉肌张力障碍的诊断及分型，以确保选择了恰当的病人并使其能从治疗中受益。

2003年，美国FDA批准将DBS用于慢性药物难治性原发性肌张力障碍患者的人道主义豁免。FDA要求这些患者既不能有明显的大脑结构破坏（需要头颅CT或MRI确认），也不能有中枢神经系统感染、中毒、代谢异常、缺氧、围生期损伤或颅脑损伤等病史，因为所有这些因素都可能指向继发性肌张力障碍或肌张力障碍叠加综合征。有报告显示DYT1阳性的患者DBS治疗效果可能更好，虽然在这一点上尚未获得统一意见，但推荐适合的患者行DYT1基因突变检测。

此外，疾病的临床特征也是需要考虑的因素，如病情严重程度、发病年龄、病程等。现有证据表明，年龄本身不应作为DBS治疗的纳入或排除标准，儿童和成人都能从中获益。虽然病程和年龄是否能作为预后的独立预测因子尚有争议，但任何进展性的全身型肌张力障碍患者的DBS手术均应在骨骼固定畸形等不可逆损伤前进行，以获得更好的功能改善。对于老年患者在评估风险获益时，应考虑并发症如高血压、认知受损等。对所有患者，术前检查推荐筛查精神疾病，包括抑郁和自杀倾向。严重的精神疾患应作为DBS的禁忌证之一。原发性肌张力障碍患者基底节区的微小结构病变不应视为手术的禁忌证。另外，部分肌张力障碍患者有自发缓解的可能，但目前尚无足够证据表明肌张力障碍的自发缓解现象可长期持续存在，且即便自发缓解也可复发并不再缓解。因此一旦肌张力障碍的诊断明确，而药物难以达到满意疗效时应考虑DBS治疗。更为重要的是，临床医生要确定手术可能解决的目标症状是病人致残的主要原因，且需要就手术可能实现的目标与患者的期望值达成一致。

二、治疗靶点

目前，GPi是DBS治疗肌张力障碍的首选靶点。在诸多的肌张力障碍病理生理机制的阐述中，结合临床实践，较有说服力的假说认为肌张力障碍是由于包括脑干、脊髓、基底节、感觉运动皮质在内的中枢神经系统功能失去抑制导致机体的过度运动，其中基底节的传出异常是主要原因。肌张力障碍患者的电生理研究发现GPe和GPi平均放电频率变低（相对于帕金森病患者），提示直接（纹状体-GPi）和间接（纹状体-GPe-GPi）通路均过度活跃，与FDG-PET研究认为直接通路过度活跃的结果一致，这为治疗肌张力障碍提供了理论基础。GPi-DBS可能通过中断GPi的异常电活动模式和降低肌张力障碍特有的皮质过度活动而发挥疗效。

此外，STN也逐渐成为DBS治疗肌张力障碍可选择的靶点之一。有研究发现，在原发性肌张力障碍患者中STN神经元放电呈现出显著的爆破和振荡放电特征，与在帕金森病患者中表现十分相似，这为STN干预治疗肌张力障碍提供了生理学依据。另外，临床实践中发现STN-DBS能明显减轻帕金森病异动症，而异动症被认为是某种形式的肌张力障碍。因此一些学者尝试选择STN作为肌张力障碍的治疗靶点，同时可以结合在STN-DBS治疗帕金森病中所获得经验，并试图比较GPi-DBS和STN-DBS的疗效。研究显示，GPi-DBS已经在原发性全身型肌张力障碍、颈部肌张力障碍、迟发型肌张力障碍，甚至一些继发性肌张力障碍中显示出较好的疗效。相对而言，STN-DBS治疗肌张力障碍尚需更多的证据和支持。

三、手术方法

（一）术前准备常规

术前检查包括实验室检查、心电图、胸部平片等不再详述，要求检查合格。为减少颅内出血的风险，术前需要停用维生素 E 及阿司匹林至少 2 周。抗血小板药物及华法林也需要停用。抗胆碱能药物、苯二氮䓬类药物、巴氯芬手术当日早上停用，以免影响术中 MER。如果持续的扭转和姿势异常可能导致无法在清醒状态下手术，可准备右美托咪定术中镇静处理。另外，需要全身麻醉才能完成手术的情况也不少见。预防性抗菌药物在手术前 30 分钟静脉给予，以确保在植入过程中能达到有效血药浓度。

（二）安装头架

安装头架可能是整个手术过程中最易忽略的环节。头架安装适当将极大地简化靶点调整并使手术路径角度标准化。常用的头架有 LEKSELL（瑞典）和 CRW（美国）两种，国产头架有安科 ASA-602S 等。头架安装要求基环与连合间线（intercommissural line，IC）即脑立体定向定位标准线平行。这样，轴位靶点定位图像与 IC 平片共面。头架使用耳棒辅助安装以便于调整左右及水平位置。最好使用最靠近基环的耳棒洞，这样能提升头架使其与肩部之间的空间增大，使得显影框架或适配器更好的容于 MRI 扫描线圈，同时可预留足够的面部空间确保可能需要全身麻醉的情况下使用氧气面罩。适配器应使头架垂直轴与轴位扫描平面成正交直角，以确保获取的影像在轴位上水平一致。固定头钉的长度最好不要超过定位框的边缘，这样头架能与扫描线圈良好适配。

（三）解剖定位

根据手术条件及选择的靶点不同可以采用不同的定位扫描，以下方法均以 GPi-DBS 为例进行说明，STN-DBS 可参考脑深部电刺激治疗帕金森病相关章节。直接定位可采用轴位和冠状位的 T_1 加权序列磁共振进行解剖定位。当然还有其他的扫描序列可供选择，根据个人经验和偏好使用。为了达到轴位靶点影像足够的分辨率，同时又尽可能减少垂直轴（深度）的定位误差，我们一般采用 2mm 厚度，0 间距扫描。另外，额外的影像比如增强 T_1 加权序列、3D BRAVO 和 CT 相结合的影像融合可以为手术定位带来更多益处，值得推荐。增强 T_1 加权序列可通过突出皮质静脉来帮助选择安全入点，3D BRAVO 序列结合神经导航系统可以通过确定脑回的位置以避开经脑沟穿刺，CT 能提供几何上最精确的影像来进行基点注册。图像数据可通过内部网络或 CD 传输到装有立体定向手术计划系统或定位软件如 SurgiPlan 或 Framelink 等的独立工作站或导航系统。当不同影像融合完毕及基点注册完成后，需要确定前连合和后连合（anterior and posterior commissure，AC/PC）位置及中线上的三个点，软件会通过这些点重新转换图像与联合间面呈正交垂直。这样，目标靶点的相对位置才能确定下来。AC/PC 坐标被推算出来后，连合中间点（midcommissural point，MCP）的坐标被计算出来。GPi 定位通常位于 MCP 旁 19~21mm，前 2~3mm，下约 4mm，当然存在个体差异（图 11-3）。我们倾向于靶点位于视束上侧方 2~3mm，中线旁 19~21mm。当靶点确定后，预定路径将通过选定合适的入点而确定。一般要求前后角为 AP 面水平向上 60°~65°，中间-外侧角为垂直方向 0°~5°，这样以避开侧脑室，同时能简化术中采用 MER 数据的描绘分析。最好通过脑回入脑，避免损伤脑沟静脉。手术计划系统能提供预定路径的虚拟眼观（eye view）功能，能极大地帮助我们选择一个安全入点。

在入点确定后，系统能自动计算出在头架上的角度。

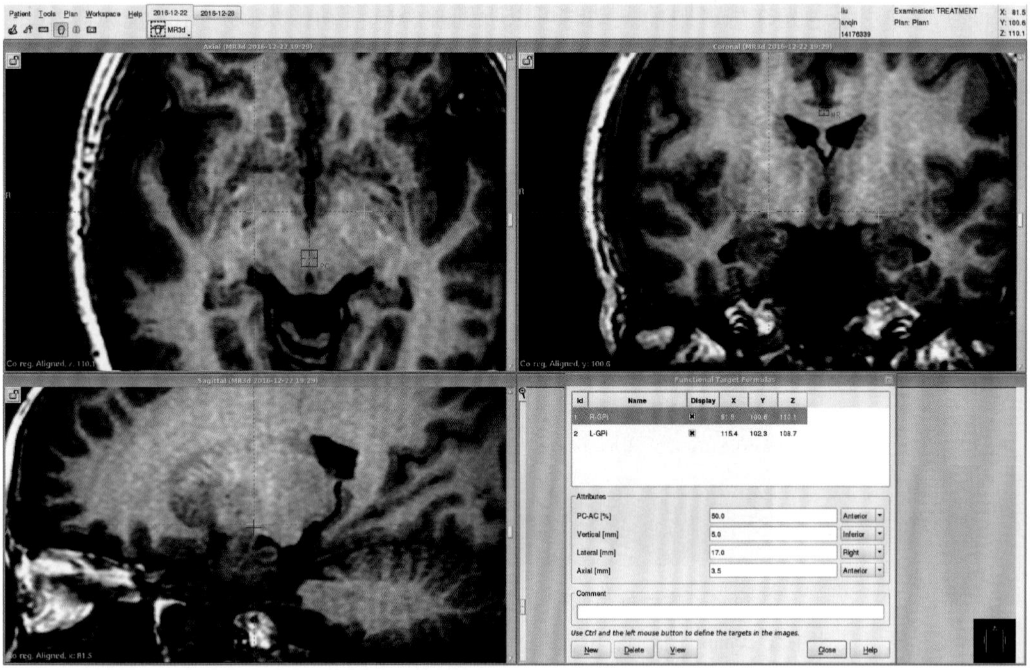

图 11-3 SurgiPlan 手术计划系统下 GPi 靶点解剖定位

（四）体位及切口

病人仰卧于手术床上并适度抬高头位，使额部骨孔位置抬高以尽量减少脑脊液丢失。术中病人收缩血压应控制在 100~140mmHg 以减少颅内出血风险。完成常规消毒、铺单工作后，在头架上设定坐标及安装操作弧弓。通过一个探针按照计算出的角度确定预定路径上的额部切口中心位置。入点一般在冠状缝前，中线旁开 2~3cm。切皮前以利多卡因混合肾上腺素做局部浸润麻醉。做深至帽状腱膜的弧形切口，以双极电凝及头皮夹止血。再以探针确定骨面上路径入点位置，以此作 14mm 颅骨钻孔。骨蜡或电凝止血后十字切开硬脑膜。软脑膜轻柔电凝并锐性切开，使穿刺导管能轻柔地插入脑组织。移除导管针，检查有无出血，再置入内导管。微电极通过内导管插入并与记录装置连接。所有无关电气设备如无影灯关闭以尽可能减少对术中 MER 的干扰。

（五）生理定位

MER 能帮助我们描绘电极植入路径上特定结构的边界和宽度，且能精确到 0.1mm，帮助我们更精确的定位。记录路径从壳核开始，在预定靶点的上前方 20mm 位置。电极的推进采用机械化的微型推进装置，深度及细胞放电特征都能被详细记录。除了单个细胞，背景活动的显著改变也被记录，安静区域意味着通过分隔神经核团的白质区域。这对肌张力障碍特别重要，因为 GPe 和 GPi 的放电频率差异没有在帕金森病中那么显著。综合考虑这些数据，才能描绘所遇到结构的边缘及范围。每条路径上的数据都描绘在 Schaltenbrand-Wahren 图谱上距中线 20mm 带有测量标尺的矢状位图上以便分析（图 11-4）。能接受的典型植入路径应包括 3~4mm 跨度的 GPe 和至少 7mm 的 GPi。GPi 细胞出现对应于主动或被动活动的放电模式改变证实路径通过 GPi 的感觉运动亚区。离开 GPi 以背景活动的急剧下降为特征。在 GPi 的腹侧 2~3mm 可能会遇到视束，展示出的背景活动就像轻柔的瀑布声，当房间变暗并用手电光在患者眼前晃动时可以听到神经电活动像疾风一样。视束较小并位于 GPi 后外侧的下方，因此识别视束可以帮助确认路径及靶点位置的准确性，但这并不是绝对的。

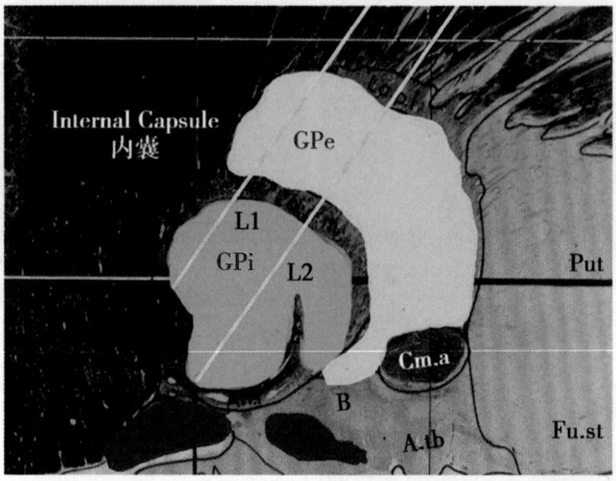

图 11-4 苍白球内侧部（GPi）电极植入路径示意图

距中线 20mm 矢状面，电极 L1 的位置偏后，L2 位置较为理想，Ⅱ为视神经［（修改自 Schaltenbrand-Wahre 图谱（1977）］

（六）镇静状态下微电极记录

最理想的情况是在清醒状态下植入电极并进行 MER。然而，对于扭转痉挛的患者特别是儿童而言很难做到。基于肌张力障碍异常姿势、扭转运动这些特征，想要患者在长时间的手术过程中安静地躺着几乎不可能。过去，当患者无法耐受清醒手术时，人们尝试使用低剂量的异丙酚镇静，但低剂量的异丙酚也能明显降低记录信号的质量。后来更换为右美托咪定镇静，不像异丙酚那样严重影响记录信号，使它成为目前微电极引导的 DBS 手术中清醒镇静的最佳选择。于是，在手术开始时给予右美托咪定镇静，在植入微电极后即可停止给药，患者能逐渐恢复意识并配合微电极记录。然而，更多的情况可能是需要全身麻醉才能完成手术，这样记录的信号质量会受到较大影响，给准确定位带来困难。

（七）植入电极和测试刺激电极

通过预定路径插入，且最深的触点位于 GPi 的下缘。通常使用触点长 1.5mm，触点间距 1.5mm 的电极。微型推进器装有内外导向套管，内导管适配微电极，外导管适配 DBS 电极。这种设计允许在目标靶点被生理确认后马上植入 DBS 电极，而不需要额外的穿刺，减少出血风险的同时提高了手术效率。MER 完成后，退出记录电极和内导管，留下外导管以植入 DBS 电极。术中可采用 C 形臂机验证电极位置。环形和十字刻度板附于头架上，C 形臂机和手术台摆放妥当使其可以产生以靶点为中心的纯侧位照相。预期的靶点位置图像传输到显示屏上，后续电极植入过程中的图像可与之比较，看电极是否径直的到达预期靶点。目前，术中 MRI 提供了更直观、更准确的电极位置信息，确保电极位置准确可靠。在电极固定以前，需要测试电刺激反应。与帕金森病不同，肌张力障碍对刺激的反应几乎都不是即时出现的，因此术中刺激的目的更多的在于测试不良反应。测试参数可以设为脉宽 60μs，频率 130Hz，电压从 0~4V 逐渐增加，逐一测试每个触点的反应。术中刺激没有表现出症状改善不能认为电极位置不准。如果术中 MER 记录到的数据典型而刺激电压达到 4V 都没有不良反应的话，应该确信电极位置良好。出现持续的对侧半边身体或面部肌肉抽动表明电极位置可能偏后或偏内，影响到内囊神经纤维；对侧视觉区域出现闪光光感表明电极位置过深；刺激位于 GPi 感觉运动亚区可能出现短暂感觉异常，然而在较低刺激幅度下出现持续的感觉异常表明电极位置偏后过多，影响到内囊后肢的丘脑皮质投射。出现这些不良反应中的任何一项，都应对电极位置进行调整。然而，我们还需考虑到，即使是调整到正确的位置，之前形成的通道内的脑脊液或水肿液能形成电流槽而产生持续的不良反应。所以，当确定微电极的位置而刺激电极产生不良反应时，可以将电极往相应的方向上移动 2mm，而切忌过多的调整。

（八）电极固定

目前，电极多是通过各种设计相似的锁定装置固定的，确保电极植入后位置不发生变化。颅外部分电极环绕在皮下电极锁周围。切口用抗生素生理盐水溶液冲洗，逐层缝合。

（九）脉冲发生器植入

卸下头架，IPG 在全身麻醉下植入。患者取仰卧位，头枕头圈。在同侧肩胛骨下方放置肩垫，头转向对侧，以伸展颈部，为穿过延伸导线提供一个较直的通道。在锁骨下方 2~3cm平行位置作 6~7cm 切口，应用单极电凝和钝性分离建立一个深至胸肌筋膜表面的皮下囊袋，用抗生素纱布填塞。之后在耳后至头侧项线做一小切口。最后打开头盖切口找出 DBS 电极颅外端。延伸导线通过穿通杆从胸部切口穿至耳后切口。保护套先套在电极上，电极自由端插入延伸导线近端。在电极插入连接器之前需要保持触点干燥并且擦净血迹，否则可能导致短路。旋紧螺丝固定连接，再将保护套筒套在连接器上，以丝线将连接器两端绑紧防止液体进入连接器。延伸导线的尾端与 IPG 相连并旋紧螺丝。取出纱布，将 IPG 置入皮下囊袋内，印刷面朝上，测试连接通畅且电阻值在正常范围内后分层缝合切口。

（十）术后管理

术后第一晚需要严密监护，保持收缩压在 100~140mmHg 以防止出血。术后 CT 或 MRI 确认没有颅内出血，患者也没有神经系统方面的症状，可以逐渐正常饮食。术后应用抗生素预防感染治疗不超过 24 小时。注意换药观察切口防止感染。如术前有口服药物控制症状术后继续服用。一般术后 4 周开机调控，也有主张适当提早开机时间。

四、刺激参数设置

DBS 参数的设置在不同的中心可能都不尽相同。大多数开放性研究显示 GPi-DBS 治疗肌张力障碍的参数设置：脉宽 90~210μs，频率 130~185Hz，电压 1.5~5.0V，其中脉宽 210μs，频率 130Hz 较常用。另外，在个别病例中可能使用非常规的参数，有报告脉宽设置高达 450μs 的情况。在 SPIDY 对照研究中，术后 1 年时频率为 100~185Hz，平均电压（3.7±1.0）V，脉宽（139±130）μs；3 年时频率 100~185Hz，平均电压（3.8±0.7）V，脉宽（127±107）μs，参数变化不大。初始刺激时，推荐采用单极刺激（1 个触点），频率 130Hz，脉宽 120μs，电压根据情况从低到高逐渐调整。后续根据症状改善情况可以设置为两个触点。一般在刺激 1 年以后，参数很少或不需要进一步调整。

不同频率、脉宽的作用仍未取得一致结论。有个案报告称相对低频率电刺激可能更好地改善肌张力障碍症状。作者使用腹侧触点及常规的刺激参数（频率 130Hz 或更高）出现与内囊有关的不良反应，而选用背侧触点效果又不满意。通过降低刺激频率到 80Hz 并使用腹侧触点，病人经历了戏剧性的持续功能改善，而降低刺激频率为 60Hz 时症状恶化。对于这一现象，目前尚没有对照试验来证实。一项随机盲法试验研究频率对 DBS 治疗原发性肌张力障碍疗效的影响，结果显示在 130Hz 时患者肌张力障碍症状严重程度平均改善了 43%，生活质量平均提高了 60%，而更高的频率 180Hz 和 250Hz 效果进一步提高，而低频（50Hz）刺激时明显变差。SPIDY 研究中，他们分析不同脉宽下苍白球电刺激治疗肌张力障碍的疗效，设置了短（60~90μs），中等（120~150μs）和长（450μs）3 种不同时长的脉宽，结果显示短脉宽刺激和长脉宽一样有效。短脉宽刺激对于延长 IPG 使用寿命将起到非常重要的作用。虽然随着可充电式神经刺激器的使用这种获益看起来逐渐失去意义，但使用短脉宽可能使得与电流播散有关的不良事件更少，增宽疗效与不良反应之间的治疗窗。STN-DBS 治疗原发性肌张力障碍的参数设置与 GPi-DBS 类似。同样有研究指出 STN-DBS 治疗原发性肌张力障碍时高频（130Hz）电刺激比低频（60Hz）电刺激疗效更好。

总之，DBS 治疗肌张力障碍的刺激参数设置并不像帕金森病那样容易，需要进一步探索和更多的尝试。另外，需要指出的是，DBS 治疗肌张力障碍的效果往往不是即时出现的，通常需要观察一段时间，因此频繁的更换刺激参数并不值得推荐。当然，在选择触点时，通常选择位于 GPi 的腹侧触点，因为背侧的触点通常可能位于 GPe（苍白球外侧部）。部分患者无论怎样调整参数，仅有很少效果或者无效，甚至肌张力障碍与术前相比加剧。对于严重肌张力障碍患者需要严密观察，增加随访次数，以观察效果及调整刺激参数。

第三节　脑深部电刺激治疗效果

一、疗 效 评 价

评价的内容包括肌张力障碍的严重程度、运动形式以及对日常生活质量的影响等，旨在为治疗后评估提供一个基线参考。评价的质量和准确度以及评价工具的选择至关重要，这直接影响到术后治疗效果的评估。用精确的工具来评定好转或恶化对评估患者的状态以及治疗后的结果十分重要。

多种因素影响肌张力障碍的疗效评估：①肌张力障碍及其功能影响很难量化，且一些临床研究采用的量表未经恰当评估或验证；②肌张力障碍是一种综合征，不同病因、身体累及部位及临床表现的异质性导致残疾各不相同；③即使大多数自行缓解是短暂性的，仍有约 15%的患者可能自行缓解；④绝大多数肌张力障碍的治疗性试验设计不是双盲、对照的。许多研究即使进行了很好的设计和对照，但样本量过小，结果证据不够充分，尤其考虑到安慰剂效应。

目前，已有多个不同的评定量表用于评价肌张力障碍治疗的有效性。全身型肌张力障碍最常用的量表是 Burke-Fahn-Marsden 肌张力障碍评定量表（Burke-Fahn-Marsden dystonia rating scale，BFMDRS）。BFM 量表包括两部分：基于运动检查的运动评分（0~120 分）和基于患者自述的反映日常生活能力的残疾评分（0~30 分）。BFM 量表已经显示出良好的一致性、准确性和可靠性。虽然该量表是为评价全身型肌张力障碍而设计的，但同时也被用于节段型肌张力障碍。另一常用于评价全身型肌张力障碍的量表是统一肌张力障碍量表（Unified Dystonia Rating Scale，UDRS）。颈部肌张力障碍多采用西多伦多痉挛性斜颈评定量表（Toronto Western Spasmodic Torticollis Rating Scale，TWSTRS）。TWSTRS 由 3 个部分组成：严重程度（0~35 分），残疾程度（0~30 分），疼痛（0~20 分）。此外还有颈部肌张力障碍影响量表（Cervical Dystonia Impact Scale，CDIP-58）被推荐使用。

另外，评估生活质量、神经心理状况和情绪等也是评价手术结果和安全性的一个重要组成部分。评价生活质量常用的量表有简明健康调查问卷（The Medical Outcomes Study 36-Item Short-Form Health Survey，SF-36）和欧洲五维健康量表（EuroQol-5 Dimension，EQ-5D），两个量表都有相应的中文版本。SF-36 量表是国际上普遍认可的生活质量测评工具，它评价健康相关生活质量的 8 个方面：生理功能、生理职能、躯体疼痛、总体健康、活力、社会功能、情感职能、精神健康。EQ-5D 作为一种多维健康相关生存质量测量方法在全世界范围得到广泛的应用，但在中国应用较少。EQ-5D 可分为健康描述系统和 VAS 两个部分。健康描述系统包括 5 个维度：行动能力、自我照顾能力、日常生活能力、疼痛或不适、焦虑或抑郁；VAS 是一个长 20cm 的垂直视觉刻度尺，顶端为 100 分代表“心目中最好的健康状况”，底端为 0 分代表“心目中最差的健康状况”。评价认知的量表常用简易精神智能状态量表（Minimum Mental State Examination，MMSE）。

二、苍白球内侧部脑深部电刺激的疗效

自从 Coubes 报告了第一例通过双侧 GPi 电刺激治疗严重早发型全身型肌张力障碍患者取得戏剧性效果的临床病例后，至今已有近 100 篇论文讨论 DBS 治疗肌张力障碍的作用。这包括病例报告以及小样本的原发性肌张力障碍数据（DYT1 阳性或阴性），甚至一些继发性肌张力障碍。大多数结果显示有效，BFM 运动评分改善率甚至超过 90%，而少部分患者仅有很少或根本没有改善。Ostrem 和 Starr 回顾总结了 DBS 治疗肌张力障碍的疗效，他们统计分析了 2008 年以前公开发表的病例数在 5 例以上的 GPi-DBS 治疗肌张力障碍临床结果的文献，报告原发性全身型肌张力障碍 249 例。几乎所有的研究都显示 DBS 治疗有效，但结果差异较大，BFM 运动评分改善率从 21%~95%不等，多数在 60%~70%之间，且多数病例都是小样本、开放性研究。其中最大的一组病例来自于 Coubes，报告原发性全身性肌张力障碍 31 例，包括儿童和成人，DYT1+17 例，DYT1−14 例。经过 2 年的治疗，与术前相比 BFM 运动评分平均降低了 79%，残疾评分平均降低了 65%。尽管之前的印象中 DYT1 阳性患者能获得更好的结果，但该研究显示 DYT1 基因阳性或阴性患者之间运动和残疾评分的改善程度并没有显著差异。此外，研究还显示虽然儿童起病的肌张力障碍 BFM 运动评分改善情况较成人略好，但在残疾程度改善上并没有显著差异。

对原发性肌张力障碍的临床疗效评估，两项欧洲的多中心前瞻性随机双盲对照研究结果最为重要。第一项研究包含 22 例原发性全身型肌张力障碍（PGD）患者，评估患者术前及术后 3 个月、6 个月、12 个月时的病情严重程度，在 3 个月时进行电刺激的双盲试验，同时评估患者基线和 12 个月时的生活质量、认知及情绪改变。结果肌张力障碍运动评分从基线时的 46. 3±21. 3 逐渐下降到 12 个月时的 21. 0±14. 1，残疾评分从 11. 6±5. 5 下

降到6.5±4.9，总体平均改善率为51%。有14例患者在12个月时改善率超过50%，有7例超过75%。与基线相比，运动评分在3个月时明显改善且能保持稳定至12个月，仅面部、言语及吞咽没有明显改善；残疾评分在3个月明显改善并持续至12个月，包括穿衣、吃饭、行走、卫生、书写等。生活质量的改善尤其是一般健康和躯体功能随着肌张力障碍残疾的减轻明显改善，而情绪和认知方面没有明显改变，这与其他一些研究结果一致。在第3个月的双盲评估中，刺激开状态下的肌张力障碍运动评分明显好于刺激关状态，证实了DBS的有效作用。尽管大多数患者的症状能得到改善，但仍有一些例外，该研究中有4例患者症状改善很少或根本没有改善。3年随访结果显示，BFM运动评分平均改善率从1年期的51%进一步提高到3年期的58%；生活质量（SF-36）的改善与1年时相似；相对于基线和1年期评价，认知和情绪在术后3年没有明显改善，但在概念形成、推理和执行功能方面观察到轻微的改善。在另一项对照研究中，40例原发性全身型或节段型肌张力障碍患者术后被随机分配到刺激组或假刺激组，为期3个月，接着是6个月的开放性研究。3个月的随机试验中，刺激组治疗结果（运动评分改善39.3%，残疾评分改善37.5%，生活质量提高29.8%）显著好于对照组（运动评分改善4.8%，残疾评分改善8.3%，生活质量提高11.4%）；6个月的开放研究显示平均BFM评分降低47.9%。同时结果显示，其中5例DYT1阳性的原发性全身型肌张力障碍患者和13例DYT1阴性患者的运动障碍严重程度的减低并没有显著差异。5年随访结果显示，相对于基线，6个月时平均改善率47.9%，3年时平均改善率61.1%，5年时平均改善率57.8%。由此可见，对于严重的原发性全身或节段型肌张力障碍患者，GPi-DBS治疗能提供长时间的有效治疗且相对安全，但同时我们注意到一些患者的症状可能存在反复。

对药物难治且BoNT治疗失效的原发性颈部肌张力障碍患者，GPi-DBS治疗同样有效。报告以个案和小样本居多，结果显示TWSTRS评分改善率在43%~76%之间。2014年，Jens Volkmann发表了第一个GPi-DBS治疗药物难治性颈部肌张力障碍的随机双盲对照试验结果。研究纳入62例患者，随机分配到刺激组和对照组。3个月时，刺激组TWSTRS评分改善率明显好于对照组，严重程度评分分别降低了26%和6%，残疾评分分别降低了41%和11%；全部达到6个月刺激后，严重程度评分平均降低了28%，残疾评分平均降低了46%，疼痛评分平均降低了51%，Beck抑郁评分降低了20%。尽管观察时间仅为6个月，但却强有力地证明了GPi-DBS治疗颈部肌张力障碍的有效性。一项盲法评价结果证实GPi-DBS治疗原发性颈部肌张力障碍疗效显著并持久。该研究共包含10例患者，前瞻性随访平均7.7年，结果TWSTRS评分平均改善率为46.7%，部分患者受益超过10年。

GPi-DBS治疗颅-颈肌张力障碍（梅杰综合征）也是其在药物及BoNT治疗失败后可供选择的有效方法。目前报告的病例数较少，许多文献都是个案报道以及短期结果。Ostrem报告了当时最大的一组病例，包含6例颅-颈肌张力障碍患者，术后6个月BFMDRS运动评分平均改善了72%，TWSTRS评分改善了54%，但有4例患者出现了DBS引起的其他部位运动障碍。最近一项多中心的回顾性研究向我们展示了GPi-DBS治疗梅杰综合征的远期疗效。研究共纳入12例患者，最长随访期限78个月，短期（3~6个月）疗效BFMDRS评分平均改善率为45%，长期（12~78个月）疗效平均改善率为53%。具体到眼部改善率为38%和47%，口部改善率为50%和56%，言语和咀嚼改善率为44%和64%，这是目前为止病例数最多随访时间最长的一组病例，显示GPi-DBS治疗梅杰综合征安全而且疗效显著并持久。

DBS用于治疗继发性肌张力障碍存在较大争议。继发性肌张力障碍患者运动症状可能更为复杂，且用于DBS治疗的靶点如苍白球多已遭到破坏或损坏，DBS治疗对其运动和功能的改善都难于评估。然而，也有一些文献报告DBS治疗这样的病例的结果，在一些类型的患者中取得一定效果，但多数结果令人失望。就目前有限的数据来看，DBS对其中的迟发性肌张力障碍（tardive dystonia，TD）效果较好。最近一项纳入19例药物难治性TD患者的双盲试验结果显示GPi-DBS术后6个月所有患者锥体外系症状评定量表（Extrapyramidal Symptoms Rating Scale，ESRS）评分改善率均超过40%；12个月时症状持续改善，ESRS评分平均降低了58%（范围：21%~81%）。DBS治疗其他类型继发性肌张力障碍如创伤后、中毒后、脑瘫等也有病例报告，但总体疗效不如在原发性肌张力障碍中那样明显及持久。

视频9 痉挛性斜颈DBS治疗

GPi-DBS治疗痉挛性斜颈病例可见视频9。

三、丘脑底核脑深部电刺激的疗效

GPi-DBS治疗肌张力障碍已显示出良好疗效并获得了广泛的认同，其他靶点如STN也逐渐受到关注。目前STN-DBS治疗肌张力障碍报道较少，多是单中心的开放性研究且病例数有限。从现有的结果来看，STN-DBS治疗肌张力障碍也取得了一些疗效，特别是颈部肌张力障碍效果显著。

应用STN-DBS治疗原发性肌张力障碍，国内中心报告较多。可能是因为国内学者在STN-DBS治疗帕金森病的临床实践中积累了更多的经验，所以对STN保持兴趣。一项包含27例原发性肌张力障碍患者的单中心对照研究结果显示，双侧STN-DBS术后1月、1年、3~10年运动功能平均改善率分别为55%、77%和79%，生活质量得到了持续稳定的改善；另一篇包含15例原发性肌张力障碍患者治疗结果的报告显示，10例患者在术后6个月时改善率超过90%；还有一篇包含8例原发性肌张力障碍患者治疗结果的报告显示，术后6个月平均改善率为75%。

国外关于STN-DBS治疗肌张力障碍的文献报告较少，包括一些曾进行过苍白球切开术的患者，多数能取得疗效。一项包含9例患者的前瞻性研究表明STN-DBS治疗药物难治性颈部肌张力障碍安全有效。术后12个月时TWSTRS总分从基线时的53.1分降至19.6分，改善率为62.9%。生活质量也有所提高，许多术前需要服用止痛药物的患者明显减少了药物用量。术后没有出现严重副反应，但有几个患者出现了抑郁情绪，有3个患者体重增加。作者认为STN-DBS可成为GPi-DBS治疗颈部肌张力障碍的替代选择。

为了比较STN和GPi-DBS治疗原发性全身型肌张力障碍的效果，探索原发性全身型肌张力障碍的最佳刺激靶点，本章作者回顾性分析了本单位2004年12月至2013年4月采用STN-DBS及GPi-DBS治疗的21例PGD患者术后运动功能改善情况。共纳入21例患者，分别于术前、术后电刺激1周，3、6及12个月行BFMDRS运动评分，评估患者的运功功能。21例患者术后1周，3、6及12个月的平均改善率分别为7.1%、31.8%、51.9%、63.8%。行STN电刺激的患者11例，术前及术后12个月BFM量表评分分别为56.9±20.9分和19.7±7.6分，平均改善率为62.4%；行GPi电刺激的10例患者，术前及术后12个月 BFM 量表评分为 60.8±19.3 分和 20.0±8.4 分，平均改善率为 65.2%。不同靶点手术治疗效果差异无统计学意义。

最近发表的一项随机双盲交叉试验结果为 STN-DBS 治疗肌张力障碍提供了更为有力的支持证据。研究纳入 12 例患者，植入双侧 STN 及 GPi 电极，交叉行双侧 STN 或 GPi 刺激各 6 个月，最终结果显示对于 BFM 运动评分的改善 STN 的治疗效果优于 GPi，而对生活质量的改善没有显著差异。作者认为 STN 是易于接受、安全并有较好应用前景的刺激靶点，但同时指出判定二者中的最佳治疗靶点仍需进一步研究。对于这项研究结果，有学者提出了质疑，认为结果中展示的 GPi 电极位置并不准确，因此可能削弱了结论的可信度。但客观地说，GPi 的准确定位更困难，STN 则更容易，因此不能否认 STN-DBS 的治疗效果。如果进一步研究能证实 STN 刺激和 GPi 刺激同样有效的话，STN 的更易于定位的优势可能使它成为治疗肌张力障碍更适合的靶点。

另一篇有意思的报道是，4 例曾接受双侧苍白球切开术的全身型肌张力障碍患者因症状进展而寻求进一步治疗，此时只能选择 STN-DBS，令人惊喜的是所有患者都获得了显著的功能改善，术后 2 年平均 BFMDRS 降低了 65.3%，因此作者认为 STN-DBS 对治疗全身型肌张力障碍可能成为较好的选择。

总的来说，尽管目前 STN-DBS 的研究较少，但已经显示出较好的结果和一些优势，相信会有越来越多的感兴趣的研究者开展 STN-DBS 治疗肌张力障碍的研究，将有更多的数据进一步证实其疗效。

四、结果预测

对于药物难治的肌张力障碍，DBS 手术治疗已经成为最有效的治疗方式，然而改善程度却不尽相同。有没有能够准确判断或预测改善程度的因素存在？或者哪些因素能显著地影响结果？是每个临床医生密切关注的问题。根据经验，能影响治疗结果的因素可能有很多，如治疗方法、疾病特征等。

对于 DBS 治疗肌张力障碍，主要考虑的因素包括患者性别、年龄、病程、肌张力障碍类型、病因、刺激靶点等。为了寻找答案，许多学者做了细致的研究工作。一项纳入 137 例患者的 Meta 分析试图回答这些问题。结果显示，所选择的患者术后平均 BFM 改善率为 51.8%，GPi 电刺激治疗结果显著优于丘脑腹外侧核后部；由于产伤和脑炎导致的肌张力障碍治疗效果最差，而 DYT1 基因阳性或阴性患者之间的结果并没有显著差异；病程与手术结果呈负相关，意味着病程越长，手术效果越差。另外一项研究纳入了 40 例 PGD 患者，随访时间 2~8 年，术后 BFM 运动评分和残疾评分平均改善率分别为 71.5%和 59.1%。结果显示术前 BFM 评分、手术年龄、GPi 体积与手术结果显著相关，而发病年龄与性别对结果无明显影响。还有一项研究纳入连续 39 例原发性肌张力障碍患者，结果显示合并固定骨骼畸形的患者结果明显较差；尽管年龄和病程与手术结果均显示出相关性，但通过多元线性回归分析，仅有病程与手术结果显著相关，其他临床特征如发病年龄、手术年龄、疾病严重程度、DYT1 状态等均不能预测结果。有作者将年龄和病程作为整体分层分析，结果显示年龄较小（<27 岁）且病程较短（≤17 年）的患者获益更多且效果出现更快。由此可见，对于原发性肌张力障碍，许多结果都直接或间接的表明病程可能是预测 DBS 治疗结果的最好预测因子，而其他因素如 DYT1 状态、年龄等的作用却未得到统一结果。有

作者分析 DBS 治疗原发性颈部肌张力障碍的预测因素，纳入 28 例患者，平均随访 33 个月，TWSTRS 评分总分及严重程度评分均显著改善（分别改善了 55.6%和 50.8%），但并没有发现预测明确的预测因素，包括年龄、病程、基线水平、手术时间等因子与结果均没有显著相关。

可能是因为病例数有限且临床表现多样，对于影响 DBS 治疗肌张力障碍结果的因素难以得到正确的评估，更难于取得一致结论。到目前为止，尽管在治疗上已取得明显疗效，但仍缺少可靠的用于预测疗效及获益时长的评价工具。由此我们认为，对于原发性药物难治性肌张力障碍，均可作为 DBS 治疗的适应证。病程越短的患者可能得到更好的预期疗效，手术应在骨骼固定畸形发生之前进行，越早手术获益越多。患者年龄、发病年龄、DYT1 状态、病情严重程度等均没有确切的预测价值，无须过多考虑。

五、并发症及不良反应

DBS 疗法非破坏性、可逆、可调的优势早已被临床医生和患者所熟知，但手术并非没有风险。从回顾性研究来看，总体风险较小，特别随着手术操作技术的进步和神经导航及定位技术的发展，这种风险变得更小。目前，DBS 手术相关的各类不良事件总体发生率在 10%~15%之间。主要风险来自以下几方面：①手术相关并发症；②硬件相关不良事件；③刺激相关并发症。

手术相关并发症与其他神经外科手术类似，主要包括出血、感染、脑梗死、癫痫、静脉血栓、吸入性肺炎等。DBS 手术最严重的潜在并发症是颅内出血，常见的是皮层或硬脑膜下出血，发生率在 1%~4%，虽然出现症状的相对较少，但一旦出现则可能后果严重。因此，手术时选择电极穿刺入点以避开脑沟和皮层静脉就显得尤为重要，具体细节在前面内容和本书其他章节均有所讨论。另外，继发于脑梗死的永久性神经功能缺失偶有提及。围术期死亡率一般在 2%以内，常见的死亡原因有深静脉血栓、吸入性肺炎等。

硬件相关不良事件并不少见，如导线断裂、电极移位以及感染或皮肤破溃等，在早期接受该疗法的患者中最多占到 25%。在肌张力障碍患者中发生导线断裂的风险相对其他运动障碍疾病更高，可能与持久的异常颈部和躯体扭转运动有关，这导致对电极和延伸导线连接器的持续机械牵拉。因此保护好电极显得极其重要，因为电极非常脆弱，一旦发生断裂，更换电极比更换延伸导线更加困难且风险更高。感染几乎总是局部的，在头皮切口或刺激器囊袋。颅内感染极其罕见，但也有继发脑脓肿这样的严重事件发生。植入物感染或皮肤破溃导致设备移除是 DBS 手术最令人遗憾的事件之一，数据显示约有 5%的发生率。感染的组件需要及时取出。有建议在组件去除后给予静脉抗菌治疗 4~6 周，且在完全抗菌治疗结束后至少 1 月内避免再次植入组件，以确保感染不会复发。在 SPIDY 研究中，22 例患者有 1 例患者因为感染移除了刺激装置，2 例患者出现导线断裂。在第二个对照研究中，40 例患者中发生 2 例导线断裂和 4 例感染，最终 1 例移除了刺激装置。

刺激相关并发症大多是可逆的，与电流扩散到相邻结构如内囊或视束有关。最常见的 GPi-DBS 刺激相关副反应是构音障碍和发声困难，其他的刺激相关副反应报告罕见。一般通过调整刺激参数或更换触点来缓解。慢性 GPi 电刺激对患者精神、认知等方面的影响报告较少，一般认为几乎没有影响。有个别测评显示持续注意力可能变差，不会出现焦虑、抑郁、淡漠等情绪改变。一项前瞻性研究结果也支持这种观点。该研究纳入 57 例患者评价 GPi-DBS 对肌张力障碍患者精神方面的影响，分为情绪、焦虑、成瘾、强迫及精神病 5 类。术前在 25 例患者中诊断出 37 项精神障碍。术后平均随访 24 个月，结果显示总体变化不明显，27 项精神障碍无变化，10 项精神障碍得到缓解，另外新出现 4 项精神障碍。因此，虽然总体上 GPi-DBS 术后肌张力障碍患者的精神状况能保持稳定，但因肌张力障碍患者中精神障碍发病率较高，建议对患者的精神状况在术前术后均应进行认真评估。另外，STN-BDS 术后可能出现体重增加的现象。

总的来说，各种不良事件时有发生，虽然永久性的并发症罕见，但一些并发症一旦出现，处理起来可能非常棘手，如局部感染或皮肤破溃导致的移除装置可能造成症状的反复并带来更多的经济负担。为了预防和及时处理并发症，需要对肌张力障碍患者进行密切的观察和随访。

第四节 典型病例

患者，女性，年龄 10 岁，病程 4 年。临床表现为四肢肌张力增高、肢体扭曲。发病初期口服苯海索治疗有效，约 1 年后疗效明显减退并逐渐消失，四肢扭转症状加重。

查体：意识清楚，应答切题，发音异常，言语不清。肢体运动姿势异常。右手不能持物。坐位起立困难，卧床坐起困难。步态不稳，易倾倒，躯体扭曲倾斜。BFM 运动评分 80. 5 分，残疾评分 22 分。

手术：分期手术。一期全身麻醉下双侧 STN 植入电极，体外测试 1 周；二期全身麻醉下植入神经刺激器。

刺激参数：左侧，0-，C+，脉宽 60μs，频率 130Hz，电压 2. 4V；右侧，5-，C+，脉宽 60μs，频率 130Hz，电压 2. 5v。

效果：术后 3 个月：右手能握笔写字，能手持水杯喝水，基本独立行走，不需要帮助。BFM 运动评分 17 分，残疾评分 9 分；术后 1 年：正常书写，独立稳健行走，转身自如。BFM 运动评分 5 分，残疾评分 2 分；术后 2 年：行动自如，正常书写，行走时左上肢可见轻微扭转动作，效果持续稳定。BFM 运动评分 10 分，残疾评分 2 分。

视频 10 扭转痉挛 DBS 治疗病例

患者症状及治疗后改善情况可见视频 10。

第五节 总结与展望

总的来说，关于 DBS 治疗原发性全身型肌张力障碍可简要总结如下：1. 到目前为止，GPi 是治疗肌张力障碍的首选靶点，其他靶点尚需更多研究；2. 基于大量的研究结果，平均 50%的肌张力障碍严重程度和残疾程度改善是可期望的（改善率>90%的患者以及很少或根本没有改善的患者均是少数）；3. 肌张力障碍的严重程度、残疾程度和生活质量一般能同时得到相应的改善；4. 疗效可能会持续至少 3~5 年，更长期的效果需要进一步观察；5. DBS 能带来良好的风险-效益比率，对情绪或认知不会产生有害影响，但也不会改善患者原有的情绪或认知状况；6. 尚无确切的预测因素来预测手术效果，包括年龄、性别、病程、术前 BFM 分数、DYT 分型等。当然，现有研究结果可能因为样本数量太少而缺乏说服力。因此，尽管DBS治疗肌张力障碍已经取得一些疗效，但仍有许多值得进一步研究的地方。

目前来看，在患者的选择方面可能相对容易，比如原发性全身型肌张力障碍、颈部肌张力障碍、迟发性肌张力障碍等，但对于可能取得的疗效依然缺乏有效的预测因素。虽然近年来在这方面做出了很多努力，但要想获得更可靠的预测因子来帮助我们选择最适合DBS治疗的患者并且取得良好疗效，尚需更多的研究及数据。GPi-DBS的长期疗效及安全性已经得到了广泛认可，但一些戏剧性的结果仅仅是少数，大部分患者疗效一般，这种差异的原因值得我们进一步研究探讨，其疗效能否进一步提高？目前主要的替代靶点STN已经在颈部肌张力障碍中取得显著疗效，但其远期疗效及副反应等需要进一步观察。

（李嘉明　王学廉　曾　山）

参考文献

1. 中华医学会神经病学分会帕金森病及运动障碍学组. 肌张力障碍诊断与治疗指南. 中华神经科杂志，2008，41（8）：570-573.
2. Albanese A，Asmus F，Bhatia KP，et al. EFNS guidelines on diagnosis and treatment of primary dystonias. Eur J Neurol. 2011 Jan；18（1）：5-18.
3. Vidailhet M，Jutras MF，Grabli D，et al. Deep brain stimulation for dystonia. J Neurol Neurosurg Psychiatry. 2013 Sep；84（9）：1029-1042.
4. Fox MD，Alterman RL. Brain Stimulation for Torsion Dystonia. JAMA Neurol. 2015 Jun；72（6）：713-719.
5. Bronte-Stewart H，Taira T，Valldeoriola F，et al. Inclusion and exclusion criteria for DBS in dystonia. Mov Disord. 2011 Jun；26 Suppl 1：S5-16.
6. Mills KA，Starr PA，Ostrem JL. Neuromodulation for dystonia：target and patient selection. Neurosurg Clin N Am. 2014 Jan；25（1）：59-75.
7. 张弨，张建国，张凯等. 丘脑底核电刺激术治疗原发性肌张力障碍. 中国微侵袭神经外科杂志，2012，17（7）：302-304.
8. Schrock LE，Ostrem JL，Turner RS，et al. The subthalamic nucleus in primary dystonia：single-unit discharge characteristics. J Neurophysiol，2009，102（6）：3740-3752.
9. 李嘉明，李楠，王景等. 不同靶点脑深部电刺激治疗原发性全身性肌张力障碍的疗效. 中华神经外科杂志，2016，32（3）：252-255.
10. Ostrem JL，Markun LC，Glass GA，et al. Effect of frequency on subthalamic nucleus deep brain stimulation in primary dystonia. Parkinsonism Relat Disord. 2014 Apr；20（4）：432-438.
11. Albanese A，Sorbo FD，Comella C，et al. Dystonia rating scales：critique and recommendations. Mov Disord. 2013 Jun 15；28（7）：874-883.
12. Volkmann J，Mueller J，Deuschl G，et al. Pallidal neurostimulation in patients with medication-refractory cervical dystonia：a randomised，sham-controlled trial. Lancet Neurol. 2014 Sep；13（9）：875-884.
13. Walsh RA，Sidiropoulos C，Lozano AM，et al. Bilateral pallidal stimulation in cervical dystonia：blinded evidence of benefit beyond 5 years. Brain. 2013 Mar；136（Pt 3）：761-769.
14. Pouclet-Courtemanche H，Rouaud T，Thobois S，et al. Long-term efficacy and tolerability of bilateral pallidal stimulation to treat tardive dyskinesia. Neurology. 2016 Feb 16；86（7）：651-659.
15. Schjerling L，Hjermind LE，Jespersen B. A randomized double-blind crossover trial comparing subthalamic and pallidal deep brain stimulation for dystonia. J Neurosurg. 2013，119（6）：1537-1545.

16. Fonoff ET, Campos WK, Mandel M, et al. Bilateral subthalamic nucleus stimulation for generalized dystonia after bilateral pallidotomy. Mov Disord. 2012 Oct; 27 (12): 1559-1563.

17. Witt JL, Moro E, Ash RS, et al. Predictive factors of outcome in primary cervical dystonia following pallidal deep brain stimulation. Mov Disord. 2013 Sep; 28 (10): 1451-1455

18. Doshi PK. Long-term surgical and hardware-related complications of deep brain stimulation. Stereotact Funct Neurosurg. 2011; 89 (2): 89-95.

19. Jahanshahi M, Torkamani M, Beigi M, et al. Pallidal stimulation for primary generalised dystonia: effect on cognition, mood and quality of life. J Neurol. 2014 Jan; 261 (1): 164-173.

20. Meoni S, Zurowski M, Lozano AM, et al. Long-term neuropsychiatric outcomes after pallidal stimulation in primary and secondary dystonia. Neurology. 2015 Aug 4; 85 (5): 433-440.

第十二章

脑深部电刺激治疗梅杰综合征

第一节　概　　述

梅杰综合征（Meige syndrome）是1910年由法国神经病学家Henry Meige首先描述并以其名字命名的，以眼睑痉挛-口下颌肌张力障碍为主要症状，属于颅面部局部性肌张力障碍综合征。也有学者认为其属于成人多动症的一种。好发于40~70岁，男：女约为1：3左右，尽管其总体发病率目前国内外还没有确切报道，但近年来研究发现其患病人群呈明显上升趋势。

一、病因和发病机制

梅杰综合征确切的发病机制尚不清楚，现研究认为可能为：

1. 皮层-纹状体-苍白球-丘脑环路功能障碍。

2. 丘脑和基底神经节区的多巴胺能、胆碱能、γ-氨基丁酸能神经元机能紊乱，导致神经递质失衡、受体超敏。

3. 黑质中γ-氨基丁酸能神经元功能障碍使多巴胺能神经元受到的抑制作用减弱。

4. 基底节、中脑、脑桥中某些与眼轮匝肌反射有关的中间神经元过度活化；控制兴奋性和抑制性通路的缺失，最终导致交互肌肉活动和自发运动控制的整合失败。

5. 儿茶酚胺代谢紊乱、自身免疫功能紊乱。

6. 家族遗传因素等情况相关（与CNS中残留有一种纯合的突变基因6-PTS活力有关）。

7. 精神心理因素（55%~80%）。

二、临床分型

（一）Marsdan分型

1. 眼睑痉挛型　表现为双眼睑阵发性不自主紧缩样痉挛性抽动或不自主眨眼。

2. 眼睑痉挛合并口下颌肌张力障碍型　在表现眼睑痉挛的同时，口唇及颌面部肌肉亦呈痉挛性收缩，表现噘嘴、缩唇、张口、伸舌、嘴角及面肌不自主抽动，患者呈怪异表情。

3. 口下颌肌张力障碍型 仅有口唇及颌部肌肉痉挛性抽动。

4. 其他型 国内学者在其基础上增加了一个类型，其他型。在上述3型的基础上合并颈、躯干、肢体肌张力障碍。

（二）根据病因分型

1. 原发性梅杰综合征 病因和病理生理学机制目前还不清楚。

2. 继发性梅杰综合征

（1）心理因素：有研究发现约55%的梅杰综合征患者认为自己存在心理问题，常常与紧张情绪和创伤导致的应激有关。

（2）药物因素：有文献报道奥氮平会引起梅杰综合征，偏执型精神分裂症患者服用奥氮平后出现眼睑障碍、口下颌肌张力异常等症状，而改为苯海索、氯硝西泮后症状消失。与此同时，阿立哌唑也会导致梅杰综合征相关症状，但将药物改为哌罗匹隆后，症状即得到明显改善，因而认为抗精神病药物会触发梅杰综合征。另外，抗组胺药、抗震颤麻痹药也可能引发梅杰综合征，但是如果停用相关药物，症状会迅速得到恢复。

（3）创伤因素：部分数量的梅杰综合征患者与其肌张力障碍部位相关肌肉创伤史有一定关系。比如，口腔外科操作也可以引起梅杰综合征，可能的机制是参差不齐的义齿或者连续多颗拔牙使口腔本体感觉受损，从而导致口下颌肌张力障碍的发生。因此认为头面部创伤包括口腔外科手术等事件可能会触发梅杰综合征。

（4）内分泌因素：内分泌功能失调也可能是梅杰综合征发生的原因之一。

总之，各种原因所导致的脑内神经介质，特别是乙酰胆碱及多巴胺的平衡失调是引起继发性梅杰综合征的病因。

三、临床表现

（一）概述

通常缓慢起病，发病前有单眼或双眼刺激感、眼干、畏光及眨眼频度增加，以后发展成眼睑痉挛。临床表现主要以双侧眼睑痉挛、面部肌张力失调样不自主运动为主要特征。症状在疲劳、日光刺激、注视、紧张时加重，精神集中于非眼睑痉挛的其他事物时减轻，睡眠时消失。部分病例伴有颈部、躯干或中线部位肌肉痉挛性肌张力异常，可引起肌张力障碍部位严重的结构和功能破坏，可导致上睑下垂、睁眼困难、功能性失明、呼吸困难、吞咽困难、痉挛性构音障碍等。

梅杰综合征的特点之一是打哈欠、吃东西、咳嗽、唱歌、弹琴、猜谜、吹口琴、打口笛时可见症状戏剧性减轻，被称为“Tricks 现象”。

（二）受累部位

1. 眼睑受累 轻者可表现为眼部不适、眼干、畏光、瞬目增多，有的被误诊为“结膜炎”；稍重者出现发作性闭目、睁眼困难，严重时可造成功能性失明。

2. 口-下颌受累 表现为不自主张口、闭口、噘嘴、缩唇、咬腮、咬舌、挫牙。

3. 颈部肌肉受累 表现为颈部不适、斜颈、头抖、头后仰、耸肩等，严重者难以维持正常头位。

4. 舌肌受累 表现为舌后缩或伸舌、扭舌等不自主动作或舌根发紧、僵硬。

5. 咽部受累　可出现咽部不适、咳嗽、发音不清、吞咽困难。

6. 额肌受累　出现额头发紧、皱眉。

7. 手足和肢体受累　出现姿势性震颤、书写痉挛、足内翻、不自主抽动。

8. 胸腹部受累　可出现局部不自主抽动，伴发胸闷、憋气。

四、诊断与鉴别诊断

（一）诊断

1. 主要依据眼睑痉挛和（或）口面部肌肉对称性、不规则收缩、Tricks 现象、睡眠时消失等临床特点可诊断本病。

2. 目前尚无能确诊本病的特异性检查。

（二）鉴别诊断

1. 特发性面肌痉挛：面肌痉挛与 Meige 综合征是不同的两种疾病。面肌痉挛表现为阵发性单侧面肌的不自主抽搐，即一种间歇、不随意、不规则的阵发样面部肌肉的收缩。大多数限于一侧，常发于眼睑，可波及面部肌肉，发作严重者终日抽搐不停。常在疲倦、精神紧张、自主运动时加剧。一次抽搐短则数秒，长至十余分钟，间歇期长短不定。不少患者于抽搐时伴有面部轻度疼痛，一些患者可伴有同侧的头痛、耳鸣。双侧面肌痉挛更需要与 Meige 综合征鉴别，一般情况下前者异常肌反应（abnormal muscle response，AMR）呈阳性。

2. 三叉神经痛　三叉神经痛是一种面部阵发性短暂的剧烈疼痛，疼痛严重时可伴有面部肌肉抽搐。虽然梅杰综合征严重的时候也会出现面部疼痛的症状，但是疼痛感较三叉神经痛轻，所以区分三叉神经痛和梅杰综合征相对容易。

3. 布鲁热综合征　布鲁热综合征与梅杰综合征的区别在于，前者有张大口的症状，在张力障碍发作间歇阵发性呼吸深快，同时伴发眼球震颤，其发病部位定位在脑桥。

4. 重症肌无力　梅杰综合征与重症肌无力均有眼睑开合减弱，但后者眼球位置会发生变动，以通过眨眼来纠正肌无力时眼肌的疲劳，同时眨眼时伴随缓慢的扫视。而梅杰综合征由于眼外肌的疲劳导致眨眼这个连带运动，从而导致自发性眼睑痉挛。

5. 抽动秽语综合征　抽动一般首发于面部，表现为眼、面肌迅速、反复不规则的抽动，如眨眼、鼻子抽动、“扮鬼脸”，以后出现其他部位的运动性抽动，如甩头、点头、颈部快速而短促的伸展、耸肩，症状可逐渐向上肢、躯干或下肢发展，出现肢体或躯干短暂的、暴发性的不自主运动，如上肢投掷运动、踢腿、下跪、屈膝、顿足或躯干弯曲、扭转动作等。时常当不自主发声性抽动呈现为咒骂状。易与梅杰综合征鉴别。

6. 干眼症　指任何原因造成的泪液质或量异常或动力学异常，导致泪膜稳定性下降，并伴有眼部不适和（或）眼表组织病变特征的多种疾病的总称。常见症状包括眼睛干涩、容易疲倦、眼痒、有异物感、疼痛灼热感、分泌物黏稠、怕风、畏光、对外界刺激很敏感；有时眼睛太干，基本泪液不足，反射性刺激泪液分泌，造成流泪；较严重者眼睛会红肿、充血、角质化、角膜上皮破坏并会影响视力，不表现为眼部的肌张力障碍。

第二节 脑深部电刺激治疗梅杰综合征

一、治疗方法

目前尚无根治的方法，临床上以对症治疗、提高生活质量为主。治疗方法有口服药物、A 型肉毒素局部注射、手术等。治疗的原则是：先简后繁，有的放矢，安全第一。先药物后手术，先口服后注射，逐步升级，循序渐进。

(一) 内科保守治疗

1. 多巴胺受体拮抗剂 如氟哌啶醇、硫必利、肌苷等。

2. γ-氨基丁酸类药 如阿普唑仑、丙戊酸钠等。

3. 抗胆碱能药 如苯海索等。

4. 安定类药 如地西泮、氯硝西泮等；

5. 抗抑郁药 如阿米替林、阿普仑、舍曲林等；

6. 其他药物 如 GABA 受体激动剂巴氯芬，抗癫痫药物托吡酯、左乙拉西坦等文献报道对部分梅杰综合征患者有效。

总之，抗胆碱药、GABA 增强药、抗癫痫药、抗精神病药、中医中药等对本病都有一定疗效，但多数患者因无法接受药物治疗的副作用而停药，主要是嗜睡、乏力、胃肠道反应等，个别出现神经质样反应。

(二) A 型肉毒素局部注射治疗

肉毒杆菌毒素（botulinum toxin，BTX）也被称为肉毒素或肉毒杆菌素，是由肉毒杆菌在繁殖过程中所产生的一种神经毒素蛋白。根据其抗原性及毒性的差异，可以将 BTX 分为 A，B，C，D，E，F，G7 个类型。局部注射 BTX-A 可与突触前膜内胆碱能内膜蛋白结合，可以有效地抑制钙离子内流而暂时阻断乙酰胆碱的释放，从而明显缓解肌肉麻痹以及局部肌肉的痉挛症状[11]。其疗效的稳定性个体差异比较大，需要周期性注射，A 型肉毒素的注射随着时间的推移，剂量需逐次加大，有些患者还会产生中和抗体，导致治疗抵抗。

(三) 外科手术治疗

1. 脑深部电刺激 最初只是用于帕金森病和特发性震颤的治疗，近几年也才开始将其用于治疗肌张力障碍、抽动-秽语综合征等疾病。梅杰综合征属于颅面部局部性肌张力障碍，国际上治疗多选用苍白球内侧部（GPi）为治疗靶点，文献报道已有 50 余例患者接受了 GPi-DBS 治疗，改善率为 60% ~70%。近几年，有一些中心（尤其国内）也应用 STN 脑深部电刺激术治疗肌张力障碍，术后疗效虽有差异，但多数取得较好的治疗效果。

对于药物治疗无效或疗效较差，或者药物副作用明显，患者症状明显严重影响生活的患者。DBS 手术治疗是一个有益的选择。DBS 具有微创、可逆、可调控、个性化等特征，是一种安全有效副作用较少的疗法。

2. DBS 手术后的程控及患者管理 DBS 术后患者需要开机（首次程控），随着对刺激的耐受需要几次的随访及程控。首次程控时间，一般 4 周左右为宜。程控参数的设置：GPi 电极植入的患者较 STN 电极植入的患者给予的刺激剂量略高，一般选择单极刺激，依据术后影像资料及术中微电极记录、临时刺激测试记录，每侧电极选择 1 或 2 个电极触点作为负极，脉宽 60~120μs，电压 1.5~4.0V，频率 60~185Hz，为临床较常使用。反复程控效果不理想的患者可以尝试变频刺激或其他刺激模式。

患者需了解并认同手术改善率，了解术后生活中的注意事项，随访时间，一般首次程控后症状改善会有波动，需再几次程控，个体间存在差异。偏远地区的患者可以配合使用全程管理网络平台和远程程控的综合方案对患者进行治疗干预。症状改善有限的患者可以配合药物治疗。

3. DBS 的手术并发症

（1）手术相关的并发症：术后早期癫痫发作和精神异常、电极移位、颅内出血、切口感染、脑脊液漏等。

（2）设备相关的并发症：电极导线的断裂等，尤其是累及颈部的肌张力障碍患者，术中要妥善固定电极和延伸导线连接头，建议用钛片压紧。

（3）和刺激相关的并发症：感觉异常、肌肉抽搐、头晕、视幻觉、发音困难、异动症等，通常通过程控可消除或缓解。

4. 立体定向脑深部核团毁损术　由于梅杰综合征患者症状主要是在头面部，对于这种以中线症状为主的肌张力障碍，一般来说做单侧毁损疗效较差，文献报道少部分患者有效，容易复发。如果同时做双侧毁损手术，约 30%的患者会出现延髓性麻痹等严重的并发症，所以目前来说很少同时做双侧毁损术。对于经济条件较差、症状较重的患者，也可选择脑深部核团立体定向毁损术治疗。

总体来讲目前对于梅杰综合征的治疗也基本停留在改善症状的层面，与其他大多数运动障碍性疾病一样，暂无根治性治疗方法。但随着对于疾病的不断探索研究，相信会有新的突破。

二、疾病预后

不同类型预后不尽相同，一般为良性过程，病程可持续数十年，有致残可能性。积极锻炼、尽可能保持好的生活习惯。早期诊断、早期治疗、加强临床护理，对改善患者的生活质量有重要意义。

（田　宏　于炎冰）

参考文献

1. LeDoux MS. Meige syndrome：what's in a name? Parkinsonism Relat Disord，2009，15：483-489.
2. Mendhekar DN，War L. Olanzapine induced acute Meige's syndrome. J Neuropsychiatry Clin Neurosci，2009，21：225.
3. Shimizu E，Otsuka A，Hashimoto K，et al. Blepharospasm associated with olanzapine：a case report. Eur Psychiatry，2004，19：389.
4. Umene-Nakano W，Yoshimura R，Hori H，et al. A case of schizophrenia with Meige syndrome induced by long-term aripiprazole successfully treated with perospirone. Prog Neuropsychopharmacol Biol Psychiatry，2011，35：273.
5. Jacome DE. Posttraumatic mid-facial pain and Meige's syndrome relieved by pressure on the nasion and retrocol-

lis. Clin Neurol Neurosurg，2010，112：496-497.

6. Miao J，Liu R，Li J，et al. Meige's syndrome and hemichorea associated with hyperthyroidism. J Neurol Sci，2010，288：175-177.
7. Yardimci N，Karatas M，Kilinc M，et al. Levetiracetam in Meige's syndrome. Acta Neurol Scand，2006，114：63-66.
8. An JY，Kim JS，Kim YI，et al. Successful treatment of the Meige syndrome with oral zolpidem monotherapy. Mov Disord，2008，23：1619-1621.
9. Hattori H，Yoshikawa F，Sato H，et al. Spasmodic dysphonia in Meige syndrome responding to clonazepam. Intern Med，2011，50：2061-2062.
10. 刘光健，何国厚，王云甫. 合并应用托吡酯治疗 Meige 综合征 16 例的疗效观察. 临床神经病学杂志，2006，19：332.
11. Sabesan T. Meige syndrome a rare form of cranial dystonia that was successfully treated with Botulinum toxin. British Journal of Oral and Maxillofacial Surgery，2008（46）：588-590.
12. Truong D. Botulinum toxins in the treatment of primary focal dystonias. J Neurol Sci，2012，316：9-14.
13. Adam OR，Jankovic J. Treatment of dystonia. Parkinsonism Relat Disord，2007（13）：362-368.
14. Markaki E，Kefalopoulou Z，Georgiopoulos M，et al. Meige's syndrome：A cranial dystonia treated with bilateral pallidal deep brain stimulation. Clin Neurol Neurosurg，2010，112：344-346.
15. Blomstedt P，Tisch S，Hariz MI. Pallidal deep brain stimulation in the treatment of Meige syndrome. Acta Neurol Scand，2008，118：198-202.
16. Lyons MK，Birch BD，Hillman RA，et al. Long-term follow-up of deep brain stimulation for Meige syndrome. Neurosurg Focus，2010，29：E5.
17. Sako W，Morigaki R，Mizobuchi Y，et al. Bilateral pallidal deep brain stimulation in primary Meige syndrome. Parkinsonism Relat Disord，2011，17：123-125.
18. Inoue N，Nagahiro S，Kaji R，et al. Long-term suppression of Meige syndrome after pallidal stimulation：a 10-year follow-up study. Mov Disord，2010，25：1756-1758.
19. Reese R，Gruber D，Schoenecker T，et al. Long-term clinical outcome in meige syndrome treated with internal pallidum deep brain stimulation. Mov Disord，2011，26：691-698.
20. Michal Sobstyl，Miroslaw Zabek，et al. Pallidal deep brain stimulation in the treatment of Meige syndrome. Neurologia I Neuroneuronitis Polska，2014，48：196-199.

第十三章

脑深部电刺激治疗抽动秽语综合征

第一节 概 述

抽动秽语综合征（tourette syndrome，TS）最早于 1885 年由法国医生 Gilles de la tourette 描述命名，是一种相对常见的疾病。一般认为，年发病率为（0.5~1.0）/10 万，男女比例为 4~6∶1，患病率为 0.05%~0.10%，是一种儿童期起病，以运动及发声抽动为特点的慢性复杂性神经精神疾病，约半数以上患者伴有强迫症（obsessive-compulsive disorder，OCD）、注意缺陷多动障碍（attention deficit hyperactivity disorder，ADHD）、自伤行为（self injury behavior，SIB）和焦虑等症状。

依据国际疾病分类标准（international classification of diseases，ICD）或精神疾病诊断和统计手册第四版（the diagnostic and statistical manual of mental disorders-Ⅳ，DSM-Ⅳ）进行诊断。根据 DSM-Ⅳ，TS 的诊断必须具备以下条件：①出现 2 种或多种运动性抽动和 1 种或更多的发声性抽动，但不必同时存在；②可以 1 天内多次出现抽动，呈持续或间断出现，时间大于 1 年；③18 岁前起病；④排除全身性疾病或应用某些药物导致。运动性抽动出现在随意肌组织，由无关联的多块肌肉或肌群参与形成，最常见的运动性抽动是眨眼。发声性抽动可以由空气通过鼻子、嘴或咽喉产生的任何声响构成。约 5%的抽动患者仅出现发声性抽动，不伴有运动性抽动，而运动性抽动不伴发声性抽动更常见。最近的研究发现，运动和发声性抽动在各期睡眠中均可出现。抽动可以分为简单和复杂性抽动，少数 TS 患者出现的秽语和秽亵行为属于复杂性抽动，也是 TS 最容易诊断的症状。

该病具有自限性，多数青春期后症状减少或消失。药物治疗对多数人有效，但部分患者成年后仍有严重的抽动症状，药物治疗常无法有效控制症状或因出现抑郁、嗜睡、锥体外系症状等严重不良反应而无法继续服药。对于这些合并精神症状的难治性 TS 患者，外科手术治疗是一种有效途径。

DBS 是将电极植入脑内特定核团，通过持续电流刺激，改变或干扰基底节环路，达到改善患者生活质量的目的。1987 年，法国学者 Benabid 首次采用脑深部电刺激术治疗帕金森病取得良好疗效。1999 年，Vandewalle 等首次报道应用 DBS 治疗 TS，因其具有安全、可逆、可调试的优点，逐渐受到学术界重视。研究表明，基底核-丘脑-皮质环路功能紊乱是 TS 患者产生症状的原因，应用 DBS 刺激该环路中的苍白球或丘脑能够双向调节纹状体和丘脑的异常冲动，使之达到平衡，从而缓解症状。

目前，共有百余例应用DBS治疗难治性TS的报道。我国自主研发的国产脑深部电刺激术植入材料的不断发展，国产电刺激器的上市大大减轻患者的费用。随着疗效的肯定，此类手术逐年增多。

第二节 患者选择

一、纳入标准

2006年国外首次制定了DBS治疗TS的指南及推荐意见，纳入标准主要以下几点：

1. 依据国际疾病分类标准（ICD）或精神疾病诊断和统计手册第四版（DSM—Ⅳ）进行诊断。
2. TS的诊断指数（diagnostic confidence index，DCI）大于80分。
3. YGTSS（Yale global tic severity scale）≥35/50。
4. 年龄≥25岁。
5. 10个疗程的精神治疗和3个月的药物治疗无效。

二、排除标准

1. 严重的认知障碍。
2. 与TS不相关的抽动。
3. 严重的精神疾病。
4. 药物滥用。
5. MRI显示明确的结构异常。

从首次入选标准到2015年的最新标准可以总结DBS的入选主要集中在年龄、诊断、症状、前期治疗以及知情同意几个方面。首先是诊断明确的TS，其次，年龄很关键，年龄偏小的TS患者随着时间增长出现减轻甚至自愈的可能。国内有专家提出对于年龄偏小的患者手术有对智力影响的可能。但是2011年的标准已经将年龄从25岁降到20岁，2015最新的指南提出可降低到18岁以下，这说明年龄限制并不是绝对的。还有YGTSS评分，药物治疗及心理干预，以及对DBS手术的认可这几个方面。

第三节 手术靶点与手术方法

DBS是通过应用立体定向手术技术将刺激电极植入特定脑区（如内苍白球、丘脑），通过电脉冲抑制其异常的振荡活动，达到治疗目的。丘脑DBS是首先用于治疗难治性TS的技术。随后疗效评估显示，DBS能够显著改善抽动症状。目前，DBS治疗靶点可分为9个部位，主要归纳为以下3类：中央中核和束旁核复合体（centromedian-parafascicular，CM-Pf）与腹嘴侧核（ventralis oralis nuclei，Vo）、苍白球腹后内侧核（internal pallidum，GPi）、内囊前肢与伏隔核（anterior limb of the internal capsule-nucleus accumbens，ALIC-NAc）。刺激靶点的选择仍在争论中，各有优势。

一、手术靶点

（一）中央中核和束旁核复合体

2003 年 Vandewalle 小组共报道 3 例患者接受 CM-Pf-DBS，术后 5 年、1 年、8 个月分别改善 82.5%、72.2%、82.6%，且强迫症状及自伤行为均消失，神经心理检查第 3 例患者语音记忆与面部识别得分增加。2007 年 Maciunas 等对同靶点 DBS 治疗进行了前瞻性随机双盲对照试验，5 例男性患者，平均年龄 28.2 岁。术后 3 个月应用视频评估，运动抽动改善40%，发声抽动改善21%，YGTSS 评分改善44%，其中3 例改善明显。所有患者生活质量均有改善，焦虑、强迫症状减轻，情绪改善明显，双侧刺激明显好于单侧刺激及未刺激。2008 年 Servello 等报道 18 例患者（平均年龄 28.4 岁）随访 3~18 个月治疗结果，运动及发声抽动均明显改善，术前平均 YGTSS 评分运动 19.944、发声 19.77、社会损害 41.111、总分 80.833，术后评分分别降为 6.333、8.333、13.889、28.556，行为障碍也有改善，合并的强迫症、自伤、焦虑等症状均减轻，而且没有严重的长期并发症。Rodolfo 等报道 3 例 TS 患者接受双侧 CM-Pf DBS 也收到良好效果。双侧 CM-Pf 电刺激治疗 TS 在国内鲜有报道，患者术后随访期仅 3 个月，其运动抽动评分略有减少，强迫症状和下蹲动作消失，发音抽动改善显著，需进一步程控与观察。大宗的 DBS 治疗 TS 研究中，对 18 例双侧 CM-Pf-Vo DBS 治疗的 TS 患者随访 3~18 个月，发现反应良好，强迫症状、自伤行为、焦虑和先兆感均有改善，没有出现严重的永久性不良反应。依据治疗 TS 的指南，建议 DBS 用于治疗严重的难治性成人 TS 患者。国外有学者随访 8 例患者近 7 年，其中多靶点（丘脑及苍白球）的患者，并未收到预期效果。多靶点治疗除费用上的问题外，效果同样有待商榷。由于每个靶点的病例数量较少，尚未确定最佳靶点。

（二）苍白球内侧部

2002 年 Van der Linden 首次尝试双侧 GPi 腹后部 DBS 刺激，患者术后 6 个月症状减轻 95%。之后有 1 例因感染拔除电极的失败报道，2 例有效报道。1 例 27 岁男性患者，术后症状持续改善，抽动欲望减轻，14 个月后抽动频率由 32.4 次/min 减少为 5.0 次/min，平均减少 73%，YGTSS 评分减轻 47%，躯体、心理症状改善明显，抑郁和焦虑症状改善，强迫症状无明显改善，认知功能无变化。1 例 16 岁男性患者，术后 6 个月 YGTSS 评分减轻 88%，应用视频评估量表症状减轻 21%，抽动自评量表症状减轻 88%，生活质量与并发症均明显改善，认知功能有所改善。2007 年 Fiho 等对 1 例患者行外侧苍白球刺激，23 个月后 YGTSS 和强迫症状量表评分分别减少 81%、84%。但最近的一项随机双盲研究发现，GPi 刺激在改善抽动的严重程度方面显著优于 CM-Pf，并且其前内侧部的效果优于后腹侧部，但是对于轻度强迫倾向则没有改变。有医院采用 GPi 电刺激治疗。4 例患者分别采用 GPi 和 CM-Pf 电刺激，均有一定效果，其中 1 例双侧 GPi 电刺激治疗的患者抽动症状完全消失，强迫症状明显减轻，1 月前症状部分复发，检查发现 IPG 意外关机，开机后即好转。最近的多靶点电刺激研究发现，苍白球刺激比丘脑刺激更有效。苍白球腹后内侧部通常是作为一个刺激的靶点，选择此靶点是基于苍白球毁损术治疗帕金森的良好疗效。John 等认为，目前选择 GPi 或丘脑是最安全并且有效的靶点。特别是针对“单纯”抽动症或者合并强迫、愤怒及抑郁的患者。单案例研究（6 例患者）抽动减少 84.4%~95%，然而，其中一个患者抽动仅减少 14.1%。在一个案报道中，出现抽搐复发情况，究其原因为抽动与说话同时存在，而刺激器未感受到抽动的内部压力或者前驱驱动有关。然而 Diederich 等认为前驱驱动被放弃，分别回到“开”和“关”的状态。2006 年，Gallagher 等报道 1 例患者，左侧电极感染拔出，术后随访左侧抽动消失。相反另 1 例患者同时并发学习障碍刺激后未见明显改善。采用 GPi 靶点，结果提示，抽动症状减轻有明显的时间依赖性，术后 3 月时症状轻度改善，3 月到 6 月期间是症状改善最为显著，6 月后症状基本稳定或仍有轻度改善，长期效果稳定。GPi DBS 全面改善 TS 患者运动抽动、发声抽动及总体损害程度，症状逐渐改善，长期效果稳定，无严重并发症，安全性较高。

（三）内囊前肢与伏隔核

内囊前肢 DBS 已成功用于治疗难治性强迫症，2005 年 Flaherty 等首次应用于 1 例 37 岁 TS 患者，18 个月后 YGTSS 社会损害评分下降 25%，抽动评分下降 17%，总分下降 20%，无严重并发症。刺激最腹侧触点产生轻度抑郁，最背侧可产生轻度躁狂。之后 Kuhn 等报道 2 例内囊前肢及伏隔核 DBS 治疗效果，其中 1 例术后 2.5 年 YGTSS 及视频评估量表的抽动评分分别减轻 41%和 50%，并且电极的 4 个触点任一单个触点刺激均能达到该效果，强迫症状及自伤行为也有明显减轻，无明显的副反应及并发症。另 1 例随访 10 个月，抽动明显减轻，但刺激内囊靶点时可出现短时的躁狂样发作。2008 年 Shields 等报道了 1 例 40 岁女性 TS 患者。先行内囊前肢 DBS 术，8 个月后 YGTSS 综合评定减轻 23%，自伤行为停止，刺激时也出现情绪改变，伴有明显的构音障碍及迟发的运动障碍。后因患者遗留头部抽动导致刺激器连接线破坏，再次行丘脑 CM 刺激，效果较好。ALIC-NAc 侧重于改善患者的强迫症状和心理社会功能，同时能近乎全面地控制有自残因素的行为表现。

（四）靶点比较

丘脑及苍白球效果均较好，有 3 篇行双靶点刺激对两者进行比较的报道。2005 年 Houeto 等对 1 例患者 CM-Pf 与 GPi 前内侧进行分别和联合刺激，随访 24 个月，3 种情况对抽动均能改善约 70%，自伤行为消失。GPi 刺激更易引起抑郁和情绪不稳定。2006 年 Ackermans 等行 CM-SPv-Vo 与 GPi 腹后外侧刺激，对两个靶点独立评估。患者自我感觉与临床评估均提示 GPi 效果较好（术后刺激时间与刺激结果未提供），故作为长期刺激靶点。1 年后患者主要的抽动症状及强迫症状消失，仅遗留眨眼动作。最近 Marie-Laure 等选取 3 例患者行随机双盲交叉试验，靶点为 CM-Pf、GPi 腹后部，双侧 GPi 刺激 YGTSS 评分分别减少 65%，96%，74%，双侧 CM-Pf 刺激减少 64%，30%，40%，联合刺激减少 60%，43%，76%，2 个月后第 1、3 例患者改善稳定，但第 2 例 1 个月后效果减退，2 个月后症状恢复，第 3 例患者关机状态症状仍可改善 32%。2015 年基于全球范围内的 DBS 治疗 TS 的病例报告，抽动秽语协会（Tourette Syndrome Association TSA）发布了最新版的指南及建议，该指南共计收入 48 项研究，来自 13 个国家 23 个中心的 120 例患者，患者分布情况：丘脑 70 例，苍白球 30 例（腹后部 16 例，前内侧 14 例）IC/NAc 6 例，GPe 1 例，STN 1 例，混合组合的 11 例，研究表明 67%的抽动可被控制，并且术中无不良事件，伴随的强迫症状减少 44%。Welter 的团队置入 4 根电极，双侧 CM-Pf 减少抽动 30%~64%，GPi 减少 65%~96%。在这份报告中，苍白球在抽动方面要显得更有优势，但是丘脑在改善抑郁、缓和情绪方面可以作为唯一靶点。同时刺激苍白球和丘脑抽动减少 43%和 76%，这个分析表明同时刺激两点并没有出现额外的增加效果。

目前，世界范围内应用 DBS 治疗难治性 TS 总例数仍较少，且随访时间较短、评估标准不一致。所以尚不能明确最佳治疗靶点。因此，执行统一治疗标准及评估手段、完善随访资料，对明确合理靶点、提高手术疗效至关重要。

二、手术方法

立体定向头架定位，磁共振 MPR 序列扫描定位，GPi 的靶点坐标为前后联合连线下 4~6mm、中点前 2mm、旁开 18~22mm。采用微电极导向技术，对 GPi 精确定位，在微电极记录手术靶点区域细胞外放电信号的同时，记录手术对侧受累肌肉（颈部和肢体）的肌电活动，实时采集生物电信号，从细胞水平上对 GPi 进行确认，并寻找与受累肌肉电活动相关的神经细胞。手术植入装置包括 DBS 电极、导线和脉冲发生器。对于术中清醒的患者常规行电刺激测试副反应，测试满意后，逐一固定电极、导线和脉冲发生器。术后常规复查头部 MRI，确定电极位置，并为以后确定刺激触点提供解剖学依据。

在术后调试中发现，TS 患者 DBS 治疗起效时间较长，类似肌张力障碍，有的患者需要数周至数月疗效才能逐渐显现。部分患者需要反复调试才能找到合适的刺激位点。运动抽动的改善情况要优于发声抽动。分析术中微电极记录结果发现，患者的 GPi 细胞放电频率低于帕金森病，因此刺激频率可选用 130Hz 和 65Hz 两种模式。对于常规应用 130Hz 刺激，经过反复调试仍无法达到理想效果的患者，可以尝试 65Hz。结合术后复查 MRI 及术后调试情况，发现 DBS 下部的刺激电极对于躯干及四肢的抽动效果较好，而 DBS 上部的电极对于头面部及发声抽动的效果较好。

第四节　术后程控、治疗效果与并发症

一、术后程控

因患者症状改善进度不如帕金森病等疾病，故对于行 DBS 治疗的患者需术后定期程控，及时调整刺激方案。刺激模式及参数根据选择的靶点有所不同。术后 1~2 周开启脉冲发生器，进行程控。刺激触点的选择要根据术中微电极记录到的靶点核团放电图谱和术后复查 MRI 后观察到的电极的位置，计算出刺激触点相对于核团的位置关系。刺激方式一般首选单极刺激，如果患者在刺激参数比较低的情况下出现了明显的不良反应，则考虑采用双极刺激。刺激器参数一般选择脉宽 90~120μs、频率 130~185Hz、电压 2.5~3.5V。其中脉宽和频率相对不变，主要是调节刺激电压。对于靶点在 GPi 的患者，位置选择在 GPi 的中上部，主要避免刺激对视束的影响。刺激参数的选择相对于 STN 的刺激参数，波宽、频率和电压明显都偏大。主要是考虑苍白球的体积比较大。多数患者开机后 1 周左右症状就有不同程度的改善。结合国外相关文献，双侧 CM-Pf 复合体常采用单极或双极刺激，频率 130Hz，脉宽 60~120μs，电压 2.5~4V，大于 4V 可产生眩晕、视物模糊及腹部不适感；另有频率 75~100Hz，脉宽 210μs 的报道。双侧 GPi 常采用单极刺激、高频及小脉宽，如选择频率 130Hz，脉宽 60μs，电压可在 3.5V 以下。双侧 ALIC-NAc 因可利用电极的底端触点植于 NAc 上方触点贯穿 ALIC，故刺激模式为 0-，1-，2-，3-，case+，参数为频率 130Hz，脉宽 90μs，电压高达 7V，因此耗电量急剧增加，笔者等认为对于一般患者不宜作为首选。不同于帕金森病及肌张力障碍患者，GPi 电刺激已获得一定的程控经验，TS 患者

术后程控触点和参数的调整需要大量临床病例的进一步探索。CM-Pf 电刺激患者在程控中出现过头晕、视物模糊、嘴唇与口腔麻木感以及嗜睡等表现，在更换触点或降低参数后患者可适应或症状消失。值得注意的是 CM-Pf 与注意和觉醒有关，该靶点的 DBS 治疗可用于最低意识状态患者的促醒，其嗜睡的副作用提示将来尝试用于治疗难治性睡眠障碍患者的可能。

二、治 疗 效 果

疗效的评估方法：对于 TS 患者，分别于术前、术后 6、12 个月及最终随访，最终随访时应用耶鲁综合抽动严重程度评分量表（Yale global tic severity scale，YGTSS）对运动抽动（clonic tics）、发声抽动（phonic tics）和社会损害程度评分进行评估；应用耶鲁-布朗强迫量表（Yale-Brown obsessive compulsive scale，Y-BOCS）对强迫症状进行评估；应用功能大体评定量表（global assessment function，GAF）对社会功能进行评估。所有随访评估工作由独立于外科手术成员的同一随访评估小组完成，评估小组由精神科、神经内科和神经外科医生组成。改善率为（术前评分-术后评分）/术前评分×100%。

三、并 发 症

DBS 本身硬件并发症如脉冲发生器功能异常、皮下线路损坏、导线折断等较少见，主要并发症为手术本身引起的出血、感染等。DBS 的并发症发生率未超过 25%，永久性并发症的发生率 4%~6%，死亡率小于 1%。据文献报道，脑深部电刺激术后颅内出血发生率为 1.57%，此与患者年龄、术前高血压密切相关；刺激装置感染、电极移位、电极折断、癫痫发作、刺激装置故障发生率分别为 4.7%~8.7%、0.6%、0.7%、2.4%、1%，其他并发症如脑脊液漏罕见。此外，不同患者予以不同参数的电刺激可以出现程控相关不良反应，如肌肉颤搐、眼球偏斜、运动障碍、头痛、震颤、疼痛和感觉异常等，亦可出现其他迟发性症状，如躁狂、抑郁、淡漠、恐慌、冲动、焦虑、幻觉和自杀倾向等。因此，术中准确定位刺激靶点，术后及时调整刺激参数，可以有效改善上述症状，如果上述措施仍无法缓解症状则应考虑停止治疗。

第五节 典 型 病 例

患者，男，25 岁，主因“肢体抽动，情绪障碍伴秽语 9 年，加重 1 个月”入院。既往采用中药、精神类药物及行为治疗控制尚可。近 1 个月出现症状加重，表现为四肢及躯干抽动幅度增大、张力增高，伴吼叫样秽语，刺激诱发发作，每 5 分钟发作 1 次，持续性。术前行 YGTSS 评估为特重型。术前曾出现不能与家人配合日常治疗，需在监护室镇静状态下等待手术，常规检查：维生素 D 浓度（8.11ng/ml），N 段骨钙素（14.84ng/ml）。结果提示严重骨质疏松。同型半胱氨酸为 17.15umol/L。神经心理检查：明尼苏达多向人格测试，其中精神衰弱及精神分裂参数指标复合 78/87 模式，且在瑞文标准推理测验中测试智商数仅为 67。78/87 模式常诊断为神经症（强迫、抑郁）。IQ 智力分类为轻度弱智（55~69）。依据国际疾病分类标准（ICD）或精神疾病诊断和统计手册第四版（DSM—IV），诊断抽动秽语综合征明确。并且此患者伴有明显的精神症状（强迫，抑郁）。术前查阅大量国内外文献，结合患者的各项评估指标，行双侧 GPi 脑深部电刺激术，患者术前处于持续抽动状态，因此术后 2 天开启脉冲发生器，进行调控，较正常提前。程控参数 C+1- 2.4V 60μs，180Hz；C+5- 2.6V 60μs，180Hz；YGTSS 评估做自身对照研究，YGTSS 评分的改善率公式：（术前 YGTSS 评分-术后 YGTSS 评分/术前 YGTSS 评分×100%，分别于术前、术后 3 个月、6 个月、12 个月进行评估，结果见表 13-1。

本文患者随访 12 个月，结果症状较术前明显改善，抽动及发声几乎消失，强迫、抑郁症状显著改善。开机后症状持续改善，6 个月症状改善稳定，术后 12 个月可自行驾车前往医院，运动及发声抽动完全消失，恢复正常社会交往，患者抽烟史多年，抽烟偶可诱发轻微抽动。去除诱因好转（视频 11）。

视频 11　抽动秽语综合征患者

表 13-1　耶鲁抽动严重程度综合量表 DBS 术前术后评分

	抽动	发声	社会障碍	总分	改善率
术前	20	20	50	90	
术后 3 个月	10	10	20	40	55.5%
术后 6 个月	6	7	10	23	74%
术后 12 个月	4	3	0	7	92%

早期立体定向毁损手术用于 TS 亦取得一定的效果，但随着调控技术的产生发展，较比毁损更加安全、有效。尽管本章仅汇报 1 例患者，但综合文献报道采用 GPi-DBS 治疗的 TS 患者的结果表明 DBS 是治疗难治性 TS 的一种安全有效的手术方式，特别是对持续抽动，影响生活质量的 TS 患者，DBS 手术是目前药物难治性 TS 的最佳选择。

（陶英群　高丹丹　许　峰）

参考文献

1. El Malhany N1, Gulisano M, Rizzo R, Curatolo P. Tourette syndrome and comorbid AD-HD：causes and consequences. Eur J Pediatr. 2015 Mar；174（3）：279-288.
2. Piedad JC, Cavanna AE. Depression in Tourette syndrome：A controlled and comparison study. J Neurol Sci. 2016 May 15；364：128-132.
3. Eddy CM, Rickards HE, Cavanna AE. Executive functions in uncomplicated Tourette sy-ndrome. Psychiatry Res. 2012 Nov 30；200（1）：46-48.
4. 郑萍. 抽动秽语综合征相关基因研究进展. 国际儿科学杂志，2012，39（2）：155-157.
5. 董生，庄平，张晓华，李建宇，李勇杰. 抽动秽语综合征的治疗与研究进展. 中华神经外科杂志，2011. 27（12）：1290-1292.
6. Jeremy Stern，刘小坤. 抽动秽语综合征的进展. 内科理论与实践，2010，5（5）：383-389.

7. 黄彦臻. 儿童抽动秽语综合征的致病机制及治疗研究进展. 中国实用儿科杂志，2013，29（14）：2156-2159.

8. Modafferi S，Stornelli M，Chiarotti F，Cardona F，Bruni O. Sleep，anxiety and psychiatric s-ymptoms in children with Tourette syndrome and ticdisorders. Eur J Paediatr Neurol. 2016 May 14：1-8.

9. Wardell K，Kefalopoulou Z，Diczfalusy E，Andersson M，Astrom M，Limousin P，Zrinzo L，Hariz M. Deep brain stimulation of the pallidum internum for Gilles de la Tourette syndrome：a patient-specific model-based simulation study of the electric field. Neuromodulation. 2015，18（2）：90-96.

10. Baldermann JC，Schüller T，Huys D，Becker I，Timmermann L，Jessen F，Visser-Vandewa-lle V，Kuhn J. Deep Brain Stimulation for Tourette-Syndrome：A Systematic Review and Meta- Analysis. Brain Stimul. 2016 Mar-Apr；9（2）：296-304.

11. 汪鑫，王学廉，李楠，寇惠娟，常崇旺，王景，荆江鹏，陈磊. 脑内多靶点射频毁损与脑深部电刺激治疗抽动秽语综合征. 中华神经医学杂志，2013，12（12）：1192-1196.

12. Israelashvili M，Loewenstern Y，Bar-Gad I. Abnormal neuronal activity in Tourette syndrom-e and its modulation using deep brain stimulation. J Neurophysiol. 2015 Jul；114（1）：6-20.

13. 刘爱军，李安民，张海涛，杜春晖，查伟光，张志文. 难治性抽动秽语综合征伴强迫症的立体定向手术治疗. 中国临床神经外科杂志，2012，17（2）：69-71.

14. Cury RG，Lopez WO，Dos Santos Ghilardi MG，Barbosa DC，Barbosa ER，Teixeira MJ，Fonoff ET. Parallel improvement in anxiety and tics after DBS for medically intractable Tourette syndrome：A long-termfollow-up. Clin Neurol Neurosurg. 2016，144：33-35.

15. 张晓华，李建宇，张宇清，王云鹏，李继平，赵开，李玉辉，李勇杰. 脑深部电刺激治疗抽动秽语综合征伴发强迫症状患者的长期疗效. 神经疾病与精神卫生，2015，15（6）：545-549.

16. 刘建明，张晓华，胡永生. 脑深部电刺激术治疗成人抽动秽语综合征长期疗效观察. 中华神经医学杂志，2012，11（2）：160-163.

17. Dong S，Zhang X，Li J，Li Y. The benefits of low-frequency pallidal deep brain stimulation in a patient with Tourette syndrome. Parkinsonism Relat Disord. 2014 Dec；20（12）：1438-1439.

第十四章

脑深部电刺激治疗舞蹈症

第一节 概　　述

亨廷顿舞蹈症（huntington chorea）是一种常染色体显性遗传性神经退行性疾病。1872年由美国医学家乔治亨廷顿发现而得名。主要病因是患者第四号染色体上的1p16.3区域的IT15基因CAG三核苷酸重复序列异常扩增所致。患者一般在中年发病，表现为舞蹈样动作。早期的神经退行性变导致主管运动、认知及情感活动的基底节-丘脑环路的放电增多。随着病情进展，患者逐渐丧失说话、行动、思考和吞咽的能力，并最终死亡。药物治疗可部分改善患者舞蹈症状，但不能完全控制或有效缓解症状，DBS在亨廷顿舞蹈症患者中取得一定疗效。

一、流行病学

亨廷顿舞蹈症见于各种人群，其中以白种人最多见，其患病率为5/10万~7/10万，而亚洲人患病率较低，在日本约为0.5/10万。平均发病年龄为40岁，青少年（<20岁）和老年（>70岁）也有发病，男女发病差异无统计学意义，发病后生存期15~20年。亨廷顿蛋白的功能尚未完全明确，可能与神经系统发育、细胞内吞和分泌及抑制细胞凋亡有关。亨廷顿舞蹈症患者的异常亨廷顿蛋白有许多重复的谷氨酰胺，异常亨廷顿蛋白容易粘连、聚集，最终导致神经细胞的死亡。异常亨廷顿蛋白的基因是以显性的模式遗传，所以只要父母其中一方有亨廷顿舞蹈症，子女就有50%的概率遗传该病。由于亨廷顿舞蹈症一般在40岁后才会出现明显症状，所以当患者发现疾病时，已将亨廷顿舞蹈症的基因传给了下一代。

二、病理生理

亨廷顿舞蹈症是一种常染色体显性遗传。1993年，国际亨廷顿舞蹈症协作研究组发现该病的致病基因为4号染色体短臂的IT15亨廷顿基因CAG三核苷酸重复序列异常扩增所致。运动症状出现的年龄与重复序列的数量密切相关。在健康人群，亨廷顿基因编码一种蛋白质（亨廷顿蛋白），负责突触膜泡运输和其他细胞功能，当缺失该基因时可导致胎儿在子宫内死亡。那些携带亨廷顿基因突变的人群，在症状出现几十年前，就存在谷氨酰胺残基积累以及细胞信号转导和内稳态的破坏。亨廷顿舞蹈症有其独特的基因表达特征，亨廷顿基因突变多表达于尾状核、壳核和皮质锥体细胞中的中棘神经元。亨廷顿舞蹈症的病理特征是这些中棘神经元的死亡导致的脑组织结构性损伤。到目前为止，亨廷顿舞蹈症的神经退行性变的具体机制尚不明确。

亨廷顿舞蹈症患者体内的异常亨廷顿蛋白首先会影响其脑内的基底核，使得基底核无法修饰或抑制大脑的指令，于是全身肌肉便不受控制地运动，表现为舞蹈样动作。到了疾病的晚期，连负责下达指令的大脑表层也会逐渐死亡，届时病人可能失去所有行动能力，并出现认知功能下降甚至痴呆。亨廷顿舞蹈症患者主要病理改变为基底节区萎缩，其中以尾状核最为明显，壳核和苍白球也有不同程度的萎缩。神经元缺失主要见于基底节区，其中尾状核和壳核的神经元功能障碍与舞蹈样动作有关，皮质神经元缺失可能与痴呆有关。

三、诊断及鉴别诊断

阳性家族史对亨廷顿舞蹈症的诊断有关键意义。详细的神经系统检查和认知功能、精神状态的评估为诊断所必须。亨廷顿舞蹈症特征性的神经体征，如舞蹈样症状最具诊断价值。认知功能的评估可选择语言流畅度检查和符号-数字模式测验等。抑郁等精神症状也应详细评估。根据阳性家族史和特征性运动、认知、精神症状可对本病做出临床诊断。如无家族史或症状不典型，可通过基因测试确诊，如果基因检查发现亨廷顿基因三核苷酸串联重复序列异常扩展超过 40 可以进一步确定诊断。但必须注意在极少数情况下，基因诊断存在假阴性。影像学不可作为单独诊断依据，但阳性发现有参考价值。

亨廷顿舞蹈症应与以下疾病进行鉴别：舞蹈病-棘红细胞增多症、小舞蹈病、妊娠性舞蹈病、神经梅毒、齿状核红核苍白球路易体萎缩、肝豆状核变性、皮克病、神经元蜡样脂褐质沉积症、多系统萎缩，良性家族性舞蹈病等。

四、疾病分期

亨廷顿舞蹈症根据疾病的严重程度可分为 3 期。

1. 早期　症状轻微、易激惹、难以解决复杂问题等轻度认知障碍和精神症状为主，可有轻微的不自主运动，如眼球扫视运动障碍，患者有独立生活能力。

2. 中期　出现明显的运动障碍，以舞蹈样症状为主，自主运动障碍进行性加重，可有吞咽困难、平衡障碍、跌倒和体重减轻，认知功能进一步减退，此期患者的社会功能受损，但基本生活能力得到保留。

3. 晚期　患者多卧床不起，舞蹈样症状可加重，但常被肌强直、肌张力失常和运动迟缓所取代，患者的所有日常生活均需依靠他人料理。精神症状在病程各期均可存在，而在晚期变得不易识别。疾病的进展情况可采用亨廷顿舞蹈症统一评定量表（UHDRS）进行跟踪随访。

五、治疗原则及常用的治疗方式

迄今为止，尚无任何治疗措施可延缓亨廷顿舞蹈症病程进展。多项大规模系统回顾显示，亨廷顿舞蹈症的现有药物干预效果均不明确，因此国际上有关亨廷顿舞蹈症治疗仍缺少循证指南依据。目前临床治疗仍以经验性治疗为主导，主要目标为控制症状、提高生活质量。常用的药物有丁苯那嗪和盐酸硫必利等，多数药物有显著的不良反应（尤其对认知功能的影响），应从小剂量开始，尽量避免多药联合。因亨廷顿舞蹈症的症状随病程进展而变化，故须适时调整用药方案。美国亨廷顿舞蹈症协会的治疗建议是：强调亨廷顿舞蹈症的综合治疗，药物治疗应与心理、社会和环境支持相协同，在疾病的不同阶段各有侧重。

当亨廷顿舞蹈症患者运动症状（尤其是舞蹈症状）严重时，药物治疗是主要治疗方式，但疗效通常不佳。因此，可以考虑手术治疗，包括苍白球毁损术及 DBS。因苍白球手术在多巴胺导致的帕金森病舞蹈样症状中取得了良好的疗效，DBS 治疗亨廷顿舞蹈症的优选靶点为 GPi。目前有一些 DBS 治疗亨廷顿舞蹈症的研究报道。

1. 早期　此期的重点在于心理教育和社会支持，帮助患者调整心态，接受患病事实，获得对疾病的清楚认识。药物治疗主要针对睡眠问题和精神症状，轻微的运动障碍无须过多干预。

2. 中期　患者的运动障碍日益明显且影响生活，并出现人格与行为变化，须借助药物与立体定向手术治疗等控制运动与精神症状。

3. 晚期　患者的运动、认知及精神障碍进一步加重，丧失行走、交谈、进食等各种能力，最终因活动不能、肌无力和营养不良而死亡。典型的直接死因为肺炎和心力衰竭。此期患者需要全面监护，由于舞蹈样症状减轻，应停用抗舞蹈症药物，以免加重运动迟缓等症状。此时患者情绪辨识难度增大，可经验性应用抗抑郁药。睡眠障碍可非常显著，需要安眠药的辅助。吞咽困难常见，可采用经皮内镜下胃造口术建立肠内营养通道。

第二节　脑深部电刺激治疗亨廷顿舞蹈症

一、手术适应证及患者选择

目前 DBS 治疗亨廷顿舞蹈症相关的报道较少，尚无多中心随机对照研究，尝试性 DBS 治疗取得一定疗效。治疗遵循以下原则：基因诊断证实为亨廷顿舞蹈症；舞蹈样症状对药物治疗无效或有轻微效果（包括丁苯那嗪或者合并至少一种安定类药物及其他药物）；通过统一亨廷顿病量表进行评分（unified huntington's disease rating scale，UHDRS），功能障碍评分<70 分，以及总功能量≤8 分；没有严重的认知功能障碍；获得监护人的支持；排除有严重的自残行为或不能控制的精神异常，以及不能行磁共振检查等情况。

二、治疗靶点

在 DBS 治疗靶点的选择上，GPi 是治疗的最常用的靶点，因 GPi 对帕金森病患者多巴胺减少而导致的运动障碍疗效确切，且已经作为过度运动型运动障碍的常规靶点。肌张力异常严重困扰亨廷顿舞蹈症患者，且对药物治疗无效，所有的抗肌张力异常的药物都会加重亨廷顿舞蹈症患者的精神症状，因此 GPi 可作为早期舞蹈症患者的治疗靶点，用来改善药物难治的舞蹈样症状。结合临床实践，较有说服力的治疗机制假说认为亨廷顿舞蹈症是由于不同层次的中枢神经系统功能失抑制导致机体的过度运动，包括脑干、脊髓、基底节、感觉运动皮质等，其中基底节的传出异常是主要原因。而 GPi-DBS 可能通过中断 GPi

的异常模式和降低亨廷顿舞蹈症特有的皮质过度活动而发挥疗效。

除 GPi 之外，GPe 也可作为亨廷顿舞蹈症患者的治疗靶点。GPe 电刺激可调控颅内神经回路的连接，进而减少基底节区的脑血流，这些研究表明 GPe-DBS 对亨廷顿舞蹈症有益处。GPe 可成为治疗亨廷顿舞蹈症的潜在治疗靶点，但尚需进一步研究来证实。有一项研究为验证直接及间接通路，同时在 GPi 及 STN 植入电极，结果显示 STN-DBS 对亨廷顿舞蹈症患者无效。

三、手术方法

（一）术前准备

常规术前检查无手术禁忌证。为减少颅内出血的风险，术前需要停用维生素 E 及阿司匹林至少 2 周。抗血小板药物及华法林也需要停用。如果持续的舞蹈样症状可能影响局部麻醉手术，可准备右美托咪定术中镇静处理。如患者舞蹈样症状严重，可选择全身麻醉手术。

（二）头架安装

头架安装可能是整个手术过程中最易忽略的部分。头架和颅脑解剖一致将极大地简化靶点调整并使手术路径角度标准化。常用的头架有 Leksell（瑞典）和 CRW（美国）两种，国产头架有安科 ASA-602S 等。头架常因轻便易用及佩戴舒适而受到偏爱。头架使用耳棒辅助安装，以使侧向倾斜和轴向旋转最小化，也使得矢状位的倾斜更易调整。头架安装要求基环与连合间线（intercommissural line，IC）即 DBS 定位标准线平行。这样，轴位靶点定位图像与 IC 平片共面。最好使用最靠近基环的耳棒洞，这样能提升头架使其与肩部之间的空间增大以容纳 MRI 或 CT 支架适配器，同时可预留足够的面部空间确保可能需要全身麻醉的情况下氧气面罩的使用。适配器使头架垂直轴与轴位扫描平面成正交直角，以确保获取的影像在轴位上水平一致。固定头钉的长度最好不要超过定位框的边缘，这样头架能与扫描线圈良好适配。

（三）解剖定位

根据手术条件及选择的靶点不同可以采用不同的定位扫描，以下方法均以 GPi-DBS 为例进行说明。直接定位可采用轴位和冠状位的 T_1 加权序列或快速自旋回波/液体衰减反转恢复序列（FSE/FLAIR）进行解剖定位。FSE/FLAIR 扫描速度快，深部灰质及前、后连合分辨率高，且能抵抗磁敏感伪影，使靶点错误的风险最小化。当然还有更多的扫描序列可供选择，根据个人经验和偏好使用。为了达到轴位靶点影像的足够分辨率，同时又尽可能减少垂直轴（深度）的定位误差，我们一般采用 2mm 厚度，0 间距扫描。MER 能帮助我们描绘电极植入路径上特定结构的边界和宽度。这些影像对于微电极引导下的 DBS 植入足够。另外，额外的影像比如增强 T_1 加权序列、3D BRAVO 和 CT 的应用可以为手术定位带来更多益处，值得推荐。增强 T_1 加权序列可通过突出皮质静脉来帮助选择安全入点，3D BRAVO 序列结合神经导航系统可以通过确定脑回的位置以避开经脑沟穿刺，CT 能提供几何上最精确的影像来进行基点注册。图像数据可通过内部网络或 CD 传输到装有立体定向定位软件如 Framelink 或 SurgiPlan 等的独立工作站或导航系统。当不同影像融合完毕及基点注册完成后，需要确定 AC 和 PC 位置及中线上的三个点，软件会通过这些点重新转换图像与联合间面呈正交垂直。这样，目标靶点的相对位置就能确定下来。首先，在中线的 AC-PC 坐标被推算出来。然后，MCP 的坐标被计算出来。最后，GPi 腹后外侧部下缘相对于 MCP 的坐标被计算出来，位于 MCP 旁 19~21mm，前 2~3mm，下约 4mm。最后，计算出来的靶点在影像轴位及冠状位上应均可见。我们倾向于靶点位于视束上侧方 2~3mm，中线旁 19~21mm。当靶点确定后，预定路径将通过选定合适的入点而确定。一般要求前后角为 AP 面水平向上 60°~65°，中间-外侧角为垂直方向 0°~5°，这样以避开侧脑室。同时，采用旁矢状面路径能简化术中采用 MER 记录数据的描绘分析。当然，最好通过脑回入脑，避免脑沟静脉。神经导航软件能提供预定路径的虚拟眼观功能探视，能极大地帮助术者选择一个安全入点。在入点确定后，系统能自动计算出在头架上的角度。

（四）体位及切口

病人仰卧于手术床上，这样病人较为舒适，同时能抬高额部的颅骨孔位以尽量减少脑脊液丢失。术中病人心脏收缩血压应控制在 100~140mmHg 以减少颅内出血风险。入点一般在冠状缝前，中线旁开 2~3cm。切皮前以利多卡因混合肾上腺素做局部浸润麻醉。为了延长麻醉作用时间，可以联合使用罗哌卡因，但应严格掌握剂量。14mm 颅骨钻钻孔，骨蜡或电凝止血后十字切开硬脑膜。软脑膜轻柔电凝并锐性切开，以使得钝性的穿刺导管能轻柔地插入脑组织。移除导管针，检查有无出血，再置入内导管。微电极通过内导管插入并与记录装置连接。所有无关电气设备关闭以尽可能减少对术中 MER 的干扰。

（五）电生理定位

MER 帮助我们更精确地定位。记录路径从预定靶点的上前方 20mm 处的纹状体开始。电极的推进采用机械化的微型推进装置，深度及细胞放电特征都能被详细记录。除了单个细胞，背景活动的显著改变也被记录。安静区域意味着通过分隔细胞核的白质区域，这对舞蹈症患者特别重要，因为 GPe 和 GPi 的放电频率差异没有在帕金森病中那么显著。综合考虑这些数据，才能描绘所遇到结构的边缘及范围。每条路径上的数据都描绘在来自 Schaltenbrand-Wahren 图谱的带有测量标尺的冠状位图上。能接受的典型植入路径应包括 3~4mm 跨度的 GPe 和至少 7mm 的 GPi。GPi 细胞出现主动或被动范围活动的放电模式改变证实路径通过 GPi 的感觉运动亚区。离开 GPi 以背景活动的急剧下降为特征。在 GPi 的腹侧 2~3mm 可能会遇到视束，展示出的背景活动就像轻柔的瀑布声，当房间变暗并用手电光在患者眼前晃过时可以听到神经活动明显躁动。视束较小并位于 GPi 后外侧的下方，因此识别视束可以帮助确认路径及靶点位置的准确性，但这并不是绝对的。

最理想的情况是在清醒状态下植入电极并进行 MER。然而，对于亨廷顿舞蹈症患者很难做到。右美托咪定镇静已成为目前微电极引导的 DBS 手术中清醒镇静的最佳选择，因此，在手术开始时可给予右美托咪定镇静，在植入微电极后即可停止给药，患者能逐渐恢复意识并配合 MER。

（六）植入电极和测试刺激

电极通过预定路径插入，且最深的触点位于 GPi 的下缘。通常使用的触点长 1.5mm，触点间距 1.5mm。微型推进器装有内外导管，内导管适配微电极，外导管适配 DBS 电极。这种设计允许在目标靶点被生理确认后马上植入 DBS 电极，而不需要额外的穿刺，减少出血风险的同时提高了手术效率。MER 完成后，退出记录电极和内导管，留下外导管以植入电极。术中可采用 C 型臂机验证电极位置。环形和十字刻度板附于头架上，C 型臂机和手术台摆放妥当使其可以产生以靶点为中心的纯侧位照相。预期的靶点位置图像传输到显示屏上，后续电极植入过程中的图像可与之比较，看电极是否径直的到达预期靶点。现在，术中MRI提供了更直观、更准确的电极位置信息，确保电极位置准确可靠。在电极固定以前，需要测试电刺激反应。与帕金森病不同，舞蹈症患者对刺激的反应几乎都不是即时的，可能数天甚至数周都不能反应出来，因此术中刺激的目的更多的在于测试不良反应。测试参数可以设为脉宽60μs，频率130Hz，电压从0V逐渐增加，注意测试每个触点的反应，通常最下面的触点最容易出现不良反应。术中刺激没有表现出症状改善不能被视为电极位置不准的指证。如果术中MER数据与好的位点一致而刺激电压达到5V都没有不良反应的话，应该确信电极位置良好。出现持续的对侧半边身体或面部肌肉抽动表明刺激影响到内囊神经纤维，这种情况下电极位置可能靠后或靠中间；对侧视觉区域出现闪光光感表明电极位置太深；刺激位于GPi感觉运动亚区可能出现短暂感觉异常，然而在较低刺激幅度下出现持续的感觉异常表明电极位置太靠后，影响到内囊后肢的丘脑皮质投射。出现这些不良反应中的任何一项，电极位置都应做出相应的调整。然而，我们还需意识到，即便是调整到正确的位置，之前形成的通道内的脑脊液或水肿液也会形成电流槽而产生持续的不良反应。所以，当确定微电极的位置而刺激电极产生不良反应时，可以将电极往恰当的方向上移动2mm，而切忌过多地调整。

（七）电极固定

为确保电极位置不发生变化，操作中需要注意以下几点：①在拔出电极金属导丝时动作轻柔缓慢；②退出导管时动作缓慢，同时用无齿镊固定电极，防止电极随导管一起退出；③可先用丝线标记电极，再用拇指和食指在骨孔处捏住电极，向上将电极拉出一小段长度，约1~2mm，再将电极固定于辊环上的凹槽内。因为最后插入硅胶塞时会把电极向下推进1~2mm的距离；④用C型臂机验证电极位置。颅外部分电极环绕在皮下钻孔帽周围。切口用抗生素盐溶液冲洗，逐层缝合。现在，有更理想的带锁定装置电极可供使用，包括国产设备均使用了锁定装置，避免了在固定电极的时候出现位置改变这种情况，也避免了反复X线放射可能带来的潜在风险，但可能需要负担更多的费用。

（八）脉冲发生器植入

取下头架，IPG在全身麻醉下植入。患者取仰卧位，头枕头圈。在同侧肩胛骨下方放置肩垫，头转向对侧，以伸展颈部，为穿过延伸导线提供一个较直的通道。在锁骨下方2~3cm平行位置作6~7cm切口，应用单极电凝和钝性分离建立一个深至胸肌筋膜表面的皮下囊袋，用抗生素纱布填塞，之后在耳后至头侧项线做一小切口，最后打开头盖切口找出DBS电极自由端。通过穿通杆将延伸导线从胸部切口穿至耳后切口。保护套先套在电极上，电极自由端插入延伸导线近端。在电极插入连接器之前需要保持触点干燥并且擦净血迹，否则可能导致短路或血迹干涸后电极粘连。旋紧固定螺丝固定连接，再将保护套筒套在连接器上。为防止液体进入连接器，用2-0丝线在连接器两端绑紧套筒。为减少导线断裂或切口皮肤破溃腐烂的风险，应将连接器尽量深埋，甚至磨出骨槽安置以减轻皮肤张力。延伸导线的尾端与IPG相连并旋紧固定螺丝。取出纱布，将IPG置入皮下囊袋内，印刷面朝上，测试连接通畅且电阻值在正常范围内后分层缝合切口。

（九）术后管理

术后第一晚需要严密监护，保持收缩压在100~140mmHg以防止出血。术后CT或MRI确认没有颅内出血，患者也没有神经系统方面的症状，可以逐渐正常饮食。术后应用抗生素治疗不超过24小时。注意换药观察切口防止感染。如术前有口服药物控制症状术后继续服用。一般术后 4 周开机调控，也有主张适当提早开机时间。

四、刺激参数

研究显示 GPi-DBS 治疗亨廷顿舞蹈症的参数设置范围为：脉宽 60～210μs，频率 40～180Hz，电压 1.0～7.0V，其中脉宽 210μs，频率 130Hz 较常用。每个电极的参数选择为最腹侧的触点出现副作用时的最大阈值参数，常选择高频刺激参数（130Hz），通常可参照肌张力障碍患者的程控模式。随访期间可通过调整患者的刺激参数从而使舞蹈样症状得以缓解，一项研究表明增加患者的电压参数或者改为双负刺激时，患者的舞蹈样症状可得到缓解，但是会加重患者的运动迟缓及构音障碍，而使用交叉电脉冲可平衡患者的舞蹈样症状与运动迟缓及构音障碍。总之，DBS 治疗亨廷顿舞蹈症的刺激参数设置并不像帕金森病那样容易，需要进一步探索和更多的尝试。

第三节 脑深部电刺激治疗效果

患者的舞蹈症状在 DBS 术后两年内得到了持续的改善，但是除舞蹈样症状外，部分患者的步态障碍、行动迟缓及肌张力障碍样动作均进一步恶化，这导致患者 DBS 术后的日常生活能力进一步下降。大多数患者术后的认知功能会逐渐加重，这可能与患者疾病本身的进程相关。因基因异质性的存在，我们需要谨慎看待这些研究结果。

Biolsi 等人报道了 1 例亨廷顿舞蹈症患者接受了双侧 GPi-DBS，这位患者在手术时有中等程度的皮质下认知功能障碍，术后四年时患者的认知功能障碍保持稳定，仍能够执行复杂运动。尽管这位患者术前的疾病进展非常缓慢，DBS 可能通过神经保护作用减轻舞蹈样症状。在另 1 例患者中，双侧 GPi-DBS 术后患者的各项认知功能测试均显示出认知功能下降。与其他患者一样，DBS 术后加重了运动迟缓并保持了稳定的行走功能。另外 2 例患者行双侧 GPi-DBS，术后 2 年患者的舞蹈样症状明显改善，认知功能持续减退，提示 DBS 无法阻止亨廷顿舞蹈症患者认知功能障碍的发展。

一项研究报道了 2 例亨廷顿舞蹈症 GPi-DBS 治疗改善其致残的运动症状。其中的 1 例患者的主要表现为舞蹈样症状，DBS 术后患者的 UHDRS 中的舞蹈样运动评分明显降低，另 1 例患者行 DBS 手术以改善其肌张力异常表现，术后患者的肌张力异常表现未能改善，最终关闭神经刺激器。尽管 GPi-DBS 对于原发性肌张力障碍是一种行之有效的治疗方法，亨廷顿舞蹈症患者的肌张力障碍表现较为独特，可能与纹状体神经元的直接通路缺失相关。

迄今为止最大样本量的研究显示，在 2008—2010 年之间 7 例药物难治性亨廷顿舞蹈症患者接受了双侧 GPi-DBS 治疗。类似于以往的其他研究，DBS 术后 1 年，患者的舞蹈样症状平均改善了 60%，但运动症状总分评分无明显改善。重要的是 DBS 治疗并没有减轻患者的肌张力障碍样表现。研究表明与其他运动障碍一样，对运动症状的疗效取决于持续的刺激。

第四节 典型病例

患者，男性，年龄 40 岁，病程 10 年。临床表现为肢体舞蹈样扭动 8 年。

查体：意识清楚，应答切题，记忆力下降。肢体不自主扭动。坐位起立困难，卧床坐起困难。UHDRS 运动评分 72 分，残疾评分 25 分。

手术：一期全身麻醉下双侧 GPi 植入电极，外挂刺激有效后二期手术植入神经刺激器。

刺激参数：左侧，0-，C+，脉宽 120μs，频率 140Hz，电压 2. 6V；右侧，5-，C+，脉宽 120μs，频率 140Hz，电压 2. 7V。

效果：术后 1 个月舞蹈样症状较前减轻。UHDRS 运动评分 85 分，残疾评分 12 分（视频 12）。

视频 12 舞蹈症 DBS 治疗病例

第五节 总结与展望

目前的研究结论显示 GPi 及 GPe DBS 对亨廷顿舞蹈症的运动症状有改善，副作用和并发症轻微，电刺激对亨廷顿舞蹈症患者无害处。舞蹈症的药物治疗效果有限，DBS 是一种控制“舞蹈样”动作的有效治疗选择，也有研究称患者的情绪和生活质量有改善，但这仍需要纳入更多的病例以证实。

（汪 鑫 何海平 明 杨）

参考文献

1. A novel gene containing a trinucleotide repeat that is expanded and unstable on Huntington's disease chromosomes. The Huntington's Disease Collaborative Research Group. Cell，1993，72（6）：971-983.
2. Mestre T，Ferreira J，Coelho MM，et al. Therapeutic interventions for disease progression in Huntington's disease. Cochrane Database Syst Rev，2009，（3）：CD006455.
3. Walker FO. Huntington's disease. Lancet，2007，369（9557）：218-228.
4. Delorme C，Rogers A，Lau B，et al. Deep brain stimulation of the internal pallidum in Huntington's disease patients：clinical outcome and neuronal firing patterns. J Neurol，2016，263（2）：290-298.
5. Biolsi B，Cif L，Fertit HE，et al. Long-term follow-up of Huntington disease treated by bilateral deep brain stimulation of the internal globus pallidus. J Neurosurg，2008，109（1）：30-132.
6. Raymond LA，André VM，Cepeda C，et al. Pathophysiology of Huntington's disease：timedependent alterations in synaptic and receptor function. Neuroscience，2011，198：252-273.
7. RossCA，AylwardEH，WildEJ，et al. Huntington disease：natural history，biomarkersandprospectsfortherapeutics. NatRevNeurol，2014，10（4）：204-216
8. CepedaC，WuN，AndréVM，et al. The corticostriatal pathway in Huntington's disease. ProgNeurobiol，2007，81（5-6）：253-271.
9. Zuccato C，Valenza M，Cattaneo E. Molecular mechanisms and potential therapeutical targets in Huntington's

disease. Physiol Rev, 2010, 90 (3): 905-981.

10. Georgiou-Karistianis N, Scahill R, Tabrizi SJ, et al. Structural MRI in Huntington's disease and recommendations for its potential use in clinical trials. Neurosci Biobehav Rev, 2013, 37 (3): 480-490.
11. Kang GA, Heath S, Rothlind J, et al. Long-term follow-up of pallidal deep brain stimulation in two cases of Huntington's disease. J Neurol Neurosurg Psychiatry, 2011, 82 (3): 272-277.
12. Velez-Lago FM, Thompson A, Oyama G, et al. Differential and better response to deep brain stimulation of chorea compared to dystonia in Huntington's disease. Stereotact Funct Neurosurg, 2013, 91 (2): 129-133.
13. Gonzalez V, Cif L, Biolsi B, et al. Deep brain stimulation for Huntington's disease: long-term results of aprospective open-labels tudy. J Neurosurg, 2014, 121 (1): 114-122.

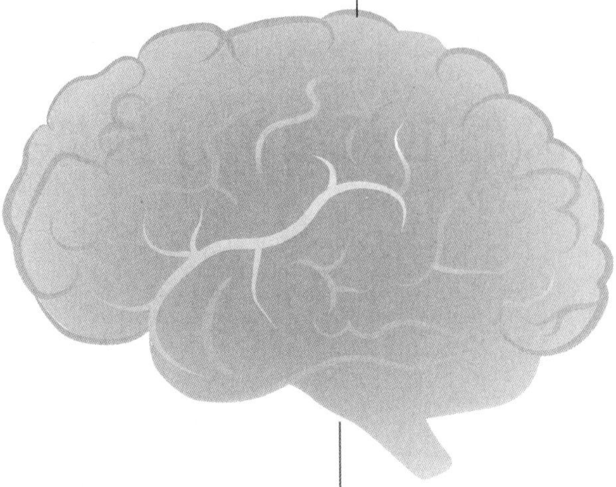

第三篇 脑深部电刺激治疗的新适应证

第十五章

脑深部电刺激治疗抑郁症

第一节　概　　述

抑郁症是一种常见且致残率较高的精神疾病，多呈慢性，对患者社会功能有较大影响。多数抑郁症患者对药物治疗和心理治疗有效，但仍有10%~20%的患者在接受了5年以上的规范治疗后无效，被称作难治性抑郁症（treatment resistant depression，TRD）。保守估计约5%~12%的人群存在抑郁症。TRD可导致婚姻、社交、职业等社会功能障碍，自杀死亡是其最严重的并发症。目前，国内外对TRD更加安全、有效的诊治仍在进一步探索中。

一、流行病学

在WHO（1993年）组织的15个国家参加的全球性合作研究中，通过调查综合性医院就诊患者中的心理障碍发病情况，研究发现抑郁症患病率为12.5%。2001—2005年有学者对中国山东、浙江、青海、甘肃四省随机抽取的96个城市和267个乡村中随机抽取的63 004人，采用DSM-Ⅳ临床定式检查（structured clinical interview for DSM-Ⅳ，SCID）发现：城市人口抑郁症的患病率为1.57%，农村人口患病率2.24%。有学者发现帕金森病患者中抑郁症发病率为25.5%~70%；卒中后患者抑郁发病率30%~64%，并且有抑郁者较无抑郁者死亡率高3~4倍；心肌梗死者45%伴有抑郁；癌症患者中约25%~47%伴有抑郁；透析患者中约18%~79%伴有抑郁；糖尿病、慢性疼痛综合征也可伴有抑郁；另外很多药物如左旋多巴、避孕药、利血平等均可以引起抑郁。

二、病因及发病机制

迄今，抑郁症的病因并不清楚。大量资料提示遗传因素、生物学因素和社会心理因素对其发生有明显的影响。阳性家族史、生活事件、人格缺陷等因素联合作用可使得个体发生抑郁症的危险性显著升高。

（一）遗传因素

重症抑郁症先证者（家族中第一个被医学或遗传学工作者确诊的患者）的一级亲属患抑郁症的可能性较对照组高2~3倍，患重症抑郁症的可能性较对照组高2~10倍。阳性家族史可使得个体发生抑郁症的危险性显著升高。血缘关系越近患病率越高。对双生子研究显示：同卵双生子的同病一致率（33%～90%）较异卵双生子的同病一致率（10%～25%）高。

（二）生物学因素

1. 在抑郁症的病因中，生化方面存在多种有关神经递质的假说

（1）5-羟色胺假说：研究发现自杀者与抑郁症患者5-羟色胺代谢产物5-羟吲哚乙酸含量降低。

（2）去甲肾上腺素假说：研究发现抑郁患者尿中去甲肾上腺素代谢产物3-甲氧基-4-羟苯乙二醇较对照组降低。

（3）多巴胺假说：研究发现抑郁患者脑内多巴胺能系统功能降低。

（4）乙酰胆碱假说：脑内乙酰胆碱能神经元过度活跃可能导致抑郁。

（5）γ-氨基丁酸假说：抗癫痫药物如卡马西平、丙戊酸钠具有抗抑郁作用，其药理作用与患者血浆脑脊液中γ-氨基丁酸水平含量调控有关。

2. 神经内分泌大量研究证实神经内分泌改变与抑郁有关

（1）下丘脑-垂体-肾上腺轴：抑郁症患者血浆皮质醇分泌过多，无夜间自发性分泌抑制，提示患者可能有下丘脑-垂体-肾上腺轴功能障碍。

（2）下丘脑-垂体-甲状腺轴：研究发现抑郁症患者血浆甲状腺释放激素显著降低，游离T_4显著增加。患者对抗抑郁药物反应可能与游离T_4下降有关。

（3）下丘脑-垂体-生长激素轴：研究发现抑郁症患者生长激素对可乐定刺激反应存在异常，明显低于对照组。但抑郁症患者生长激素调节异常机制尚未阐明。

3. 神经可塑性研究表明抑郁症患者神经可塑性遭到破坏　尸检研究发现，抑郁症患者的海马、胼胝体膝下区、眶回、背侧前额叶和杏仁核皮质神经元和胶质细胞含量减少。研究发现抗抑郁治疗能促进抑郁症患者神经细胞发生。

4. 神经电生理：抑郁症患者的相关神经电生理包括脑电、诱发电位等均会有所改变

（1）脑电图：30%左右心境障碍患者存在脑电图异常，抑郁发作时多倾向于低α频率，有研究发现抑郁症患者左右半球平均整合振幅与抑郁严重程度呈负相关，且脑电图异常有侧化现象（70%在右侧）。

（2）脑诱发电位：抑郁发作时脑诱发电位波幅较小，并与抑郁的严重程度相关。视觉诱发电位潜伏期较短，多见于单项抑郁；体感诱发电位波幅恢复较慢，潜伏期恢复较快，伴随负变化波幅较低，负性电位延长。

5. 神经影像：抑郁症患者结构性影像及功能影像均可发现相关改变

（1）结构性影像学：多数CT研究发现心境障碍患者脑室较健康对照组大，发生率为12.5%～42%。有学者发现抑郁症患者海马体积缩小与患者未治时间呈显著负相关。有研究发现重症抑郁症患者与健康对照组比较，有显著小的壳核，且容积缩小。

（2）功能影像学：有研究发现抑郁症患者左额叶局部脑血流降低，降低程度与抑郁严重程度呈负相关。也有研究发现左前扣带回局部脑血流下降。在伴认知功能缺损的抑郁症患者中，局部脑血流下降比不伴有认知功能缺损的患者更为严重。有研究提示脑血流灌注显像可以提高对抑郁症的诊断的可信度。经抗抑郁治疗后，抑郁症状缓解，上述部位的局部脑血流回升。

（三）社会心理因素

应激性生活事件与心境障碍，尤其与抑郁症关系更为密切。研究发现人们在经历可能危及生命的生活事件后6个月，抑郁症的发病危险系数增加6倍，因此生活事件在抑郁症发生中起到促进作用。负性生活事件，如丧偶、离婚、婚姻不和谐、失业、严重躯体疾病、家庭成员患重病或突然病故均可导致抑郁症的发生，其中丧偶是抑郁症最密切的应激源。经济状况差，社会阶层低下者也易于患本病。女性应对应激事件的能力低于男性，更易于患本病。

三、临床表现

抑郁症发作以心境低落、思维迟缓、认知功能损害、意志活动减退和躯体症状为主。

（一）心境低落

主要表现为显著而持久的情感低落，抑郁悲观。患者终日忧心忡忡、郁郁寡欢、愁眉苦脸、长吁短叹。轻者常感闷闷不乐，无愉快感，凡事缺乏兴趣，任何事提不起劲儿；重者可痛不欲生，悲观绝望，有度日如年，生不如死感。典型抑郁心境者具有晨重夜轻节律改变特点，即早上情绪低落较重，而傍晚有所减轻。患者自我评价常较低，感一切不如人，将过错归结于自己，常产生无用感、无希望感、无助感、无价值感。部分患者可产生幻觉，以听幻觉常见。

（二）思维迟缓

患者思维联想速度缓慢，反应迟钝，思路闭塞。常见主动言语减少，语速明显减慢，声音低沉，对答困难，严重者交流无法顺利进行。

（三）认知功能损害

主要表现为近事记忆力下降，注意力障碍（反应时间延长），警觉性增高，抽象思维能力差，学习困难，语言流畅性差，空间知觉、眼手协调及思维灵活性等能力减退。认知功能损害导致患者社会功能障碍，并且影响远期预后。PET研究发现，抑郁症患者额叶中部皮质和背前侧血流下降与执行功能下降有关。患者威斯康星卡片分类试验（Wisconsin card sorting test，WCST）的总反应数、随机错误数、持续错误数增加，反映患者信息反馈行为的困难，患者认知灵活性下降，患者学习规律、归纳规律的能力减退。有研究发现抑郁症患者精神运动速度减慢，瞬间和延迟自由回忆有缺陷，认为患者存在选择性回忆障碍，即能够将信息编码，但回忆和再认识的特定过程受损。抑郁症患者的智商明显降低，在高级认知过程中，患者涉及视觉记忆控制、空间知觉力、视觉分析综合能力、逻辑联想、部分与整体关系的观念及思维灵活性、想象力及抓住事物线索的能力受损，致患者环境适应能力下降。

（四）意志活动能力减退

患者意志活动呈显著持久的抑制。临床上表现为行为缓慢，生活被动、疏懒，不想做事，不愿和周围人接触交往，常独坐一旁，或整日卧床，不想上班，不愿外出，不愿参加平常喜欢的活动和业余爱好，常常闭门独居、疏远亲友、回避社交。严重时，连吃、喝、个人卫生都不顾，蓬头垢面、不修边幅，甚至发展为不语、不动、不食，可达到木僵状态，称之为“抑郁性木僵”，但患者仍能流露出痛苦抑郁情绪。伴有焦虑患者，可有坐立不安、手指抓握、搓手顿足或踱来踱去等症状。严重者常伴有消极自杀等观念或行为。消极悲观的思想及自责自罪可萌生绝望的念头，认为“结束自己生命是一种解脱”“自己活在世上是多余的”，并会使自杀企图发展成为自杀行为。这是抑郁症最危险的症状，应提高警惕。长期追踪发现抑郁症患者中约 15%最终死于自杀。

（五）躯体症状

主要有睡眠障碍、乏力、食欲减退、体重下降、便秘、身体任何部位疼痛、性功能减退、阳痿、闭经等。躯体不适主要涉及各脏器，如恶心、呕吐、心慌、胸闷、出汗等。

四、诊断及鉴别诊断

（一）诊断

心境障碍诊断主要依靠病史、临床症状、病程、体格检查和实验室检查，典型病例的诊断一般不困难。目前国际上通用诊断标准有 ICD-10 和 DSM-Ⅳ，但任何一种诊断标准都有其局限性。

抑郁发作以持久心境低落为主要表现。在心境低落的背景上，伴有思维迟缓和意志活动减少。常伴发躯体不适症状，如早醒、食欲渐退、体重下降、性欲减退及昼重夜轻的节律变化，有助于诊断。大多有发作病程，在发作间歇期可恢复病前水平。在家族中特别是一级亲属有较高的同类疾病阳性家族史，躯体和神经系统检查以及实验室检查一般无阳性发现，脑影像学检查等可提供参考。

在 ICD-10 中，抑郁发作是指首次发作的抑郁症和复发的抑郁症，不包括双相抑郁。患者通常具有心境低落、兴趣和愉快感丧失、精力不济或疲劳感等典型症状。其他症状包括：①注意能力降低；②自我评价降低；③自罪观念和无价值感（即在轻度发作中也有）；④认为前途暗淡悲观；⑤自伤或自杀观念或行为；⑥睡眠障碍；⑦食欲下降。病程持续至少两周。

根据抑郁发作的严重程度，将其分为轻度、中度、重度三种类型。

1. 轻度抑郁　具有至少 2 条典型症状，再加上 2 条其他症状，且对患者的日常工作和社交活动有一定困难，其社会功能受到影响。

2. 中度抑郁　至少 2 条典型症状，再加上至少 3 条（最好 4 条）其他症状，且对患者工作社交或家务活动有相当困难。

3. 重度抑郁　3 条典型症状都应存在，并且加上至少 4 条其他症状，其中某些症状应达到严重的程度。症状非常严重或起病急骤时，依据不足两周的病程做出诊断也是合理的。除了在极有限的范围内，几乎不可能继续进行社交、工作或家务活动。此外还应排除器质性精神障碍，或精神活性物质和非成瘾物质所致。

（二）鉴别诊断

1. 继发性精神障碍　脑器质性疾病、躯体疾病、某些药物和精神活性物质等均可引起继发性精神障碍。

2. 精神分裂症　精神分裂是以思维障碍和情感淡漠为原发症状。其思维、情感和意志行为等活动是不协调的，且行为怪异。精神分裂缓解期常有残留精神症状或人格缺损。精神分裂多数为发作进展或持续进展。病前性格、家族遗传史、预后和药物治疗反应有助于鉴别。

3. 创伤后应激障碍　创伤后应激障碍常伴有抑郁。患者病史存在严重的、灾难性的、对生命有威胁的创伤事件。创伤后应激障碍的精神运动性迟缓不明显，睡眠障碍多为入睡困难，多有与创伤有关的噩梦、梦魇，特别是睡梦中醒来尖叫。创伤后应激障碍常出现重新体验到创伤事件，有反复的闯入性回忆，易惊。

五、治　疗

抑郁症作为高发疾病，目前提倡全程治疗。抑郁症的全程治疗分为急性治疗、巩固期治疗和维持期治疗。首次发作的抑郁症，有50%~85%会有第二次发作，因此需维持治疗防止复发。内科主要治疗方式包括药物治疗、电抽搐治疗、心理治疗等，对于上述治疗措施无效的TRD患者可行DBS治疗。

（一）药物治疗

根据国外抑郁药物治疗原则，一般推荐选择性5-羟色胺再摄取抑制剂（selective serotonin reuptake inhibitor，SSRI）、5-羟色胺和去甲肾上腺素再摄取抑制剂（serotonin and noradrenaline reuptake inhibitor，SNRI）、去甲肾上腺素能和特异性5-羟色胺能抗抑郁药（noradrenergic and specific serotonergic antidepressant，NaSSA）作为一线药物选用。

1. 选择性5-羟色胺再摄取抑制剂　氟西汀、帕罗西汀、西酞普兰及艾斯西酞普兰。氟西汀有效治疗剂量为20~60mg/d，帕罗西汀有效治疗剂量为20~60mg/d，西酞普兰有效治疗剂量为20~60mg/d，艾斯西酞普兰有效治疗剂量为10~20mg/d。

2. 5-羟色胺和去甲肾上腺素再摄取抑制剂　主要有盐酸文拉法辛、盐酸度洛西汀。盐酸文拉法辛常用剂量为75~300mg/d，盐酸度洛西汀常用剂量为60mg/d。

3. 去甲肾上腺素能和特异性5-羟色胺能抗抑郁药　主要有米氮平，常用治疗剂量为15~45mg/d，分1~2次服用。

（二）心理治疗

有明显社会心理因素作用的抑郁症患者，在药物治疗的同时需要联合心理治疗。认知疗法、行为治疗、人际心理治疗、婚姻及家庭治疗等一系列心理治疗技术，能帮助患者正确认识如何对待自身疾病，矫正患者适应不良性行为，改善患者人际交往能力和心理适应能力，提高患者家庭和婚姻生活满意度，从而减轻和缓解患者抑郁症状，调动患者积极性，矫正其不良人格，提高患者解决问题和处理应激的能力，节省医疗资源，促进患者康复，预防复发。

（三）电抽搐治疗

使用抗抑郁药物治疗无效的具有严重消极自杀企图的抑郁症患者可采用电抽搐治疗，见效快，疗效好，6~10次为一个疗程。电抽搐治疗后仍需要药物维持治疗。

（四）脑深部电刺激治疗

目前国内外针对上述治疗措施无效的TRD患者，考虑行DBS疗法。临床研究表明DBS治疗TRD已经取得了不错的疗效。下面的章节将简要介绍一下目前关于治疗DBS抑郁症方面的进展。

第二节　脑深部电刺激治疗抑郁症

1999年，Landau和Perlmutter在利用DBS治疗运动性障碍疾病时，发现DBS对患者的情绪有明显影响，提示 DBS 调节神经环路可能影响患者精神状态，存在潜在的治疗作用。

一、可能作用机制

DBS 的确切作用机制目前尚不清楚，研究者提出了很多假说，其中最主要的是高频刺激假说，在高频刺激后产生相应的神经元重塑及神经递质改变。

DBS 使用高频刺激能够使受刺激组织功能失活。高频刺激使神经细胞膜上电压依赖性钠离子通道失活，使神经细胞处于不应期，从而导致刺激电极周围神经细胞受抑制，而上级神经元受高频刺激影响小，相应出现兴奋性增加。这种现象与精神障碍患者病理现象相反。

有些研究发现 DBS 作用并非简单的抑制，而是对神经元活动的结构进行复杂的重塑。在大鼠离体实验中，高频刺激对 STN 的刺激可以引起 STN 突触传递长时间增强或抑制。这种重塑同时可引起代谢改变。抑郁症患者 PET 脑代谢成像显示，抑郁症患者膝下扣带回葡萄糖代谢率显著增加，而眶额皮质、岛叶前部葡萄糖代谢减少，而经过长期高频刺激后，眶额皮质、岛叶前部葡萄糖代谢显著增加而膝下扣带回葡萄糖代谢率明显降低。

DBS 的高频刺激能对神经网络中的神经递质产生影响。DBS 电极植入的位置不同，神经递质的变化也有差异。对刺激时神经递质浓度变化的分析表明，在一定频率范围内的刺激频率与神经递质浓度成相关性变化的动物模型试验中，DBS 刺激 STN 出现邻近神经元的 5-羟色胺递质减少，大鼠出现类似于抑郁症的表现，这种抑郁症表现能被抗抑郁症药物阻断；另一动物模型试验中，McCracken 等对小鼠的伏隔核进行高频刺激，发现眶额皮质神经元受到抑制，这种抑制是由于 γ 氨基丁酸释放增加的缘故。

二、病例选择标准和术前评估

针对 TRD 患者的 DBS 手术，需要严格纳入标准。首先，必须诊断明确，并接受相关精神科长期、正规、足量的药物治疗。其次，需要排除不适合接受 DBS 手术的患者。最后，经过严格的术前评估后，方能接受 DBS 手术治疗。

（一）病例选择标准

1. 入选标准参照 Lozano 研究组入选标准

（1）患者需经精神科医生诊治，年龄在 20~70 岁之间。

（2）所有接受手术的患者经 DSM-Ⅳ中 Axis Ⅰ Disorders-Patient Edition（SCID-I/P）诊断满足难治性抑郁症的诊断标准，且 HRSD-17 评分在 20 分以上。

（3）患者病史至少在 1 年以上，并且接受过所有非手术治疗（包括足量足疗程的抗抑郁药物治疗、循证心理治疗和电击治疗）无效的患者。

（4）所有病人签署手术同意书并且经当地伦理委员会的批准。

2. 排除标准

（1）没有主要的 Axis Ⅰ或 Axis Ⅱ类精神疾患。

（2）患病 1 年内没有自杀倾向或行为的患者。

（3）有严重并发症不能耐受手术者。

（二）术前评估

1. 所有患者在术前都必须完善神经心理学的评估，包括病人的认知能力、精神状态、人格与处理人际关系的能力、手术预期效果、治疗依从性和家庭或其他社会心理协会的支持。

2. 综合的术前评估必须严格遵守纳入和排除标准，必须使用标准化的评定量表，包括评定致残率和生活质量。

3. 精神科医生需指导围术期药物使用情况。

4. 手术前积极评估患者自杀风险，并采取有效手段保证患者安全。

5. 患者在实施手术前必须考虑可能的自杀风险。

三、手术靶点

目前，国内外 DBS 治疗 TRD 的主要手术靶点包括：膝下扣带回（subgenual cingulate cortex，SCC）、腹侧内囊/腹侧纹状体（ventral capsule/ventral striatum，VC/VS）、伏隔核（NAc）、丘脑下脚（Inferior Thalamic Peduncle，ITP）。靶点图示见图 15-1。

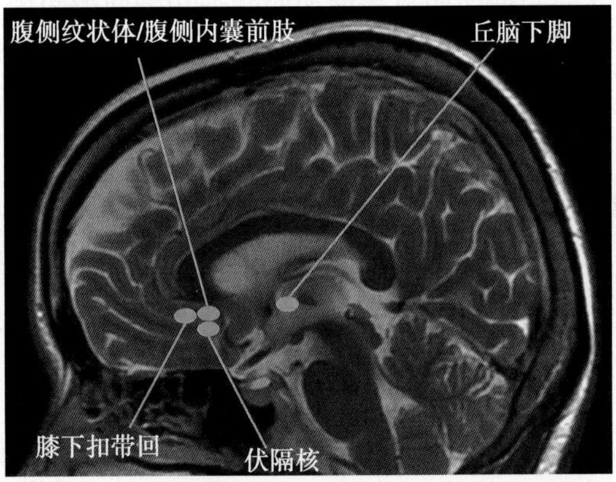

图 15-1 脑深部电刺激治疗难治性抑郁症手术靶点

（一）膝下扣带回

SCC 也称为 Brodmann 25 区（BA25），是目前研究最多的手术靶点。一项 20 例患者术后的随访研究显示：第 1 个月，60%的患者对 DBS 刺激有反应，50%的患者出现症状缓解；在随后的第 3、6 和 12 个月的随访中，大多数患者抑郁症状如失眠、精力减退、兴趣缺乏、扰乱的社会联系、冷漠、快感缺乏、注意力难以集中等，得以改善。在一项长期研究中，以 SCC 为 DBS 治疗靶点的 TRD 研究中显示了 33%~58%的缓解率（12~36 个月）。这些不同的研究中，以 SCC 为 DBS 治疗靶点的抑郁症患者均未见不良影响。长期的 DBS 刺激没有出现认知障碍。

（二）腹侧内囊/腹侧纹状体

在一项以 VC/VS 为 DBS 靶点治疗抑郁症的开放性研究中，经过 6~51 个月的刺激后，患者的反应率为 53%，缓解率为 43%。但另一项 RCT 研究则显示了相反的结果。在 44 个月的刺激和假刺激治疗后，刺激组患者抑郁症状改善与假刺激患者抑郁症状改善并没有发现显著的统计学差异。刺激组反应率约 20%，而假刺激组为 14.3%。因此，该靶点的疗效仍有待进一步研究。以 VC/VS 为靶点的 DBS 研究强迫症和抑郁症时，刺激后出现了许多情绪反应（例如，恐慌、兴奋等）。然而，这些反应变化通过改变刺激参数能够被消除，不会影响长期的疗效。

（三）伏隔核

目前认为 NAc 在抑郁症中与快感缺失有一定的关系。在一项研究中，NAc-DBS 治疗 TRD 患者时，快感缺失是第一个被改善的症状。在一项为期 12 个月的开放性研究中，11 例 TRD 患者反应率为 45%，缓解率为 9%；停止刺激后，3 例患者重新出现抑郁症状，再次恢复 DBS 刺激后这些症状得到控制。在这些研究中，患者均未出现其他的神经精神影响。

在以 NAc 为靶点的 DBS 手术中，很多中心考虑联合多靶点刺激，即刺激靶点除 NAc 外，联合内囊前肢（anterior limb of interna capsula，ALIC）作为共同治疗靶点。在前期多项研究，包括毁损手术的疗效评价中，干预 ALIC 也可获得不错的疗效。更具优势的是，在 NAc 与 ALIC 的 DBS 手术中，可通过一根电极，达到同时覆盖两个刺激靶点的目的（图 15-2）。

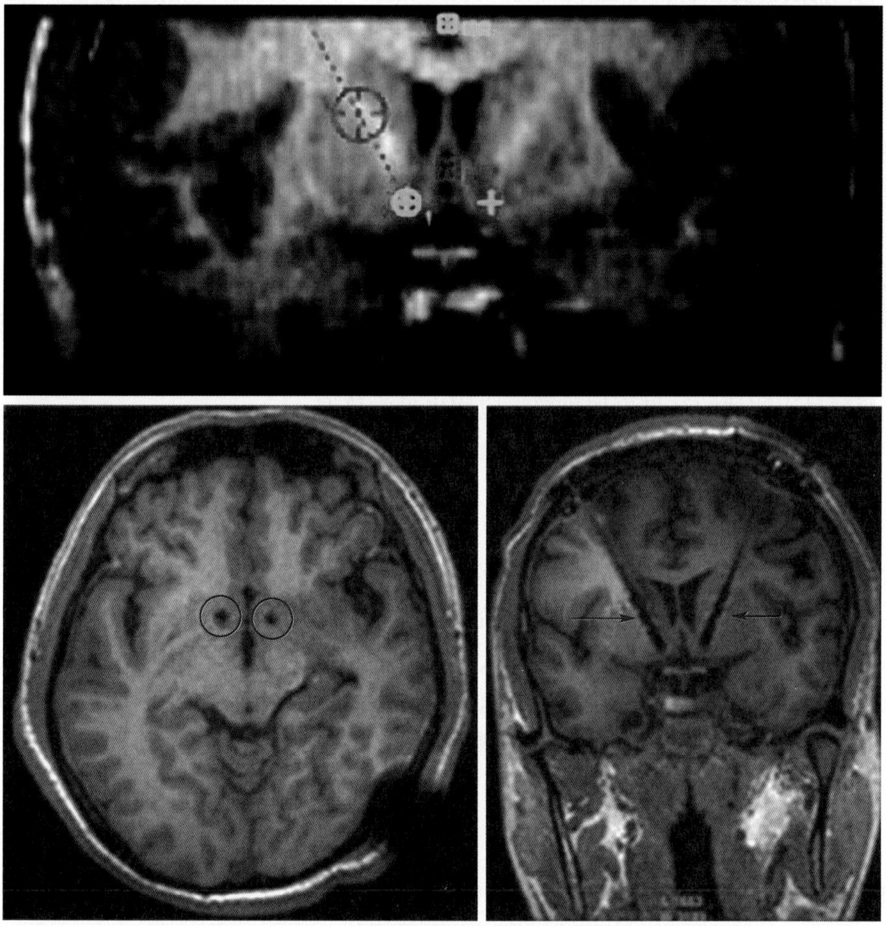

图 15-2 伏隔核 DBS 治疗难治性抑郁症手术靶点及电极路径

四、手术并发症

DBS 常规手术并发症参阅前章节。TRD 患者还存在治疗期特异性的严重并发症，即治疗期间会出现情绪变化、自杀企图、自杀行为等并发症。有些研究希望排除那些有自杀观念的患者，以避免术后这类并发症，但 TRD 患者的难治性及严重性即体现在其自杀倾向及行为中，因此对于这种症状的治疗是必需的，也是外科 DBS 手术的重要作用。因为疾病的严重性，完全避免自杀这种并发症是不可能的，所以对于具有自杀企图和行为的患者应给予重视。

五、刺激参数

DBS 治疗精神障碍刺激参数的标准范围：电压 0~8V，脉宽 60~450μs，频率范围 30~190Hz，否则可能产生严重的副作用。Lozano 等报道了 20 例抑郁症患者进行双侧 SCC-DBS 治疗，经过 4 周至 6 个月的 DBS 刺激后，患者临床症状改善明显。高频刺激效果更佳，而低频刺激效果不理想，甚至出现临床症状恶化。6 个月后随访显示，对患者进行无规律非持续性 DBS 刺激会使患者抑郁症状出现反弹或加重。术后刺激频率增加过高时，患者阴性症状明显缓解，而阳性症状增多；当刺激频率降低或不进行刺激时，上述现象消失。

六、疗效评估

抑郁症的临床治愈评价概念和定义最初来源于药物临床试验评价抗抑郁药的疗效。通常将在临床试验中所使用的抑郁症状评定量表的总分下降 50%及以上定义为有效，而将抑郁症状完全缓解定义为临床治愈。

国际上通用的临床治愈标准有以下指标（量表评价）：17 项汉密尔顿抑郁量表（HAMD）评分≤7 分；蒙哥马利-阿斯伯格抑郁量表（MADRS）评分≤10 分；贝克抑郁问卷（BDI）≤8 分；快速抑郁症状调查表-16 项（QIDS-SR16）≤5 分。其中 HAMD 及 MADRS 两项量表测评的结果更加重要，应用也最为普遍。

第三节 前景展望

经过国内外多年针对 DBS 治疗 TRD 的探索研究，尽管该手术方式展现出良好的抗抑郁效果，但目前 DBS 治疗 TRD 仍处于研究试验阶段，尚无一级证据支持 DBS 治疗 TRD 的有效性。目前，DBS 治疗 TRD 的最优靶点尚不清楚，并且评价 DBS 治疗 TRD 的安全性及有效性的标准，亟待进一步的研究。同时，抑郁症相关的神经环路机制尚未完全清楚。因此，对于 DBS 治疗 TRD 仍有很长的路需要走，该治疗方法很有希望成为人类治疗抑郁症有效的武器。

（张津安　王 景　蔡晓东）

参考文献

1. 江开达. 精神病学. 第 2 版. 北京：人民卫生出版社，2011.

2. Kessler RC，Mc Gonagle KA，Zhao S，et al. Lifetime and 12-monthprevalence of DSM-III-R psychiatric dis-

orders in the United States. Results from the National Comorbidity Survey. Arch Gen Psychiatry, 1994, 51 (1): 8-19.

3. Lehtinen V, Joukamaa M. Epidemiology of depression: prevalence, risk factors and treatment situation. Acta Psychiatr Scand Suppl, 1994, 377: 7-10.
4. Mueller TI, Leon AC, Keller MB, et al. Recurrence after recovery from major depressive disorder during 15 years of observational follow-up. Am J Psychiatry, 1999, 156 (7): 1000-1006.
5. Klerman GL, Weissman MM. The course, morbidity, and costs of depression. Arch Gen Psychiatry, 1992, 49 (10): 831-834.
6. Delaloye S, Holtzheimer PE. Deep brain stimulationin the treatment of depression. Dialogues Clin Neurosci, 2014, 16 (1): 84-86.
7. Bewernick B, Kayser S, Sturm V, et al. Long-term effects of nucleus accumbens deep brain stimulation in treatment-resistant depression: evidence for sustained efficacy. Neuropschopharmacology, 2012, 37 (9): 1975-1985.
8. Bewernick BH, Hurlemann R, Matusch A, et al. Nucleus accumbens deep brain stmulation decreases ratings of depression and anxiety in treatment-resistant depression. Biol Psychiatry, 2010, 67 (2): 110-116.
9. Doshi PK. Long-term surgical and hardware-related complications of deep brain stimulation. Stereotact Funct Neurosurg, 2011, 89 (2): 89-95.
10. Schlaepfer TE, Bewernick BH, Kayser S, et al. Rapid effects of deep brain stimulation for treatment-resistant major depression. Biol Psychiatry, 2013, 73 (12): 1204-1212.
11. Zrinzo L, Foltynie T, Limousin P, et al. Reducing hemorrhagic complications in functional neurosurgery: a large case series and systematic literature review. J Neurosurg, 2012, 116 (1): 84-94.
12. Holtzheimer PE, Kelley ME, Gross RE, et al. Subcallosal cingulate deep brain stimulation for treatment-resistant unipolar and bipolar depression. Arch Gen Psychiatry, 2012, 69 (2): 150-158.
13. Lozano AM, Mayberg HS, Giacobbe P, et al. Subcallosal cingulate gyrus deep brain stimulation for treatment-resistant depression. Biol Psychiatry, 2008, 64 (6): 461-467.
14. Bewernick BH, Hurlemann R, Matusch A, et al. Nucleus accumbens deep brain stimulation decreases ratings of depression and anxiety in treatment-resistant depression. Biol Psychiatry, 2010, 67 (2): 110-116.
15. Isometsa ET, Henriksson MM, Aro HM, et al. Suicide in major depression. Am JPsychiatry, 1994, 151 (4): 530-536.
16. Wulsin LR, Vaillant GE, Wells VE. A systematic review of the mortality of depression. Psychosom Med, 1999, 61 (1): 6-17.

第十六章

脑深部电刺激治疗强迫症

第一节　概　　述

强迫症（obsessive-compulsive disorder，OCD）是一种致残性的慢性精神疾病，影响着全世界约2%~3%的人群，是世界第十致残原因；常伴随着引起焦虑的侵入性思维和重复行为，OCD患者的自杀意念和自杀发生率也高于普通人。OCD的有效治疗方法包括认知行为治疗和5-羟色胺再摄取抑制剂。然而即使提供了最佳治疗，仍有大约10%的患者是重度难治性OCD。DBS是一种将电极植入大脑特定位置并传递电脉冲的新型疗法，可能对部分重度难治性OCD的失能患者有帮助。

在神经外科专业起源时，神经外科就用于治疗OCD在内的多种精神疾病。但有效药物治疗的可获得性、较高的手术并发症/死亡发生率以及对于精神疾病病理生理学的有限认识，导致精神神经外科迅速衰落。技术的进步和神经影像学技术的发展重燃了大家对神经外科治疗药物难治性精神疾病患者的兴趣。立体定向、神经影像学和电生理学不仅提高我们对OCD病理生理学的认识，还使得不同靶点或亚毫米级精确度的靶点成为可能。毁损（内囊前肢毁损术、扣带回毁损术、尾状核下传导束切断术和边缘叶脑白质切断术）或DBS技术已经在手术治疗难治性OCD患者中有所运用并获得各种成功。可逆性、可调节性、适应性是DBS治疗优于毁损手术的地方。至今超过500名药物难治性OCD患者接受了DBS植入手术治疗。DBS治疗OCD于2009年由FDA授予人道主义器械豁免（humanitarian device exemption，HDE），随后在欧洲、香港、澳大利亚获得批准。本章将探讨OCD的DBS治疗，还将讨论OCD的流行病学、临床表现、诊断、药物治疗以及心理治疗。

第二节　脑深部电刺激治疗强迫症

DBS是一种将电极植入大脑特定位置并传递电脉冲的神经外科治疗方法，是一种可调节且可逆的神经调控方式。现已广泛用于治疗晚期运动障碍病，从1999年报道首例DBS治疗难治性OCD之后也开始尝试其在精神疾病方面的应用。

一、靶点选择

基于已发表的试验和病例研究，估计共有500例OCD患者已经获得试验性DBS。这些患者共选用了6种不同的大脑靶点：内囊前肢（ALIC）、腹侧纹状体/腹侧内囊（VS/VC）、伏隔核（NAc）、丘脑底核（STN）、丘脑下脚（ITP）、苍白球内侧部（GPi）等。不同刺激靶点的相对效果优劣未知，但VS/VC的应用最广泛。

二、治疗机制

在OCD中，现认为连接眶额叶皮质、内侧前额叶皮质、基底节和丘脑的环路是OCD病理生理学和治疗反应的关键。DBS的机制未知，一种广为接受的假说为：OCD与皮质-纹状体-苍白球-丘脑-皮质网络的过度活跃有关，DBS抑制或功能性调节病理性的亢进脑网络。最可能的就是所刺激脑区特定细胞结构的直接和间接联合作用影响DBS的治疗作用，因为电极场强随距离呈指数级降低，神经元可受到多方面影响。OCD的影像学研究提示眶额叶皮质的过度活跃与OCD的严重程度相关，DBS治疗后眶额叶皮质活动恢复正常。研究发现NAc的DBS治疗可使纹状体释放多巴胺，使NAc活动恢复正常，减少NAc与前额叶皮质的过度连接，还会减少OCD患者在症状发作期间的额叶低频振荡。

三、适应证与禁忌证

（一）适应证

DBS作为OCD的研究性治疗，常常用于符合下列各项标准的患者。

1. 主要诊断为OCD，共病的精神疾病如精神分裂症、药物依赖是排除标准，但DBS治疗的重度OCD患者可能伴有抑郁症状和（或）自杀意念。

2. 严重程度 耶鲁-布朗强迫症状量表（Yale-Brown Obsessive Compulsive Scale，Y-BOCS）评分至少25分。

3. 难治性 通常定义为多种抗强迫药物（如选择性5-羟色胺再摄取抑制剂、氯米帕明或文拉法辛）在足剂量和足疗程后无效，同时对充分的行为治疗反应欠佳。难治性OCD的DBS试验常用标准包括下列各项无效：2种最大可耐受剂量选择性5-羟色胺再摄取抑制剂试验持续12周；氯米帕明最大可耐受剂量持续12周；6个月或15次以上的行为治疗；与选择性5-羟色胺再摄取抑制剂或氯米帕明联合治疗，至少使用1种非经典抗精神病药物12周。

DBS作为OCD的一种试验性治疗，应在完全知情同意后开展，由多学科团队（包括神经外科、精神科和神经内科）支持。多学科团队需在诊断和治疗OCD方面有专业水平，并能持续密切监督患者。

（二）禁忌证

1. 患者年龄不满18岁，因为长期研究数据表明OCD症状可能随时间改善。

2. 智商（intelligence quotient，IQ）不足80，对于IQ不足80的患者需评估其对手术知情同意的能力。

3. 有显著临床症状和（或）不稳定的神经系统疾病，如严重脑萎缩、出血倾向增加、相关脑血管病（如脑血管意外）或其他手术禁忌证。

4. 怀孕。

5. 产生电流的设备，如心脏起搏器和除颤器。

6. 反社会人格障碍。

7. 既往6个月酒精或物质滥用。

8. 急性精神病［良性幻觉和（或）既往幻觉不是排除标准］。

9. 一次或多次躁狂或轻躁狂发作病史。

10. 严重自杀意念或自杀行为。

四、程控参数

程控可调整神经刺激的频率、强度、脉宽和触点。每个触点（通常为4个）可分别刺激。研究提示这些因素的改变可在部分病例中产生与初始获得结果相比更大的效果和更少的副作用。调节阶段平均耗费3~6个月，也可能长达12个月。当调节至产生临床相关反应时，应持续维持刺激。通常根据个体反应和报道的副作用调节参数，如冲动、睡眠问题或紧张。稳定设置之前平均需要12次调节，每次间隔2周。对充分调节后未出现有效改善的患者，还需持续调节直至出现最佳结果。对于极罕见的病例，在绝对无效和出现并发症时，则应关闭设备并可能最终取出设备。OCD的常见DBS刺激参数可在下列范围内变化：频率90~185Hz，电流功率3~6V，脉宽60~210μs。

五、疗效评价

2014年一项对5个小型随机试验的系统评价比较了OCD患者DBS真刺激和假刺激的治疗结果。44例OCD患者的荟萃分析发现，接受DBS真刺激的患者与假刺激治疗的患者相比获得Y-BOCS的OCD症状中度减少［平均差异=-8.9，95%CI：13.4~-5.8］。接近9分的Y-BOCS差异与中度和重度OCD阈值差异比较具有临床显著性。16名患者（36%）出现严重不良事件，包括1例颅内出血和2例感染。大多数不良事件短暂，并且与刺激相关。

2011年的系统评价包含了病例报道和临床试验，发现63名OCD患者中34人的Y-BOCS评分有35%及以上的改善。Y-BOCS评分的平均减少范围在治疗3~36个月内从7~31分不等。小型开放性试验使用随机分配真假刺激期，刺激期由2周至3个月不等，报道显示Y-BOCS从2.8~12.5分变化不等。

六、并发症

OCD的DBS急性停止可能导致抑郁和焦虑的严重反弹、强迫思维和强迫行为的复发，这些可随刺激重启逆转。过去的研究已经报道，接受DBS治疗的帕金森患者和抑郁症患者的自杀意念和行为加重。自杀意念和行为尚未在可比较的较少数量的接受DBS治疗的OCD患者中有所报道或明确研究。短暂性轻躁狂是DBS治疗OCD最常见的副作用。轻躁狂可能在刺激VS/VC-NAc区域时频繁发生（50%~67%的病例），也可在DBS刺激其他脑区时观察到，包括苍白球、STN（4%~8%的病例）以及内囊前肢-伏隔核区域。

七、总结和建议

DBS 是一种在大脑特定位置植入电极并传递电脉冲的神经外科治疗，不仅能有效治疗选择性晚期帕金森病患者，也是失能难治性 OCD 的有效治疗手段。DBS 的机制不明，广泛接受的假说是 OCD 与皮质-纹状体-苍白球-丘脑-皮质网络过度活跃相关，DBS 抑制或功能性调节病理性网络的过度活跃。在治疗过程中，神经刺激的频率、强度、脉宽和触点均可调节，这可能增加治疗的有效性并减少 DBS 治疗的副作用。DBS 已被欧美药监局批准用于治疗失能难治性 OCD。鉴于 DBS 的侵入性并且在国内缺乏有效性数据，我们建议国内 OCD 患者只有在临床试验情况下接受 DBS 治疗。

（张陈诚　孙伯民）

参考文献

1. Ruscio AM, Stein DJ, Chiu WT, et al. Theepidemiology of obsessive-compulsive disorder in the National Comorbidity Survey Replication. Mol Psychiatry, 2010, 15 (1): 53-63.
2. De Koning PP, Figee M, Van Den Munckhof P, et al. Current status of deep brain stimulation for obsessive-compulsive disorder: A clinical review of different targets. Curr Psychiatry Rep, 2011, 13 (4): 274-282.
3. Nair G, Evans A, Bear RE, et al. The anteromedial GPi as a new target for deep brain stimulation in obsessive compulsive disorder. J Clin Neurosci, 2014, 21 (5): 815-821.
4. Greenberg BD, Rauch SL, Haber SN. Invasive circuitry-based neurotherapeutics: stereotactic ablation and deep brain stimulation for OCD. Neuropsychopharmacology, 2010, 35 (1): 317-336.
5. Meissner W, Leblois A, Hansel D, et al. Subthalamic high frequency stimulation resets subthalamic firing and reduces abnormal oscillations. Brain, 2005, 128 (Pt 10): 2372-2382.
6. McIntyre CC, Hahn PJ. Network perspectives on the mechanisms of deep brain stimulation. Neurobiol Dis, 2010, 38 (3): 329-337.
7. Le Jeune F, Vrin M, N' Diaye K, et al. Decrease of prefrontal metabolism after subthalamic stimulation in obsessive-compulsive disorder: A positron emission tomography study. Biol Psychiatry2010, 68 (11): 1016-1022.
8. Figee M, De Koning P, Klaassen S, et al. Deep brain stimulation induces striatal dopamine release in obsessive-compulsive disorder. Biol Psychiatry, 2014, 75 (8): 647-652.
9. Figee M, Luigjes J, Smolders R, et al. Deep brain stimulation restores frontostriatal network activity in obsessive-compulsive disorder. Nat Neurosci, 2013, 16 (4): 386-387.
10. Kisely S, Hall K, Siskind D, et al. Deep brain stimulation for obsessive-compulsive disorder: a systematic review and meta-analysis. Psychol Med, 2014, 44 (16): 3533-3542.
11. Mallet L, Polosan M, Jaafari N, et al. Subthalamic nucleus stimulation in severe obsessive-compulsive disorder. N Engl J Med, 2008, 359 (20): 2121-2134.
12. Greenberg BD, Gabriels LA, Malone DA, et al. Deep brain stimulation of the ventral internal capsule/ventral striatum for obsessive-compulsive disorder: worldwide experience. Mol Psychiatry, 2010, 15 (1): 64-79.
13. Baker KB, Lee JY, Mavinkurve G, et al. Somatotopic organization in the internal segment of the globus pallidus in Parkinson's disease. Exp Neurol, 2010, 222 (2): 219-225.
14. Schlaepfer TE, Bewernick BH, Kayser S, et al. Deep brain stimulation of the human reward system for major

depression—rationale, outcomes and outlook. Neuropsychopharmacology, 2014, 39 (6): 1303-1314.

15. Kubu CS, Malone DA, Chelune G, et al. Neuropsychological Outcome after Deep Brain Stimulation in the Ventral Capsule/Ventral Striatum for Highly Refractory Obsessive-Compulsive Disorder or Major Depression. Stereotact Funct Neurosurg, 2013, 91 (6): 374-378.
16. Blom RM, Figee M, Vulink N, et al. Update on repetitive transcranial magnetic stimulation in obsessive-compulsive disorder: Different targets. Curr Psychiatry Rep, 2011, 13 (4): 289-294.

第十七章

脑深部电刺激治疗神经性厌食症

第一节 概 述

一、定义及流行病学

神经性厌食症（anorexia nervosa，AN）是一种严重精神疾病，以强烈恐惧增重、无法维持最低正常体重（年龄和身高/理想体重的85%期望值）为特征。AN 患者具有体相障碍，过度关注体重和体型。AN 典型患者表现为特征性重复行为，如节食、锻炼、催吐伴或不伴暴食。女性患者常出现闭经，但这不再是《精神疾病统计与诊断手册》（The Diagnostic and Statistic Manual of Mental Disorders，DSM）第五版诊断的必需条件（American Psychiatric Association，2013）。该病的发病年龄范围较窄，症状和病程表现刻板，并且具有性别相对特异性，其同质性可能是所有精神疾病中最高的。年轻女性的患病率平均为0.3%，女性终生患病率为2.2%。该疾病主要影响青少年女性，女性与男性比在10∶1~4∶1之间。

二、临床表现

AN 常常与饥饿、催吐、过度锻炼导致的并发症相关。其常见的体征和症状包括心血管并发症如心动过缓、QT 间期延长、直立性低血压、皮下脂肪组织丢失、月经紊乱、掉发和低体温。随着营养状态的提升或异常进食和催吐行为的终结，大部分病理生理导致的并发症是可逆的。然而部分患者的结局可能是不可逆的，这将对健康造成严重后果，特别是骨质疏松、发育迟滞、生殖系统功能障碍、营养失调引起的大脑神经生物学改变。重症 AN 的严重生理状况将威胁生命，如电解质紊乱、严重心动过缓和低血压，而且营养缺陷可能增加心律失常和并发感染的风险。

AN 的死亡率在所有精神疾病中最高，10 年死亡率为5.6%。死亡原因从进食障碍的并发症到自杀各异。大多数进食障碍患者报告有自杀想法，约22%患者企图自杀。Steinhausen 在文献综述中发现不到半数（46.9%）的存活患者从 AN 中恢复，三分之一（33.5%）部分改善，20.8%患者呈慢性病程。但值得注意的是，用于定义“恢复”和“慢性”的标准迥异。在回顾性研究中，由于随访时间存在相当大的差异（1~29 年），因此研究结果存在显著差异。在我们的临床实践中将慢性定义为病程5年及以上，慢性病程与预后不良高度相关，该部分难以恢复的AN患者可以考虑神经外科干预手段。AN与终生诊断的焦虑症、抑郁症、强迫症、人格障碍和物质滥用障碍的共病比例较高，与进食障碍的共病多样也使AN预后欠佳。

三、治疗选择

AN的治疗选择包括恢复体重、改变行为和减少AN心理学特征在内的不同治疗方法，但是AN的有效循证治疗手段十分有限。根据NICE指南，没有A类证据，只有心理干预中的家庭治疗符合B类证据标准，各种家庭治疗显示对青少年（非成年人）有效（中级证据）。常用的心理干预除了家庭治疗，还有认知行为治疗（cognitive behavioural therapy，CBT）。许多研究报道体重恢复后的CBT可有效降低成人AN的复发风险，但对患者低体重时的治疗有效性尚不清楚。

在药物治疗方面，由于5羟色胺再摄取抑制剂（selective serotonin reuptake inhibitors，SSRI）在减少AN症状或恢复体重方面无有效证据，美国精神病学会不推荐以SSRI治疗低体重AN患者（American Psychiatric Association，2006），有较弱证据显示使用SSRI可能有助于减少体重恢复的患者复发。三环类抗抑郁药对增重或改善AN症状无效，非经典抗精神病药物治疗的相关数据有限。Bissada等在34例AN患者中开展了一项安慰剂对照的双盲试验，发现奥氮平治疗可较快增重并改善强迫症状，另两项奥氮平随机对照试验也显示了类似结果。然而，另一项在住院条件下开展的研究表明，奥氮平对体重增加和心理症状无任何益处。这些结果提示奥氮平可能有助于慢性严重AN门诊患者增重并减少强迫症状，但实践指南并未推荐常规使用（American Psychiatric Association，2006）。

难治性AN是临床精神科用于描述对常用治疗方法如心理治疗和精神药理学治疗无反应AN病例的术语。遗憾的是到目前为止，AN难治性定义尚未统一，从病程角度而言，Strober等和Herzog等发现病程超过10年的AN患者恢复的可能性极低，往往在慢性病程持续6或7年后达到平台期。

四、发病机制

AN的发病机制尚不明确，目前还不清楚食欲紊乱是原发还是继发于其他症状，如体相障碍或焦虑。主流观点认为进食障碍的病因学是多因素的，包括遗传因素、神经生物学因素和气质易感性，如消极情绪、内感受紊乱、完美主义和强迫人格特征，它们可能与环境因素相互作用，从而导致风险增加。AN的神经生物学和神经环路是目前AN研究的主要焦点，特别是参与引起食物犒赏和进食动机调节的脑区如中脑边缘皮质和纹状体，并且位于背外侧前额叶和顶叶皮质是参与进食和食欲认知控制的脑区，也可能参与AN的发生发展。

正电子发射断层扫描成像（positron emission tomography，PET）的研究结果显示5-羟色胺（5-hydroxytryptamine，5-HT）和多巴胺受体活动在AN恢复的患者与健康被试中存在差异，这提示参与情绪、焦虑、食欲和冲动控制的系统发生调节失常。多项研究显示AN患者的5-羟色胺能系统发生改变，例如Kaye等报道已恢复的AN患者5-HT代谢水平提高，突触后5-HT1a受体结合潜能提高，5-HT2a受体结合潜能降低。相反，患病的AN患者表现为5-HT主要代谢产物5-羟基吲哚乙酸（5-hydroxyindoleacetic acid，5-HIAA）数量减少。此外，研究发现饮食导致的色氨酸（5-羟色胺前体）减少与AN患者的焦虑降低相关，而饥饿可能有助于暂时减少AN患者的5-HT活动，从而缓解焦虑症状。这些5-HT功能改变可能与食欲抑制乃至广泛性抑制以及通过刺激5-HT1a受体产生焦虑、强迫思维的AN症状相关。多项研究显示患病和已恢复的AN患者存在纹状体多巴胺（DA）功能改变。Kaye等发现患病和已恢复的AN患者脑脊液DA代谢水平降低。Frank等发现AN恢复患者的腹侧纹状体（ventral striatum，VS）D2/D3受体结合潜能增加，有可能是D2/D3受体密度增加或细胞外DA减少，或两者兼有。AN患者DA系统紊乱可能导致犒赏反应的改变，而临床中发现AN患者决策和执行控制能力也有改变。并且在其他犒赏相关疾病如OCD中5-HT和DA功能也发生类似的改变，尽管这些递质和其他神经递质系统相互作用的确切机制尚未阐明。

影像学研究发现处于急性期低体重AN患者的脑容量减小，皮质沟和脑室扩大，岛叶、前额叶、眶额叶、颞叶、顶叶和前扣带回皮质以及纹状体的活动在静息状态和症状发作期不同。然而有多项研究报道AN患者身体质量指数（body mass index，BMI）与颞叶、顶叶、枕叶和额叶区域低灌注无关。因此，已恢复的AN患者脑功能影像学研究可能反映出疾病特征相关而非疾病状态相关的改变，这更有助于揭示AN可能的神经生物学机制。Wagner等的研究中，已恢复的AN患者腹侧纹状体对正、负反馈反应没有差异，这提示识别情感刺激重要性的功能受损，而且有大脑犒赏系统的参与。研究还显示已恢复的AN患者尾状核-背侧纹状体区域、背外侧前额叶和顶叶皮质，这些与计划和结果相关区域激活过度。Zastrow等发现AN患者行为定势转换受损与腹侧前扣带回-纹状体-丘脑环路活动降低、额顶叶网络过度激活相关。还有报道显示已缓解和未缓解AN患者中参与犒赏系统（内侧前额叶皮质和ACC）的脑区对食物刺激的激活增加。Wagner等的另一项血氧水平依赖成像（blood oxygen level dependent，BOLD）研究发现前岛叶、ACC和纹状体对蔗糖的反应降低，提示前岛叶刺激处理改变。这些研究均提示额叶-纹状体环路参与AN的神经发病机制。内感受知觉紊乱、腹侧纹状体通路受损和认知控制增强（抑制犒赏系统或补偿边缘功能的主要缺陷）参与AN的发病机制。岛叶参与味觉及其刺激价值编码、内感受知觉和恐惧。ACC与情感处理、体相、自我监督、矛盾解决和基于犒赏的决策相关。顶叶在功能上与体相障碍、对其状态的自知力不足或缺乏相关，这也是AN的两大关键特征。由于额叶-纹状体环路、犒赏相关神经环路在AN病理生理中的作用，其环路中联系边缘与皮质系统的区域，如伏隔核（nucleus accumbens，NAc）、扣带回、岛叶皮质是未来神经外科干预的可能靶区。

第二节　脑深部电刺激治疗神经性厌食症

一、概　　述

脑深部电刺激（deep brian stimulation，DBS）是难治性犒赏相关的精神疾病患者的新型治疗方法。DBS是可逆、可调节的神经外科治疗，根据所要解决的症状类型及其推测的神经环路选择大脑特定位置，植入电极将电脉冲传递至此。

我们中心有 DBS 治疗强迫症、厌食症、成瘾和抑郁症的经验。这些疾病的 DBS 均定位于犒赏相关脑区，如 NAc 和腹侧内囊/腹侧纹状体（VC/VS）。靶点选择是根据早期毁损手术、DBS 研究、神经影像学研究以及参与这项疾病有关神经环路的理论考虑而逐步发展的。目前认为 DBS 抑制或功能性调节多种难治性精神疾病过度活跃的病理学网络。例如，DBS 治疗 OCD 定位于 NAc 使其活动正常化，减少 NAc 和前额叶皮质的过度连接，降低 OCD 患者症状发作期间的额叶低频振荡。这些发现提示 DBS 能够减少脑内异常电活动和刺激区域的连接性，并能将疾病相关脑网络恢复至健康状态。

精神疾病逐步被探索作为 DBS 新的可能适应证，Damiaan Denys 教授曾提出下列标准作为选择患者作为潜在获益人选：

（一）疾病相关标准

1. 普遍认可的神经生物学特质。
2. 和脑环路功能障碍有关。
3. 客观可测量的症状。

（二）患者相关标准

1. 出现非常严重的症状并有明显痛苦。
2. 缺乏现有的有效治疗手段。
3. 可能恢复合理的功能、回归社会。

二、脑深部电刺激治疗

鉴于明确的疾病神经生物学异常，疾病的同质性，AN 的严重程度及其高并发症、高死亡率和大量 AN 患者呈慢性病程以及至今 AN 的循证治疗十分有限，研究新的 AN 治疗选择尤为重要，在恢复体重的基础上更要关注疾病的神经生物学机制。

长久以来，定位在多种脑区（大多数为脑白质切除术类别）的神经外科手术是 AN 的最终治疗手段。回顾 AN 的神经外科手术文献，我们发现大部分文章报道体重增加，有时伴有其他症状改善。但是患者的选择、随访和预后测量存在许多异质性并有数据缺失，因此临床结局不确切。Barbier 等的一项病例报道中，AN 和 OCD 共病患者成功进行了内囊前肢毁损术，术后 3 个月进食模式和体重正常化，食物相关强迫症状显著减少。

至今 DBS 治疗 AN 的有效性数据十分有限。已发表 DBS 治疗 AN 的病例报道有 2 例，1 个 4 例患者的病例系列和 1 项预试验（表 17-1）。Israël 等描述了 1 例 DBS 刺激膝下扣带回，治疗严重难治性抑郁症的患者，其共病的进食障碍表现为长期缓解，2 年随访时 BMI（19.1kg/m^2）和进食态度量表-26 项正常。但必须注意的是术前该患者的进食障碍有（部分）恢复时期，且术前 BMI 为 20.9kg/m^2。McLaughlin 的一篇病例报道显示以 VC/VS 为 DBS 靶点治疗难治性 OCD 后，AN 症状改善。孙伯民等开展了 DBS 治疗 AN 的首个研究（病例系列），以 NAc 为 DBS 靶点治疗青少年 AN 患者，随访 38 个月时，体重平均增加 65%，表明 DBS 可能是使 AN 患者体重恢复的有效治疗方式。最近，Lipsman 等发表了膝下扣带回 DBS 治疗 6 例难治性成年 AN 患者的 I 期试验结果。他们发现在该人群使用 DBS 是比较安全的，并且其中 4 例患者的情绪、焦虑、情感调节和厌食症相关的强迫思维和强迫行为得到改善。而且随访 9 个月时，3 例患者与估计的历史基线 BMI 相比有改善。

表 17-1 脑深部电刺激治疗神经性厌食症

研究	例数	DBS 靶点	结果
Israel 等（2010）	1	膝下扣带回皮质	DBS 治疗难治性抑郁症。共病进食障碍-NOS 长期缓解［2 年和 3 年随访时，进食态度量表-26 项和进食障碍测试评分正常；体重正常（BMI 19.1kg/m^2）］
McLaughl 等（2012）	1	腹侧内囊/腹侧纹状体	DBS 治疗难治性 OCD。AN 症状改善包括热量摄入、痛苦减少以及体重改善（未提及评估工具和随访时长；术前 BMI 为 18.5kg/m^2，术后 19.6kg/m^2）
孙伯民等（2012）	4	伏隔核	随访 38 个月体重平均增加 65%（平均基线 BMI 为 11.9kg/m^2；平均随访 BMI 为 19.6kg/m^2）；月经周期恢复（n=4）；学习功能恢复（n=3）；按照 DSM-Ⅳ符合 AN 缓解（n=4）
Lipsman 等（2013）	6	胼胝体下扣带回	相对安全（1 例严重不良事件），与历史基线（n=3）相比，随访 9 个月的 BMI 改善（平均基线 BMI 为 13.7kg/m^2；术前平均 16.1kg/m^2；随访 9 个月平均为 16.6kg/m^2）。随访 6 个月时情绪、焦虑、情感调节和厌食症相关强迫思维和强迫行为（后者由耶鲁-布朗-康奈尔进食障碍量表评定）改善；生活质量改善（n=3）

（一）潜在靶点

如前所述，AN 和 OCD 症状有许多相似之处，而且 OCD 和进食障碍之间的神经环路有大量重叠，这提示两种疾病之间可能有病因学关联。两种疾病都包括反复想法和有关恐惧的先占思维，还有消极情绪和补偿行为，因此 AN 可被认为是一种强迫行为障碍。强迫行为指不可抗拒地反复进行一项行为的冲动、想法，自主控制这一强烈冲动能力的欠缺，延迟或抑制某种思维或行为的能力减弱，倾向于以习惯或刻板的方式进行重复动作。研究显示 AN 与定势转换和行为反应转换受损相关。Kaye 等报道 41%的 AN 患者终生诊断为 OCD。OCD 和其他强迫行为障碍中发现皮质-丘脑-纹状体环路活动发生改变，AN 中也发现类似表现，如上所述。

鉴于 OCD 和 AN 症状学和相关神经环路的类似，公认的 DBS 治疗 OCD 的有效性，如上所述 AN 的神经生物学关联，我们推测 NAc 和其他犒赏相关区域的 DBS，如 ACC，可能有效治疗慢性难治性 AN 患者，不仅恢复体重，而且显著持续改善 AN 核心症状及相关共病和并发症。DBS 治疗 AN 的可能靶点是 ACC、腹侧内囊前肢（ventral anterior limb ofthe capsula interna，vALIC）和 VS（ventral striatum，包括腹侧尾状核与 NAc）。

（二）纳入标准和排除标准

因为 DBS 治疗 AN 是试验性治疗，其有效性仍有待建立，所以试验阶段仅纳入慢性病程难治性并且预后差的患者更合乎逻辑与伦理。如前所述，AN 恢复的标准和难治性定义还没有统一意见。我们建议将难治性定义为对 2 种及以上常用治疗方法缺乏反应，病程 5 年及以上。笔者建议 DBS 治疗 AN 的纳入和排除标准如下：

1. 纳入标准 ①主要诊断：根据精神科访谈符合 DSM-Ⅳ标准的神经性厌食症（限制

型或催吐型)；②慢性：定义为病程>5 年；③根据 DSM-Ⅳ标准 C，有明显功能损害的失能严重程度，大体功能评定（global assessment of function，GAF）评分至少 2 年为 45 分及以下；④难治性：定义为对 2 种及以上常用治疗方法缺乏反应，包括 1 次住院或在专业诊所住院治疗；⑤体重<85%理想体重［和（或）BMI<17.5］；⑥年龄：21～65 岁；⑦能够完全理解手术后果，能在非强制情况下自行决定，并能签署知情同意。

2. 排除标准 ①不稳定躯体状态（严重电解质紊乱、心脏衰竭、其他手术/麻醉的躯体禁忌证)；②厌食症/低体重的根本原因为可治疗；③活动期神经系统疾病如帕金森病、痴呆、抽动症或癫痫；④精神分裂症/精神病病史，双相情感障碍；⑤过去 6 个月酒精或物质滥用（包括苯二氮类)；⑥反社会人格障碍；⑦标准 MRI 扫描排除标准（怀孕、起搏器和 MRI 禁忌金属，DBS 植入物和刺激器本身除外)。

（三）脑深部电刺激的安全性

通常，DBS 的潜在风险包括手术相关风险，有颅内出血或感染及相关神经系统症状的小风险（<1%)。另外，部分患者可能表现出部分暂时性神经系统症状（如眼球运动异常)，通常自发消失或在精细调节刺激器后消失。

AN 患者具有饥饿和催吐相关的多器官功能障碍的重大风险，还有 DBS 植入期间麻醉并发症相关的死亡率和并发症发生率。因此，需要全面的术前麻醉评估和评价以协助准备安全的围术期护理。患者应当适当补液，在术前纠正其电解质水平。另外，有术中低体温的风险，需要采取措施防止患者术中体温降低。大多数（麻醉）药物剂量应按体重调整。鉴于 AN 患者具有恶病质并缺乏皮下脂肪组织，因此必须被小心放置于手术台上。术中应密切监测 ECG 改变和血钾水平，使心律失常风险最低。为了使总体提高的麻醉相关风险最低，在术前将最大程度优化体重和躯体状况。

Lipsman 等报道了 DBS 治疗 AN 预试验的严重不良事件，1 例严重 DBS 相关不良事件（程控期间抽搐）和其他基础疾病相关严重不良事件。该研究的 1 名患者出现低磷血症和再喂养谵妄。据预计 DBS 治疗后的体重增加将是逐渐的而非突然和过量的。其他 DBS 研究，如 OCD 和抑郁症，显示症状改善需要数月。但是 DBS 成功治疗 AN 后体重快速增加具有形成再喂养综合征的风险。因此建议 DBS 治疗的 AN 患者在膳食顾问的监督下逐渐增加其食物摄取。并且医生需密切监督患者的躯体状况和再喂养综合征的形成可能。

（四）外科联合治疗

如前所述，大部分神经性厌食症患者并发强迫症、抑郁症、焦虑障碍等精神疾病。暴食-吐泻型可能伴有人格障碍、酒精和物质滥用等症状，这些并发症表明这些精神病与神经性厌食症在犒赏环路上的异常存在大量重叠。对于难治性慢性神经性厌食症患者而言，如有第一次手术失败，二次手术靶点可考虑 NAc，内囊前肢和前扣带回，这些靶点不仅可以改善神经性厌食症的核心症状，还能改善其相关的并发症。

（五）伏隔核-脑深部电刺激联合内囊前肢毁损术

神经性厌食症患者中焦虑障碍，抑郁症，强迫症，人格障碍，物质依赖的终生发病率在增加。严重的并发症和更长的病程会进一步加重神经性厌食症患者的病情。基于 180 例术后神经性厌食症患者资料，笔者根据临床特点把神经性厌食症分成 4 类，并依据这种分类模式来进行患者治疗方式的选择。

1. 根据临床特点进行神经性厌食症分级

1 级：有节食和过度锻炼的行为；

2 级：有节食行为并至少伴有强迫症，焦虑障碍或者抑郁等精神疾病；

3 级：暴饮且/或有吐泻行为（自我催吐或者滥用导泻剂、利尿剂）并伴有强迫症，焦虑障碍或者抑郁等精神疾病；

4 级：暴饮且/或有吐泻行为并至少伴有一种如下严重的精神疾病：物质依赖，盗窃癖，滥交，自残行为，人格障碍。

需要说明的是如果神经性厌食症患者病程超过 6 年，该类患者分级就要提高 1 级。

2. 外科手术治疗的选择分级　患者要采取的治疗方式需要根据患者的神经性厌食症分级，我们建议分级如下：

神经性厌食症 1 级：采取心理治疗或者药物治疗；

神经性厌食症 2 级：采取精神治疗，药物治疗或者双侧 NAc-DBS 治疗；

神经性厌食症 3 级：采取双侧内囊前肢毁损术或者双侧 NAc 毁损术治疗；

神经性厌食症 4 级：采取双侧内囊前肢毁损术联合前扣带毁损术治疗。

（六）围术期管理

基于神经性厌食症患者有长期营养不良史，大量患者的情况一般不稳定，从而使得麻醉或外科风险极高而丧失外科手术机会。这些禁忌证包括电解质紊乱，心衰，肝功能异常，凝血功能异常等。因此必须认真执行大量的术前筛查，例如心电图，血液检查（血管内凝血功能，血生化，血常规，血糖）等是评估患者手术风险的重要参考。根据我们的临床经验，电解质紊乱常见于低钾血症和低蛋白血症，在术前可以调整至正常。另外，大多数神经性厌食症患者表现出强迫症，抑郁，焦虑障碍等并发症。神经性厌食症患者的精神状态通常不稳定，常常表现为易激惹和明显的抑郁，因此在治疗过程中必须严密观测患者。

为了避免术中高血容量和电解质的过度稀释，一般建议在局部麻醉下行毁损手术。对于接受 DBS 治疗的神经性厌食症患者而言，需要局部麻醉和全身麻醉下进行手术。考虑到潜在的麻醉并发症，我们必须在麻醉前进行全面的术前评估，并且绝大部分麻醉药的给予剂量都是按照每千克体重来计算的。在术中，我们还需要仔细监控心电图变化和血钾水平，尽量降低心律失常的风险。

神经性厌食症患者的颅骨一般较薄，因此在颅骨钻孔的时候需要特别当心；硬脑膜压力过高可能会引起硬膜外血肿。当硬脑膜被打开后，为了避免术中脑脊液漏出，我们需要立即将生物胶填塞进去。另外，有必要使用暖风机维持术中患者体温。最后，我们必须及时完成手术，同时需要用到软垫以避免压疮。

鉴于神经性厌食症患者体重非常低，术后必须严格控制补液。根据我们的手术经验，甘露醇脱水一般不会引起颅内出血。术后必须严密观察血液检查以避免液体和电解质紊乱，术后第二天应该继续药物治疗，但其剂量需要根据患者的具体情况具体调整，心理治疗可在术后 2 周进行。

部分患者术后出现神经心理的不良反应，分为长期不良反应和短期不良反应。短期不良反应包括尿失禁，定向障碍，睡眠障碍和头痛；这些不良反应通常在术后 1~2 个月内好转。许多患者会有长期不良反应，包括记忆减退，疲乏，体重过度增加和人格改变。

第三节 总 结

AN 是一种严重精神疾病，具有高并发症、发生率、共病率和死亡率，大量患者呈慢性病程。由于循证治疗证据稀少，因此基于疾病的神经生物学机制的研究治疗选择显得尤为重要。

额叶-纹状体环路可能是 AN 的发病机制，特别是岛叶、腹侧纹状体和前额叶、眶额叶、颞叶、顶叶和前扣带回皮质。因此，边缘和皮质系统之间的联系区域，如 NAc 和扣带回、岛叶皮质可能是未来神经外科治疗感兴趣的靶点。

DBS 相较于毁损神经外科手术的优势在于可逆、可调节，研究显示 DBS 能够减少不良活动/代谢脑区和刺激区域的连接，并将疾病相关大脑网络恢复至健康状态。鉴于犒赏相关疾病如 OCD 和 AN 的症状学和相关神经环路的重叠，以及 NAc-DBS 在 OCD 中公认的有效性，我们推测 NAc 及其他犒赏相关区域如 ACC 的 DBS 可能有效治疗慢性难治性 AN 患者，不仅能够恢复体重，而且还能显著持续改善 AN 核心症状及相关并发症。AN 可能的 DBS 靶点有 ACC、vALIC 和 VS（包括腹侧尾状核与 NAc）。

大型研究必须以核心症状持续减少和体重恢复为主要指标，更好的研究应当以双盲真假刺激交叉设计开展。DBS 对 AN 患者功能性作用的影响应当经神经心理学测试和神经影像学技术探索。

在我们看来，AN 疾病的严重程度和其明确的神经生物学基础为考虑侵入性手术如 DBS 作为慢性难治性 AN 的治疗选择提供正当理由。仔细选择手术靶点，使用明确的纳入和排除标准，根据患者特点选择合适的手术方式，并密切监督该群体的安全，同时深入研究临床作用和功能机制，DBS 等外科手段有望改善 AN 的核心症状，明晰错综复杂的 AN 病理生理学机制。

（张陈诚 孙伯民）

参考文献

1. Treasure J, Claudino AM, Zucker N. Eating disorders. Lancet, 2010, 375: 583-593.
2. Steinhausen HC. The outcome of anorexia nervosa in the 20th century. Am J Psychiatry, 2002, 159: 1284-1293.
3. Morris J, Twaddle S. Anorexia nervosa. BMJ, 2007, 334: 894-898.
4. Bissada H, Tasca GA, Barber AM, et al. Olanzapine in the treatment of low body weight and obsessive thinking in women with anorexia nervosa: A randomized, double-blind, placebo-controlled trial. Am J Psychiatry, 2008, 165: 1281-1288.
5. Strober M, Freeman R, Morrell W. The long-term course of severe anorexia nervosa in adolescents: Survival analysis of recovery, relapse, and outcome predictors over 10-15 years in a prospective study. Int J Eat Disord, 1997, 22: 339-360.
6. Herzog DB, Dorer DJ, Keel PK, et al. Recovery and relapse in anorexia and bulimia nervosa: a 7. 5-year follow-up study. J Am Acad Child Adolesc Psychiatry, 1999, 38: 829-837.
7. Kaye WH, Fudge JL, Paulus M. New insights into symptoms and neurocircuit function of anorexia nervosa. Nat Rev Neurosci, 2009, 10: 573-584.

8. Bailer UF, Frank GK, Henry SE, et al. Altered brain serotonin 5-HT1A receptor binding after recovery from anorexia nervosa measured by positron emission tomography and [carbonyl11C] WAY-100635. Arch Gen Psychiatry, 2005, 62: 1032-1041.

9. Wagner A, Aizenstein H, Venkatraman VK, et al. Altered reward processing in women recovered from anorexia nervosa. Am J Psychiatry, 2007, 164: 1842-1849.

10. Zastrow A, Kaiser S, Stippich C, et al. Neural correlates of impaired cognitive-behavioral flexibility in anorexia nervosa. Am J Psychiatry, 2009, 166: 608-616.

11. Wagner A, Aizenstein H, Mazurkewicz L, et al. Altered insula response to taste stimuli in individuals recovered from restricting-type anorexia nervosa. Neuropsychopharmacology, 2008, 33: 513-523.

12. Denys D, Mantione M. Deep brain stimulation in obsessive-compulsive disorder. Prog Brain Res, 2009, 175: 419-427.

13. Anderson RJ, Frye MA, Abulseoud OA, et al. Deep brain stimulation for treatment-resistant depression: Efficacy, safety and mechanisms of action. Neurosci Biobehav Rev, 2012, 36: 1920-1933.

14. Figee M, Luigjes J, Smolders R, et al. Deep brain stimulation restores frontostriatal network activity in obsessive-compulsive disorder. Nat Neurosci, 2013, 16: 386-387.

15. Barbier J, Gabriëls L, van Laere K, et al. Successful anterior capsulotomy in comorbid anorexia nervosa and obsessive-compulsive disorder: Case report. Neurosurgery, 2011, 69 (3): 745-751.

16. Israël M, Steiger H, Kolivakis T, et al. Deep Brain Stimulation in the Subgenual Cingulate Cortex for an Intractable Eating Disorder. Biol Psychiatry, 2010, 67: e53-e54.

17. McLaughlin NCR, Didie ER, MacHado AG, et al. Improvements in anorexia symptoms after deep brain stimulation for intractable obsessive-compulsive disorder. Biol Psychiatry, 2013, 73: e29-31.

18. Lipsman N, Woodside DB, Giacobbe P, et al. Subcallosal cingulate deep brain stimulation for treatment-refractory anorexia nervosa: A phase 1 pilot trial. Lancet, 2013, 381: 1361-1370.

19. Zrinzo L, Foltynie T, Limousin P, et al. Reducing hemorrhagic complications in functional neurosurgery: a large case series and systematic literature review. J Neurosurg, 2012, 116: 84-94.

20. Zuo C, Ma Y, Sun B, et al. Metabolic imaging of bilateral anterior capsulotomy in refractory obsessive compulsive disorder: an FDG PET study. J Cereb Blood Flow Metab, 2013, 33: 880-887.

第十八章

脑深部电刺激治疗成瘾性疾病

第一节　概　　述

成瘾是与人类文明共生的一种现象，现已发展成为影响人类身心健康的全球性灾难，主要包括物质成瘾（如酒精成瘾、尼古丁成瘾、药物成瘾等）和精神行为成瘾（如性爱成瘾、赌博成瘾等）。成瘾最初被认为是一种社会行为异常，归为社会问题或道德问题。随着对成瘾研究的深入，特别是解剖学、影像学、生物化学、电生理学等的发展，人们逐渐认识到成瘾是一种慢性、反复发作性脑疾病。成瘾涉及脑内奖赏环路的功能异常，而某些人格特征，比如冲动、寻求刺激，同样参与了这一复杂行为障碍的形成，但其确切的机制尚有争论。致瘾的生物学基础是什么？这是 *Science* 期刊成立 125 周年时提出的 125 个科学前沿问题之一。成瘾性疾病的治疗是一个世界性难题，特别是戒断后复发，传统治疗难以有效防范。外科手术治疗成瘾，特别是 DBS，是近些年来成瘾治疗的一个突破性尝试。

一、疾病定义

药物成瘾是一种慢性反复发作性脑病，其核心特征为成瘾者对成瘾药物有强烈的心理渴求，强迫性摄入药物而不顾及后果，对个人行为控制能力明显降低，以及不能维持长期戒断。药物成瘾主要包括生理依赖和心理依赖两部分，生理依赖是反复摄入成瘾药物所致的生理适应状态，表现为耐受性和戒断症状；心理依赖是患者对成瘾药物产生的强烈心理渴求感，表现为不计后果的强迫性觅药冲动。

二、流行病学

当前，药物成瘾已成为全球性的社会顽疾，在此背景下，中国毒品形势十分严峻，毒品滥用持续蔓延。中国禁毒报告显示：近年来，中国境内涉毒人数大体呈逐年增多态势，截至 2015 年底，全国累计注册吸毒人员 234.5 万名，而注册吸毒人数与实际吸毒人数的比例为 1∶5，实际吸毒人数远高于现有注册人数，在中国可能已经超过 1000 万。2015 年全国新发注册吸毒人员 53.1 万余名。35 岁以下的年轻人占到吸毒人群总数的 62.4%。

三、疾病涉及神经环路假说

药物成瘾源于脑内多种神经环路在长期、反复毒品暴露后发生病理性、神经可塑性改变。现有研究提示，至少有6条神经通路或环路参与了成瘾的形成和维持：

（一）奖赏/强化环路

其关键的解剖结构是伏隔核（NAc）和中脑腹侧被盖区。起源于中脑腹侧被盖区的多巴胺能纤维投射至腹侧纹状体的伏隔核，又被称为“奖赏环路”。在正常情况下，“奖赏环路”接受来自于内、外部自然刺激物（如食物、性）的刺激，引发愉悦感，以维持人和动物在自然界的正常生存和繁衍。成瘾时，成瘾药物“绑架”了该环路，引发较自然奖赏强烈得多的“欣快感”。奖赏效应侧重于成瘾药物对神经网络急性影响的相关机制，即成瘾药物的正性强化效应（药物的奖赏效应驱使成瘾者反复觅药）和负性强化效应（为避免戒断症状的不良体验而反复摄入药物）。该理论可以解释强迫性药物摄入的起始、维持，但是不能很好地解释复吸。

（二）动机/驱动环路

其关键的解剖结构是眶额叶皮质、背侧纹状体、前扣带回皮质和运动皮质。参与动机形成的主要神经递质是多巴胺，通过调节上述脑区的功能，影响动机的风险评估和行为决策。觅药动机的增强是成瘾的一个标志，又称为“动机凸显”。对成瘾者而言，觅药和吸毒成为其首要的行为驱动力，而对日常生活其他事情的兴趣显著下降。成瘾者往往知道使用毒品的严重不良后果，但当毒瘾发作时仍然不惜一切代价来获得毒品。

（三）执行功能/抑制性控制环路

其关键解剖结构是背外侧前额叶皮质、眶额叶皮质和前扣带回皮质。成瘾时前额叶皮质通过皮质-纹状体网络与纹状体串联，共同参与成瘾的进程。PET研究揭示成瘾者眶额叶皮质（参与凸显识别和目标指向性行为）、背外侧前额叶皮质（参与高级认知过程和决策）和前扣带回皮质（参与抑制性控制）等脑区的糖代谢水平在成瘾时降低，表现为对毒品的易感性增加、自我控制能力减弱。此外，研究表明：眶额叶皮质和前扣带回皮质的功能异常与强迫性行为和冲动相关。因此，成瘾时上述脑区功能的异常可能是毒品奖励价值增强和成瘾者难以控制的觅药行为的基础，导致其强迫性、冲动性地使用毒品。

（四）记忆/学习-条件性反射/习惯环路

其关键解剖结构是杏仁核和海马。成瘾患者即使在长期的戒断后，毒品相关的线索刺激仍能够唤回其强烈的吸毒体验，并导致复吸，这也是成瘾治疗的难点。目前认为：成瘾记忆再巩固和条件性反射是导致戒断后复吸的重要机制。成瘾记忆能够持久存在，在每次吸毒或接触毒品相关的线索刺激时都会完成一个再巩固的过程，使该病理性记忆不断强化，导致患者对毒品的渴求逐步增强，最终诱发复吸。干预成瘾记忆再巩固过程能够降低成瘾者对毒品的渴求，从而防止复吸。此外，通过条件性反射，曾经未能诱发成瘾者反应的中性刺激如果与强化因素（比如与毒品）相关联之后，能够获得诱发纹状体多巴胺释放的能力，成瘾者再次受到该刺激时将触发对奖赏的渴求，进而产生强烈的觅药冲动。

（五）内感受环路

其关键解剖结构是岛叶。内感受包括接收、处理、整合机体内、外环境的变化，从而影响未来要发生的动机行为。内感受参与吸毒成瘾，可能通过整合相关的成瘾经验和个体预期的内在状态，即既往的成瘾经验与预期的内在状态是否一致，以干预接触或远离毒品的行为。成瘾时岛叶功能异常，可能影响了成瘾者对自身状态（病理的情感状态）的感知，导致对成瘾药物的欲望、是否应该治疗的认知异常，进而引发复吸。影像学研究表明：成瘾者暴露于毒品线索、奖赏相关刺激时，岛叶皮质活性增加，即渴求激活岛叶神经元，而岛叶功能受损的吸烟者较未受损者更容易戒烟。

（六）厌恶回避/应激反应环路

其关键解剖结构是缰核。缰核在解剖上与参与形成奖赏和情感的环路相关联，发出纤维投射至中缝背核[参与情绪的调节。动物实验表明：缰核的活性在奖励预测刺激时被抑制，而在厌恶预测刺激时被激活。当奖励预测未实现时，多巴胺神经元放电活性降低，而该放电的降低是由缰核的活化引发，因此，为弥补由多巴胺活性降低导致的多巴胺信号通路功能的异常，促发了用药行为，导致复吸。这可能是成瘾者处于负性情绪或应激状态时，复吸率高的潜在机制。动物实验表明：DBS 外侧缰核能够降低成瘾大鼠的可卡因摄入、维持操守、降低复吸。

综上，成瘾可能是一种多个神经功能环路共同参与的结果，并在成瘾的不同的阶段各自发挥不同的作用，但其确切的机制尚有争论。

四、疾病危害

药物成瘾严重危害人民群众的身心健康，导致重大传染病（HIV、肝炎等）的传播，给国民经济造成巨大损失，诱发大量违法犯罪活动，影响社会的和谐稳定。

（一）个人危害

成瘾性药物的长期使用将对吸毒者的生理、心理造成深刻的负面影响，甚至导致死亡。以阿片类药物为例，长期应用主要导致急性中毒症状、戒断症状、神经精神改变以及社会功能的缺失：

1. 急性中毒症状由药物过量导致的中枢神经抑制，表现为昏睡或昏迷，针尖样瞳孔，呼吸抑制，心律异常、心率减慢，肺水肿，甚至死亡。

2. 戒断症状表现为心血管反应，如心率、脉搏加快，血压升高；胃肠道反应，如恶心、呕吐、腹泻、腹痛、纳差；自主神经功能症状，如流涕、流泪、无力、疲乏、烦躁、不安、发冷或发热；以及立毛肌收缩，肌肉骨骼疼痛，失眠，性欲低下等。

3. 神经精神改变表现为人格改变、情绪障碍和精神病性症状，如欣快、激动、抑郁、焦虑、偏执、幻觉、精神错乱等。

4. 社会功能的损害表现为工作、学习困难，家庭关系恶化，离异，人际关系障碍，缺乏责任意识和不履行家庭责任等。

此外，女性成瘾者在妊娠期或哺乳期使用毒品，将对胎儿或婴儿造成影响，导致流产、早产和发育畸形等。

（二）社会危害

长期使用成瘾性药物导致的危害，越来越多地从个人问题上升到了社会问题。

1. 导致传染病传播成瘾者易并发 HIV、病毒性肝炎、肺炎等疾病，除与使用不洁注射器有关外，药物滥用导致的机体免疫功能下降也是主要因素。研究显示，静脉注射毒品是导致 HIV 在我国传播的最主要途径。

2. 诱发违法犯罪与吸毒人数逐年增多相一致的是，毒品相关刑事案件的数量也逐年增加。2015 年，全国共破获毒品相关刑事案件 17.4 万起，占刑事案件总数的 14%，严重影响社会的安全稳定。

五、疾病诊断与治疗

（一）疾病诊断

药物成瘾的诊断依据患者的病史，以及尿检。参考《精神障碍诊断与统计手册》（第四版）和国际疾病分类（ICD-10），药物成瘾的诊断需满足以下条件：

1. 对药物有强烈的心理渴求和强迫性的觅药行为。
2. 对药物滥用的剂量、滥用行为的开始和结束难以控制。
3. 减少或停止药物滥用时出现生理性的戒断症状。
4. 对药物的耐受性增加，需使用高剂量的药物才能获得原来低剂量时的成瘾体验。
5. 因药物滥用而逐渐丧失原有的兴趣爱好，并影响到家庭和社会关系。
6. 不顾身体损害和社会危害，强迫性地滥用药物。

上述表现在既往 12 个月内发生或存在 3 项以上即可诊断为药物成瘾。药物成瘾的患者因长期使用成瘾性药物，往往伴发精神症状，如淡漠、抑郁情绪、焦虑、烦躁、人格障碍、强迫性的觅药行为等。当采用静脉注射途径给药时，常常伴发病毒性肝炎和梅毒/艾滋等疾病。

（二）疾病治疗

药物成瘾治疗分为脱毒和预防复吸两个阶段。以阿片类药物成瘾治疗为例，传统治疗措施主要包括强制戒毒、药物替代治疗（美沙酮和丁丙诺啡）和心理-行为干预等。

强制戒毒通过阻断成瘾者与毒品的接触实施戒毒，在强制戒毒期内患者可能保持操守，但绝大多数成瘾者强制戒断后均在短时间（3~6 个月）内复吸。药物替代治疗主要针对成瘾时相关神经递质受体，根据作用机制的不同往往可以分为三类：完全性阿片受体激动剂、部分性阿片受体激动剂和阿片受体拮抗剂。美沙酮维持治疗对于海洛因成瘾疗效肯定，但美沙酮作为完全性受体激动剂，只是暂时性地避免了戒断反应的发生，为保持长期操守需要每天服用一次。由于成瘾者依从性差等原因，大部分成瘾者在美沙酮治疗期间仍然复吸，并且，美沙酮本身也具有成瘾性，进一步导致了疗效不佳。此外，丁丙诺啡是一种部分性受体激动剂，在药物依赖治疗中的作用与美沙酮相似。同时，对于中枢神经兴奋剂（可卡因、安非他明等）成瘾而言，目前尚无有效的替代药物。心理行为干预治疗以及社区康复等措施借助心理咨询、心理治疗、社区支持等手段，矫正成瘾者的心理、行为障碍，达到戒毒的目的，目前主要用来作为药物戒毒的辅助措施。目前大部分的治疗方法均不能有效地降低成瘾者对于毒品的心理渴求、完成脱毒的患者一旦回归社会就容易复吸，成瘾者往往陷入“吸毒—脱毒—复吸”的恶性循环。

戒断后复吸是成瘾治疗中最棘手的问题，也是一个国际性难题。已经长期戒断的操守者可能在戒断了若干年后再次复吸。在阿片类药物成瘾治疗中，现有预防复吸的药物治疗主要是纳曲酮治疗。纳曲酮是阿片类受体的拮抗剂，能够阻断阿片类药物与其受体的结合，成瘾者再次摄入阿片类药物时不再产生欣快的成瘾体验。但是患者对成瘾性药物仍然存在较强烈的渴求感，患者的依从性不佳。因此，如何长期、有效地抑制成瘾者对毒品的心理渴求是戒毒治疗的关键点。2013 年，*The Lancet* 杂志发表社论，认为既往的惩罚性措施（强制戒毒、入狱）对戒毒是无效的，对戒毒的治疗应该像其他慢性疾病一样对待。

药物成瘾的外科手术治疗源于精神外科的发展。20 世纪 60 年代，以额叶白质、扣带回和下丘脑为靶点的立体定向毁损术开始用于治疗药物成瘾和酒精成瘾。上述手术靶点多为治疗强迫症、抑郁症等精神病的传统靶点。由于疗效不一、不良反应严重、医学伦理存在较大争议等原因，未在临床广泛应用。2000 年，第四军医大学唐都医院神经外科开展了立体定向双侧伏隔核毁损术治疗阿片类药物成瘾的临床研究，纳入 28 例成瘾者，平均随访 15 个月，11 例未复吸，不良反应包括轻度人格改变和短暂记忆力缺失等。该疗法防止药物成瘾戒断后复吸的疗效优于以往疗法。截至 2004 年 11 月，全国共完成立体定向毁损手术戒毒治疗患者 1161 例。2009 年，由“十一五”国家科技支撑计划资助，对立体定向毁损手术戒毒术后 5 年以上患者进行了全国多中心回顾性随访研究。从全国范围内随机抽取 150 例，完成随访 122 例，结果显示，75 例未复吸，操守率为 61.48%，特异性并发症（如人格改变、记忆力缺失、情感淡漠等）发生率为 7%，心理健康程度和生活质量较术前明显改善，伏隔核损毁术的远期疗效明显优于其他方法。基于上述研究结果，2012 年 7 月，中国医师协会神经外科分会功能神经外科专家委员会审定并通过《药物成瘾外科治疗专家共识》，提出药物成瘾外科治疗的长期操守率远高于目前任何一种常规治疗方法，是预防复吸的重要手段之一，安全、有效、可行；伏隔核是戒断后防复吸的有效干预靶点。

但是，毁损术毕竟是一种对脑组织具有破坏性的、不可逆的手术，在戒毒的同时核团正常功能也受到破坏，限制了毁损术的进一步应用。那么，寻求一种可有效防复吸，又对脑组织无明显破坏的新疗法尤为重要。随着功能神经外科近年来的发展，特别是 DBS 的出现，这一愿景有可能得以实现。

第二节 脑深部电刺激治疗成瘾性疾病

Vassoler 等人将 DBS 用于药物成瘾的动物实验研究，结果显示高频电刺激双侧伏隔核能够降低成瘾药物的强化效应和啮齿类模型动物的觅药行为。Kuhn 等人尝试性将 DBS 用于药物成瘾的临床研究，结果显示：DBS 对酒精成瘾、尼古丁成瘾、安非他命成瘾和海洛因成瘾具有一定程度的改善和治疗作用。上述研究均提示，伏隔核 DBS 可能成为成瘾治疗的有效手段。

一、患者选择

（一）入选标准

1. 病情符合 ICD-10 药物成瘾诊断标准。
2. 年龄 18~50 周岁，性别不限。
3. 药物成瘾病程 3 年以上，采用至少 3 次以上系统的非手术疗法戒毒治疗无效。
4. 已完成生理脱毒治疗（已经脱离毒品及替代品美沙酮等至少 7~10 天，急性戒断症状消失，吗啡尿检、纳洛酮催瘾试验阴性），不再出现戒断症状。

5. 患者本人及其直系亲属已经详尽了解手术的目的、意义、疗效、并发症及可能的风险，自愿要求手术治疗。

6. 依从性良好，能定期随访。

（二）排除标准

1. 患者本人对吸食毒品的危害认识不足，非本人自愿要求戒毒，而是迫于来自社会或家属的压力。

2. 有严重认知障碍（MMSE 评分：文盲<17，小学<20，初中以上<24），因痴呆导致受试者依从性差、和（或）不能签署知情同意书。

3. 有严重精神病病史者。

4. 有活动性癫痫病史（即癫痫发作）者。

5. 有严重心脏、肝、肾疾病及严重高血压及严重体位性低血压患者。

6. 有严重糖尿病患者或严重心、脑血管病患者。

7. 其他神经外科手术禁忌证。

二、靶点选择

动物实验研究显示，已有伏隔核、丘脑底核、内侧前额叶皮质、外侧缰核、背侧纹状体和下丘脑外侧区等 6 个靶点或脑区被用来进行成瘾的 DBS 尝试性研究。临床研究显示，伏隔核和丘脑底核的 DBS 治疗能在一定程度上缓解成瘾的临床症状。综合动物实验和临床研究，可以发现伏隔核是成瘾 DBS 治疗最有前景的靶点。

（一）伏隔核

伏隔核是腹侧纹状体的重要组成部分，位于前额基底区、壳核和尾状核头相接处。外形上，伏隔核是一背侧平坦、类圆形结构，左右对称地分布于前联合前方，长轴平行于大脑中线。伏隔核内的神经元 95%以上是中等大小有棘神经元。

在啮齿类动物中，伏隔核在形态学上分为两个亚单位：位于腹内侧的壳部和位于背外侧的核心部。这两部分内的神经元组成具有明显差异：核心部的神经元细胞种类比较均一；而壳部神经元种类多样，具有明显的非均一性，并且包含多种神经活性物质和神经递质受体，如 μ-阿片样受体、多巴胺的 D1、D2、D3 受体等。在功能上，这两个亚单位也各自不同：壳部主要参与边缘系统的功能，而核心部主要参与锥体外系的运动功能。已有研究表明：伏隔核两个亚单位间“信息”的传递由壳部指向核心部，因此，伏隔核被认为是大脑边缘系统和运动系统的接口。与啮齿类不同，灵长类伏隔核的壳部已经退化，形态学上不易区分，只是仍包括一些特殊的受体（多巴胺 D1-D3 受体、阿片样受体、多种生物活性蛋白受体和多肽受体）。Sturm 认为，在灵长类和人类脑中，伏隔核的核心部和壳部以一种协同的方式共同发挥作用。

伏隔核主要接受来源于杏仁核、海马、丘脑和前额叶皮质的谷氨酸能纤维投射；同时接受来源于中脑的多巴胺能纤维投射。伏隔核的主要传出纤维是 γ 氨基丁酸能，投射至腹侧苍白球。

一般来讲，伏隔核在冠状位上显示相对清楚（图 18-1）：在大体解剖水平上，伏隔核与周边结构分界不明显、难以界定伏隔核明确的范围；HE 染色上，伏隔核的边界一般是位于内囊前肢下，向内至腹侧 Broca 斜角带，向外至屏状核梨状皮质，向背外延伸至壳核腹侧，向背内延伸至尾状核腹侧，向后至前联合后缘，向前边界不清；在 MRI 水平，伏隔核解剖边界不甚清楚，但在冠状位上，仍然能通过尾状核头、内囊、壳核等结构间接定位并识别伏隔核。

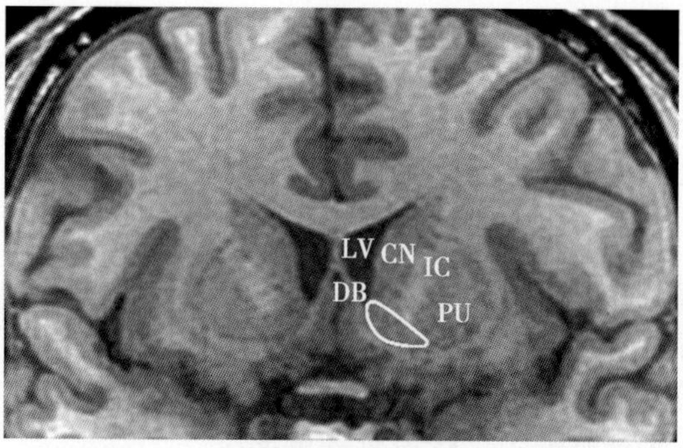

图 18-1 伏隔核在 MRI 冠状位的识别

白色实线所示为伏隔核；CN：尾状核；PU：壳核；DB：斜角带；IC：内囊；LV：侧脑室

Neto 等人行 20 例尸检（平均死亡年龄 49.9 岁），得出伏隔核大致的三维（长×宽×高）范围是 10.5mm×14.5mm×7.0mm。Mavridis 等人对 32 例大脑标本（平均死亡年龄 54.8 岁的）进行解剖研究，得出伏隔核大小为 12.37mm×9.58mm×9.0mm（长×宽×高）。在 Y=2.0mm（以前联合前缘为坐标原点），伏隔核内外边界的坐标为 3.06 和 12.65，上下边界坐标为 2.41 和-6.45。Mavridis 等针对立体定向 DBS 刺激伏隔核的手术，对 DBS 电极进入伏隔核内的长度进行了研究，纳入了 30 例伏隔核，结果显示：按照常规的植入路径，DBS 电极进入伏隔核的长度约为（7.29±1.65）mm。

回顾已有的文献报道（表 18-1），NAc 的参考坐标一般是 X 6～8mm、Y 1～7.5mm、Z -3～-6mm。这些坐标定位在 NAc 的稍偏内、偏下处。本单位采用的 NAc 参考坐标为（X=7.5、Y=17.5、Z=-5.5）（以前、后联合连线中点为参考点），与上述研究结果基本相同。

表 18-1 伏隔核在 DBS 治疗成瘾性疾病中的立体定位坐标

作者	年	首要病因	参考坐标（mm）		
			X	Y	Z
Muller†	2009	酒精成瘾	6.5	2.7	-4.5
Kuhn†	2011	酒精成瘾	7	1	-4
Voges†	2013	酒精成瘾	6～8	2	-（3～4）
Zhou *	2011	海洛因成瘾	6.5	7.5	-6
Valencia-Alfonso†	2012	海洛因成瘾	7	3	-4
Gao §	2011	海洛因成瘾	7.5	17.5	-5.5

†. 前联合前缘设为参考原点；*. 前联合为参考原点（未明确前缘或后缘）；§. 前、后联合连线中点为参考原点

（二）伏隔核联合内囊前肢

目前，DBS 已成功用于运动障碍性疾病的治疗。运动障碍性疾病具有相对明确的神经环路，而刺激该环路上的特定核团有良好的疗效，比如帕金森病时刺激丘脑底核和苍白球内侧部都能获得较好的临床疗效。而精神类疾病（包括成瘾）的发病机制较运动障碍疾病更加复杂，涉及的脑内核团及环路更多，电刺激单一一个核团是否是最佳的治疗方案，尚不清楚。同时，研究表明成瘾伴发的抑郁、强迫等精神症状可能影响 DBS 的疗效，而能否通过电刺激对这些症状一并治疗十分值得研究。因此我们在 2014 年与 DBS 生产商合作，设计研发了伏隔核联合内囊前肢同步电刺激的戒毒专用 DBS 系统（图 18-2），尝试探索联合刺激的临床疗效。

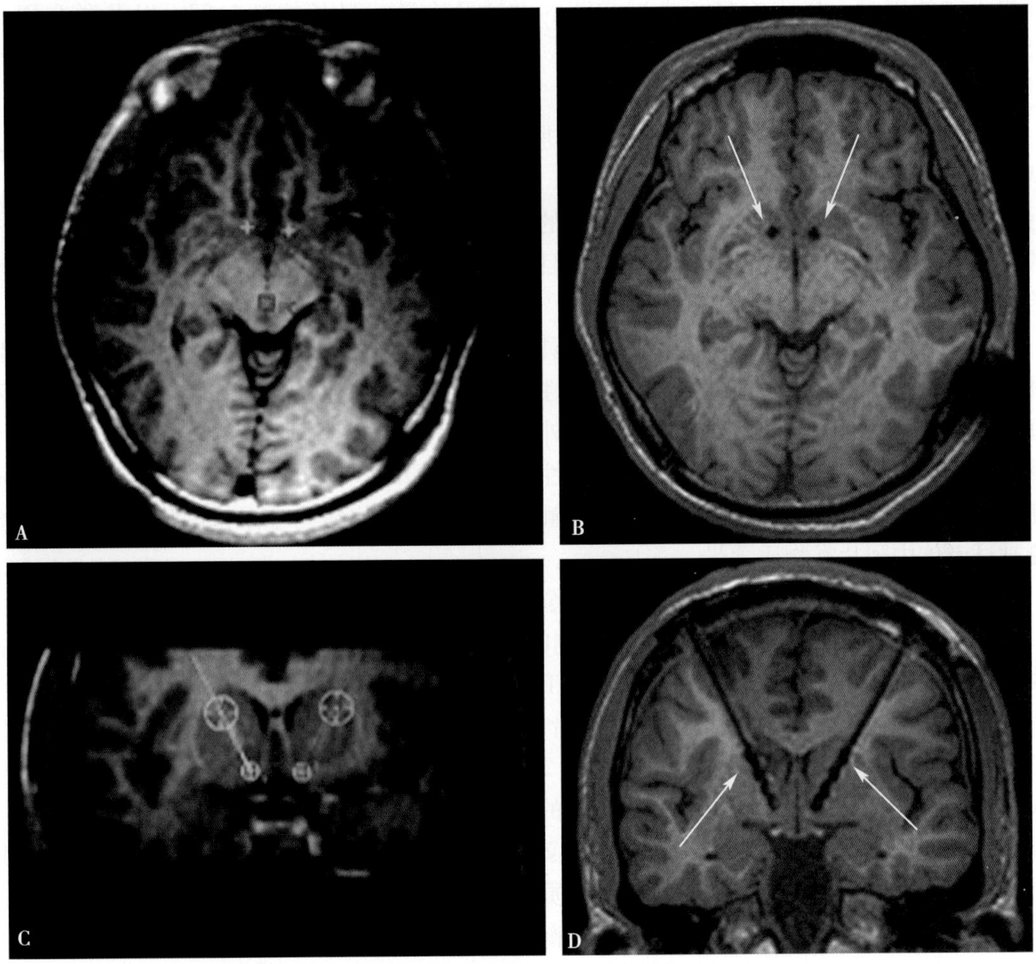

图 18-2　伏隔核联合内囊前肢脑深部电刺激治疗药物成瘾

A、C 术前计划电极植入路径和位置；B、D 术后复查电极路径和位置，白色箭头指示电极

内囊前肢解剖上位于壳核和尾状核之间，在冠状位上与伏隔核毗邻，位于伏隔核的背侧。包含的纤维主要有：额桥束（从额叶至脑桥的纤维），以及丘脑前辐射（连接丘脑前核、丘脑内侧核、下丘脑核、边缘系统和前额叶）。内囊前肢毁损术由 Leksell 和 Talairach 两位学者在几乎同一时期提出，主要用于难治性精神疾病，特别是强迫症的治疗。近年

来，随着 DBS 的出现，DBS 内囊前肢也被逐渐用来取代毁损术治疗强迫症。Nuttin 等于 1999 年首先报道了 4 例强迫症患者接受双侧内囊前肢 DBS 治疗，3 例患者疗效显著。同时，Anderson 等人的内囊前肢 DBS 个案报道中，Y-BOCS 评分也较术前明显降低，具有较好的临床疗效；Munckhof 等报道的 16 例伏隔核 DBS 治疗强迫症的患者，9 例患者实际的电极作用触点位于内囊前肢腹侧，Y-BOCS 评分改善 73%。

三、术前评估

（一）药物成瘾病史

药物成瘾病史包括主要成瘾物质、首次摄入年龄、持续摄入时间、规律摄入频率、规律摄入时的剂量、摄入途径、尝试戒断的方法及次数、最长戒断时间、以及联合用药情况。

（二）吗啡尿检和纳洛酮催瘾

对于阿片类药物成瘾患者，术前常规进行吗啡尿检和纳洛酮催瘾试验筛查。通常建议两者均为阴性后再行 DBS 手术治疗。

吗啡尿检试验：检测体内阿片类物质的浓度，尿检阳性代表有阿片类物质接触史，一般能够反映 2 周之内的情况。吗啡尿检是目前诊断阿片类物质接触和监测阿片类药物依赖治疗的客观标准。

纳洛酮催瘾试验：纳洛酮与阿片受体具有较强的亲和力。阿片类药物依赖时，内源性阿片类递质减少，成瘾者需通过摄入外源性阿片类物质，并通过与阿片类受体结合发挥药理作用。当给予纳洛酮时，纳洛酮能够与外源性阿片类物质竞争阿片受体，阻断其与阿片受体结合。机体在同时缺乏内源性、外源性阿片类递质时，即出现与急性戒断反应相似的症状。催瘾试验阳性代表有阿片类物质接触史。临床上往往与吗啡尿检试验联合使用来检测被试者体内阿片类物质含量。

吗啡尿检试验可采用尿检板（胶体金）进行检测，结果分为阴性、弱阳性、阳性（图 18-3）。如图 18-3 所示，尿检板由左侧的结果判读区和右侧的尿液标本加注区“S”组成。在判读区从左至右有字母“C”和“T”，分别代表对照和测试。阴性定义为：“C”线和“T”线清晰的存在，代表体内无阿片类物质。弱阳性定义为：“C”线清晰存在，但“T”线颜色较淡、若隐若现，代表在过去 2 周内可能接触过阿片类物质、体内尚有残余、未完全代谢干净，或者代表可能其他药物的干扰；出现弱阳性时应嘱受试者一段时间（1 周）后复检，直至阴性才能纳入。阳性定义为：“C”线清晰存在，但“T”线空白、不可见，代表过去 2 周内肯定接触过阿片类物质。

吗啡尿检阴性后，进一步行纳洛酮催瘾试验。让受试者处于安静的环境，备必要的急救设备，如氧气、面罩、急救药品等，特别应准备盐酸二氢埃托啡、盐酸吗啡、盐酸哌替啶或美沙酮片以缓解可能出现的严重不良反应。实验前向患者交代实验的目的、意义、可能的身体不适反应及风险，以获得受试者真实的反馈、解除受试者的疑虑和恐惧心理。给予受试者静脉注射盐酸纳洛酮 0.4mg 后，密切观察其反应 30 分钟，如无不良反应，继续给予 0.4mg，密切观察 1 小时内反应。结果分为阴性、阳性。阴性定义为：无躯体不适感、无反应。阳性定义为：类似于毒品急性戒断时的反应，常见的包括心慌、打哈欠、流鼻涕、流眼泪、起鸡皮疙瘩、烦躁、焦虑、不安、出汗、瞳孔变大等，严重的出现潮红、

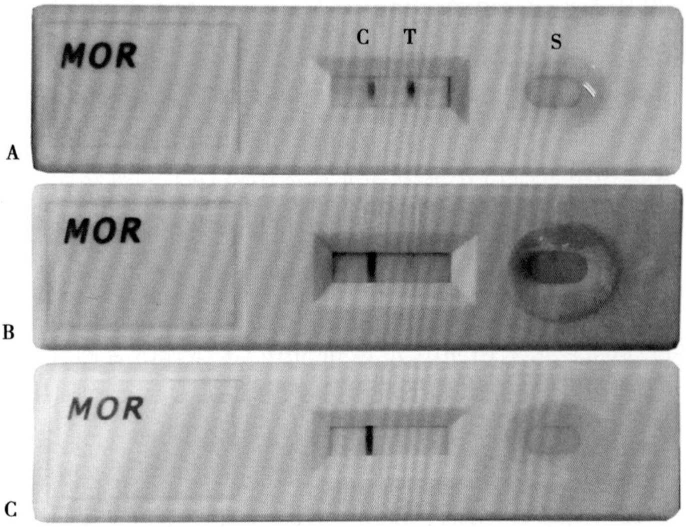

图 18-3　吗啡尿检结果判读

C：对照；T：测试，S：标本。

图 A. 尿检结果阴性；图 B. 尿检结果弱阳性；图 C. 尿检结果阳性

呼吸困难等。依据反应的程度，阳性反应又可分为阳性-能耐受和阳性-不能耐受、需要给予药物进行对症处理。

出现吗啡尿检和纳洛酮催瘾结果不一致时，嘱受试者一段时间后复检，直至两者均为阴性才能纳入。

（三）精神心理状态评估

长期的药物成瘾往往导致患者出现精神心理的问题，行 DBS 手术之前应对其进行全面的评估。根据实际情况，可以选择如下方法进行评估：

成瘾严重程度可采用视觉模拟评分（VAS）、稽延性戒断症状自评量表等。

用于评价成瘾造成的一般精神症状：症状自评量表（SCL-90）。

用于评价情绪障碍：汉密尔顿抑郁量表（HAMD）、贝克抑郁量表（BDI）、汉密尔顿焦虑量表（HAMA）、焦虑自评量表。

用于评价强迫症状：耶鲁-布朗强迫症状量表（Y-BOCS）。

用于评价人格：艾森克人格问卷（EPQ）、明尼苏达多项人格问卷（MMPI）、卡特尔 16 种人格因素测验（16PF）。

用于评价认知：韦氏成人认知量表中国修订版（WAIS-RC）。

用于评价记忆：韦氏记忆量表中国修订版（WMS-RC）、临床记忆量表。

用于评价生活质量：健康调查简表（SF-36）、药物成瘾者生命质量测定量表（QOL-DA）。

（四）手术步骤

立体坐标系建立：通常包括有框架和无框架两种，目前应用较多的是有框架立体坐标系建立，如 Leksell 等设备。

麻醉：安装立体定向头架时采用局部麻醉，获得目标靶点影像结果后，采用气管插管下静脉复合全身麻醉以便完成后续手术步骤。

靶点选择：通常包括单纯双侧伏隔核和双侧伏隔核联合双侧内囊前肢两种方式。伏隔核靶点坐标为 AC-PC 连线中点下 5~6mm、前 16~17mm、旁开 5~7mm。选择伏隔核联合内囊前肢作为靶点时应在手术计划系统中设计手术路径，实现电极贯穿内囊前肢至伏隔核，见图 18-2c。通常将伏隔核作为目标靶点，坐标值同上，将内囊前肢中外 1/3 处设为入点，坐标经验值为 AC-PC 连线中点上 8~9mm、前 25~26mm、旁开 19~20mm。

靶点图像获得：通常包括采用 MRI 定位和 MRI/CT 影像融合两种方式。单纯 MRI 定位时，患者于手术日当天在局部麻醉下安装立体定向头架后行 MRI 扫描。扫描参数为 TE=8ms、TR=1.9s、层厚=2mm、层间距=0mm、FOV=280mm。采用 MRI/CT 影像融合时，患者先在术前完成 MRI 扫描，手术日当天在局部麻醉下安装立体定向头架，行 CT 扫描，扫描序列为 3D 像，层厚 1.25mm，FOV=280mm。得到的 CT 影像与术前 MRI 影像融合后进行靶点定位和路径设计，获得靶点坐标值及电极植入的角度。

手术步骤：患者入手术室后仰卧位，全身麻醉。常规消毒后，根据路径设计的入点切开头皮并钻骨孔。切开硬脑膜，按设计路径和靶点植入刺激电极。测试阻抗、验证电极的物理连通性完好后固定。两侧电极植入后将电极末端保护，并临时埋于一侧头皮下，缝合头部伤口。撤掉立体定向框架，重新摆好体位（仰卧位、头低脚高约 15°~20°、身体向一侧倾斜 15°~20°），于 IPG 植入同侧耳后及同侧胸部锁骨下方分别做直切口，打开同侧临时埋置电极导线的头皮切口，分别建立头部至耳后、耳后至胸部锁骨下皮下隧道，连接电极、延伸导线和 IPG。行阻抗测量验证物理连通性完好后，逐层缝合各切口。术后可行 CT 或者 MRI 验证电极位置。

（五）刺激参数设置

通常在电极植入术后 2 周后开机。程控的目的是降低患者对毒品的渴求程度。对毒品渴求程度的变化主要是一种心理感觉，而且存在波动。受试者对电刺激的反应不如运动障碍性疾病对电刺激反应那么直观和显著，给程控人员在判断 DBS 疗效带来了一定的难度。针对这一问题，术后首次程控需花费较长时间。我们建立了 7 天内每天调整刺激参数以获得患者相对客观的治疗反馈的程控模式。治疗反馈包括 3 个方面：患者自身感觉变化、家庭成员的反馈意见以及程控人员对患者疗效的客观评价。患者自身感觉变化定义为：任何因电刺激引发的对毒品渴求程度、情绪、情感、心理、感觉、认知、思维、判断、记忆、言语、行为、睡眠、食欲等变化，以及刺激不良反应的出现，包括头晕、麻木、复视、一过性感觉障碍、轻躁狂、肌肉收缩等。在获得家庭成员反馈意见前，应对家庭成员进行相关教育，告知其应该留意的内容和对患者刺激参数变化后整体状态有无改变的总体感觉。给予患者每天 1 组刺激参数以观察疗效，并在随后针对前一天的变化进行参数调整。利用 7 天的时间，获得患者的治疗反馈、摸索最佳刺激参数。最后，综合 7 天的总体情况，评价受试者的治疗反应，并设定一组刺激参数进行长期治疗和随访。经验的刺激参数为：伏隔核 2~3V、180~240μs、145Hz，内囊前肢 2~3V、120~210μs、185Hz。术后 3 个月内可以设定较大的刺激参数，术后 3 个月后根据患者渴求程度变化及是否操守适当调整刺激参数，通常术后 3 个月后可逐步降低刺激参数。

（六）随访观察

设定相对合理的刺激参数后，患者进入随访期。在患者离院前应对其进行健康教育，包括：植入神经刺激系统后日常生活注意事项，如应避免接触高场强的磁场，如需行 MRI 扫描，应在研究者指导下进行；避免接触其他可能诱发 IPG 停止工作的治疗和场合（机场安检装置、除颤仪、心脏起搏器、电凝、特殊超声等），如必须接触，应在研究者指导下进行；如受试者去世，应取出 IPG，避免焚烧。于术后对患者进行随访，以及必要的刺激参数调整。随访内容包括吗啡尿检（阿片类药物成瘾时）、操守时间及毒品渴求程度、精神心理测评、不良反应等。如复吸，需记录复吸原因。

（七）不良反应

不良反应通常分为非特异性不良反应和特异性不良反应。非特异性不良反应为 DBS 类手术常见的副作用，包括：发热、疼痛、头疼或颅内出血等；特异性不良反应为刺激伏隔核及其周边脑结构而导致的不良反应，包括：轻躁狂、激惹、出汗、记忆力减退等。此类不良反应主要为刺激参数相关，降低刺激幅值或停止刺激后即可消失，不会遗留长期的不良症状。在程控期间，随参数的调整，受试者的情绪、精力、睡眠、性欲等会出现一定的波动，但这都是可逆的。

第三节 脑深部电刺激治疗效果

目前，DBS 用于成瘾性疾病的治疗尚处于研究探索阶段，临床研究多为个案报道。从 2007—2014 年，共检索到 5 个中心发表的 10 篇相关文献（德国科隆大学 4 篇、马格德堡大学 3 篇、波鸿鲁尔大学 1 篇、荷兰阿姆斯特丹大学 1 篇、中国上海交通大学附属仁济医院 1 篇），包括采用 DBS 治疗酒精成瘾、尼古丁成瘾、安非他明成瘾和海洛因成瘾（表 18-2）。上述研究以个案报道为主，病例数 1~10 例，以成瘾为首要治疗目标的最大样本数为 5 例（酒精依赖），采用的靶点是 NAc 或者刺激电极从内囊前肢穿过至 NAc；刺激的电极是美敦力的 3387 或 3389 型，以单极刺激为主，2 篇文献为双极刺激，刺激电压 2. 5~6. 5V，频率 130~185Hz，脉宽 90μs/120μs/180μs，随访时间 6 个月至 6 年，不良反应无或短暂性可逆性轻躁狂发作，而疗效存在差异（完全戒断或部分缓解），并且，对于“缓解”未作出明确的定义。

2014 年，我们利用自行设计定制的新型 DBS 系统（刺激电极直径 1. 27mm，触点数量 4 个，触点长度 3. 0mm，触点间距由腹侧至背侧分别为 2mm、4mm 和 4mm），开展了以 NAc 为基础的联合内囊前肢的脑内多靶点刺激（图 18-2）。新型刺激系统的创新点在于一根电极上可以负载两组不同的刺激参数，实现对两个脑区的个体化调节。目前已纳入受试者 11 例，随访时间 6~26 个月，8 例保持操守，2 例复吸（1 例术后 7 个月，1 例术后 10 个月），1 例术后 3 个月时失随访。初步的临床效果提示：NAc 联合内囊前肢电刺激能够显著降低海洛因成瘾患者的渴求，提高操守率。目前，该项研究仍然在进行中。

表 18-2 脑深部电刺激治疗成瘾性疾病的临床应用(2007—2014)

作者	年	样本量	成瘾物质	靶点	刺激电极型号	首要疾病	刺激参数	随访时间	疗效	刺激相关并发症
Kuhn	2007	1	酒精	双侧 NAc	Medtronic 3387	焦虑症	单极刺激,1-,2-,case+ 130Hz,90μs,3~4. 5V	12 个月	缓解	无
Muller	2009	3	酒精	双侧 NAc	Medtronic 3387	酒精成瘾	双极刺激 2 例,130Hz,90μs,3. 5/4. 5V 单极刺激 1 例,0 -case+ 130Hz,90μs,3. 5/4. 5V	12 个月	2 停止 1 缓解	一过性可逆性轻躁狂
Kuhn	2011	1	酒精	双侧 NAc	Medtronic 3387	酒精成瘾	NA	12 个月	停止	无
Heldmann	2012	1	酒精	双侧 NAc	Medtronic 3387	酒精成瘾	130Hz,90μs,3. 5V	2 年	停止	一过性可逆性轻躁狂
Voges	2013	5	酒精	双侧 NAc	Medtronic 3387	酒精成瘾	双极刺激,130Hz,90μs,4. 5V	2. 5 年	2 停止 3 缓解	一过性可逆性轻躁狂
Kuhn	2009	10	尼古丁	电极穿过 ALIC 至 NAc	Medtronic3387	阿尔兹海默病/强迫症/抽动秽语症	单极刺激,0-,1-case+;130/140/145Hz, 90/180μs,3~6. 5V	2 年	3 停止	NA
Mantione	2010	1	尼古丁	双侧 NAc	Medtronic 3389	强迫症	单极刺激,2-,3-,case+,185Hz,90μs,3. 5V	2 年	停止	无
Zhou	2011	1	海洛因	双侧 NAc	Medtronic 3387	海洛因成瘾	145Hz,90μs,2. 5V,前 2. 5 年刺激	6 年	停止	NA
Valencia-Alfonso	2012	1	海洛因	电极穿过 ALIC 至 NAc	Medtronic 3387	海洛因成瘾	双极刺激,2,3;180Hz,90μs,3. 5V	6 个月	缓解	NA

续表

作者	年	样本量	成瘾物质	靶点	刺激电极型号	首要疾病	刺激参数	随访时间	疗效	刺激相关并发症
Kuhn	2014	2	冰毒	双侧 NAc	Medtronic 3389	冰毒成瘾	单极刺激，0-，1-，case +，145Hz，120μs，5V 单极刺激，0-，1-，2-，case +，130Hz，90μs，4.5V	1~2年	缓解	NA
Gao	2011	2	海洛因	双侧 NAc	Medtronic 3387	海洛因成瘾	单极刺激，0-，4-，case +，145Hz，120μs，3.5V	4年	1复吸 1停止	一过性可逆性轻躁狂
Gao	2014	11	海洛因	双侧 ALIC 和 NAc	苏州景昱 1210	海洛因成瘾	双功能区刺激，ALIC，2-，6-，185Hz，150~210μs，2~3V NAc，0-，1-，4-，5-，145Hz，180~240μs，2~3V	6~26个月	2复吸 1失随访 8停止	一过性可逆性轻躁狂，激惹，

DBS：脑深部电刺激（deep brain stimulation）；ALIC：内囊前肢（anterior limb of internal capsule）；NA：未提供（not available）；NAc：伏隔核（nucleus accumbens）

第四节 典型病例

病例一，男，38岁，宁夏银川人，已婚，身高180cm，体重60kg。反复使用海洛因16年，方式为烫吸，剂量0.5g/d。使用时有欣快感，戒断后有烦躁、流泪、打哈欠、肌肉酸痛、失眠等不适症状，有强烈的心理渴求感。曾先后强制戒断、自行戒断累及达10次，最长戒断时间为18个月（在外地工作，当乘火车由外地即将抵达银川时即产生强烈的心理渴求，于返回银川的当天即复吸）。在当地生活时最长戒断时间6个月。吸毒期间可间断维持工作（为筹集毒资），只对吸毒感兴趣，对其他事情兴趣淡漠。虽已婚，夫妻间性生活频率低，约1次/2个月。饮食不规律。术前情绪测评显示中度抑郁情绪，精力差。患者于2014年4月4日行DBS植入术，设计电极走行路径实现一根电极贯穿伏隔核和内囊前肢两个脑区，每个脑区保证2个电极触点。术后复查电极位置见图18-4。住院10天，于2014年4月16日开机刺激，刺激参数为双侧伏隔核c+，0-1-，4-5-，2.6V，240μs，145Hz；双侧内囊前肢c+，3-，7-，2.1V，210μs，185Hz。截至目前，患者对毒品已无渴求感，4次随机吗啡尿检结果呈阴性。乘车返回银川3次，均自诉无心理渴求。体重67kg，较术前增加7kg。性生活频率较术前明显增加，为2~3次/周，其妻子于患者术后2个月时怀孕。情绪、精力、生活质量等评分较术前明显好转。住院期间无并发症。术后程控时出现刺激参数相关的轻度头晕、轻度亢奋-情绪低落、精力旺盛-差、入睡较平时晚等不良反应，调整刺激参数后，上述不适均可消失。目前，患者保持操守26个月。患者电极植入位置可见图18-4。

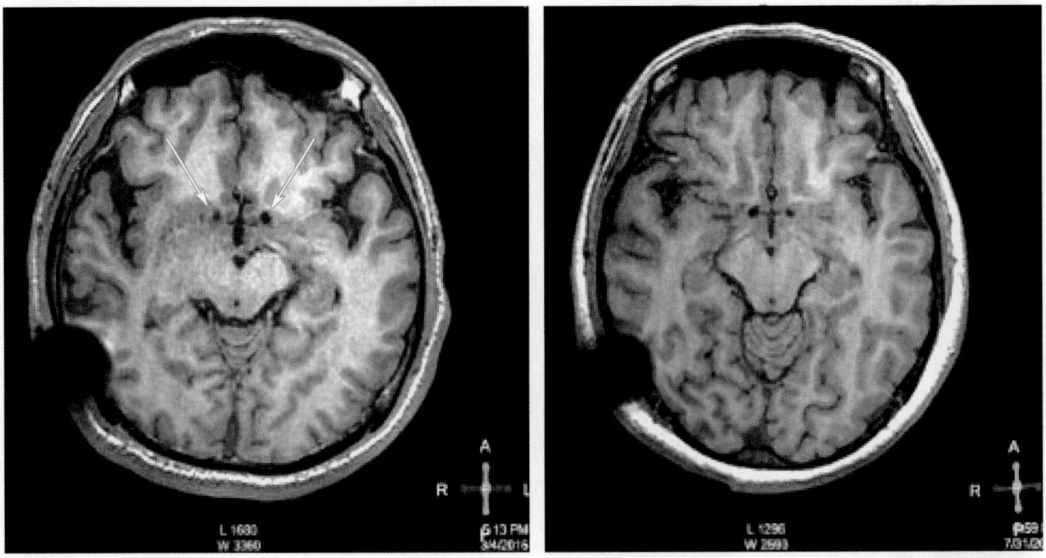

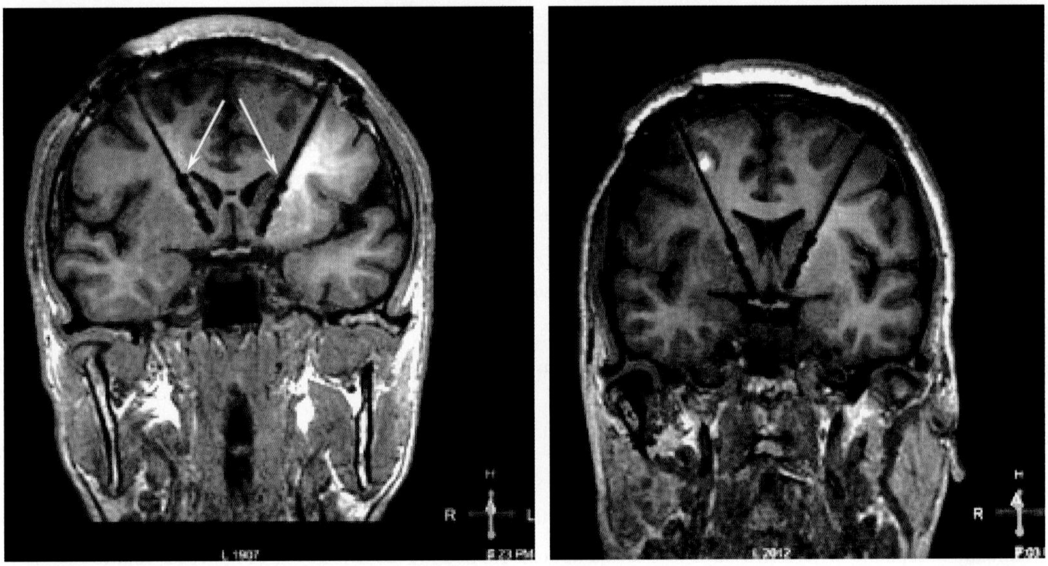

图 18-4　术后复查电极位置

白色箭头指示电极

第五节　总结与展望

药物成瘾涉及脑内多个环路的功能异常，目前尚缺乏长期有效的防复吸方法。DBS 作为相对安全的外科手段，可用于难治性药物成瘾的尝试性治疗。前期国内外研究提示伏隔核可能是 DBS 戒毒的有效、安全的靶点，伏隔核联合内囊前肢多靶点刺激也是选择之一。目前，伏隔核联合内囊前肢多靶点电刺激治疗吸毒成瘾的全国多中心临床实验也将要启动，希望能够为 DBS 戒毒的临床应用提供级别更高的证据。

与 DBS 治疗其他疾病一样，关于 DBS 治疗药物成瘾的机制目前尚不清楚。局部作用（兴奋或抑制）假说认为，以 NAc 为靶点的 DBS 能够将成瘾时纹状体区的异常神经元活性正常化。有研究认为 DBS 能够提高被刺激核团神经元的兴奋性，如 NAc 内 c-Fos 表达的增加，但是伏隔核神经元活性的增加通常促进了成瘾药物的强化效应，而以 NAc 为靶点的 DBS 能够降低成瘾药物的强化效应，似乎是矛盾的。也有研究认为，DBS 通过去极化抑制或者活化抑制性神经元，降低被刺激核团的活性，但 DBS 降低成瘾药物的强化可能不仅仅在于刺激引起的局部效应。网络作用假说认为以 NAc 为靶点的 DBS 可能通过顺轴突或逆轴突的作用，活化或抑制与之存在联系的局部和皮质的相关脑区，将成瘾时病理性的环路功能正常化，从而发挥戒毒作用。研究表明，以 NAc 为靶点的 DBS 能够调节大鼠边缘系统、眶额叶皮质、内侧前额叶皮质等脑区的功能，而这可能是通过调节了突触的可塑性而实现的。

药物成瘾除了是医学问题之外，还是严重的社会问题。成瘾者的家庭、环境等都在一定程度影响了成瘾者的戒断后复吸。因此，在 DBS 戒除心瘾的基础上，辅以药物、精神心理干预等综合治疗可能会更有效地降低戒断后复吸。

（陈　磊　李　楠　王学廉）

参考文献

1. Xue YX, Luo YX, Wu P, et al. A memory retrieval-extinction procedure to prevent drug craving and relapse. Science, 2012, 336 (6078): 241-245.
2. Naqvi NH, Bechara A. The hidden island of addiction: the insula. Trends Neurosci, 2009, 32 (1): 56-67.
3. Naqvi NH, Rudrauf D, Damasio H, et al. Damage to the insula disrupts addiction to cigarette smoking. Science, 2007, 315 (5811): 531-534.
4. Matsumoto M, Hikosaka O. Lateral habenula as a source of negative reward signals in dopamine neurons. Nature, 2007, 447 (7148): 1111-1115.
5. Sun HQ, Bao YP, Zhou SJ, et al. The new pattern of drug abuse in China. Curr Opin Psychiatry, 2014, 27 (4): 251-255.
6. 中国医师协会神经外科医师分会，功能神经外科专家委员会. 药物成瘾外科治疗专家共识. 中华神经外科杂志，2012，28（11）：1176-1178.
7. Hall W, Babor T, Edwards G, et al. Compulsory detention, forced detoxification and enforced labour are not ethically acceptable or effective ways to treat addiction. Addiction, 2012, 107 (11): 1891-1893.
8. The lethal burden of drug overdose. Lancet, 2013, 382 (9895): 833.
9. Rouaud T, Lardeux S, Panayotis N, et al. Reducing the desire for cocaine with subthalamic nucleus deep brain stimulation. Proc Natl Acad Sci USA, 2010, 107 (3): 1196-1200.
10. Hamilton J, Lee J, Canales JJ. Chronic unilateral stimulation of the nucleus accumbens at high or low frequencies attenuates relapse to cocaine seeking in an animal model. Brain Stimul, 2015, 8 (1): 57-63.
11. Wilden JA, Qing KY, Hauser SR, et al. Reduced ethanol consumption by alcohol-preferring (P) rats following pharmacological silencing and deep brain stimulation of the nucleus accumbens shell. J Neurosurg, 2014, 120 (4): 997-1005.
12. Kuhn J, Moller M, Treppmann JF, et al. Deep brain stimulation of the nucleus accumbens and its usefulness in severe opioid addiction. Mol Psychiatry, 2014, 19 (2): 145-146.
13. Muller UJ, Sturm V, Voges J, et al. Nucleus Accumbens Deep Brain Stimulation for Alcohol Addiction-Safety and Clinical Long-term Results of a Pilot Trial. Pharmacopsychiatry, 2016, 49 (4): 170-173.
14. Valencia-Alfonso CE, Luigjes J, Smolders R, et al. Effective deep brain stimulation in heroin addiction: a case report with complementary intracranial electroencephalogram. Biol Psychiatry, 2012, 71 (8): e35-e37.
15. Bewernick BH, Hurlemann R, Matusch A, et al. Nucleus accumbens deep brain stimulation decreases ratings of depression and anxiety in treatment-resistant depression. Biol Psychiatry, 2010, 67 (2): 110-116.
16. Grant JE. Clinical practice: Obsessive-compulsive disorder. N Engl J Med, 2014, 371 (7): 646-653.
17. Ewing SG, Grace AA. Long-term high frequency deep brain stimulation of the nucleus accumbens drives time-dependent changes in functional connectivity in the rodent limbic system. Brain Stimul, 2013, 6 (3): 274-285.
18. Pascoli V, Turiault M, Luscher C. Reversal of cocaine-evoked synaptic potentiation resets drug-induced adaptive behaviour. Nature, 2012, 481 (7379): 71-75.
19. Bloom EL, Potts GF, Evans DE, et al. Cue reactivity in smokers: an event-related potential study. Int J Psychophysiol, 2013, 90 (2): 258-264.

第十九章

脑深部电刺激治疗慢性病理性疼痛

第一节 概　　述

疼痛研究国际协会在 1994 年将疼痛定义为“一种与实际的或潜在的组织损伤或是这类损伤描述相关的不愉快的感觉和情感经历”。这种经历至少有三层含义：感觉（疼痛强度），情感（痛性不快）和认知。神经病理性疼痛是症状最为严重且持续时间最长的一类慢性疼痛。Jensen 等人将其定义为“躯体感觉系统损伤或者疾病直接造成的疼痛”。慢性疼痛的发病率高达 8%，给社会造成巨大的负担。对于慢性疼痛患者，神经外科可以提供多种治疗措施。为了缓解难治性疼痛，痛觉传导通路上多个结构都是外科干预的靶点，包括脊髓背根的外周神经、脊髓、中脑、丘脑以及大脑皮质。干预的方式包括毁损、镇痛剂或者麻醉剂灌注，以及后来出现的电刺激。本文着重于 DBS 对于慢性疼痛的治疗。

疼痛包含了多种成分，因此痛觉传导通路也很复杂。一般来说，DBS 可以调节疼痛外周机制以及中枢机制。外周机制包括连接了脊髓后角和丘脑腹侧核团，即腹后外侧核（VPL）、腹后内侧核（VPM）和腹后下核（ventral posterior inferior nuclei）的脊髓丘脑束。该传导束随后投射到躯体感觉皮质（包括初级感觉区和次级感觉区）。中枢机制也包括从脊髓到丘脑（内侧核）的传导束，但却是通过脑干并且与边缘系统相连接。中枢机制传导通路速度较慢，被认为是调节疼痛情感成分的通路。

应用电刺激治疗疼痛的方法可以回溯到 1950 年，当时 Heath 和 Pool 报道了刺激隔区后会有镇痛效果。到了 1970 年，多项开创性的研究促进了 DBS 在临床疼痛治疗的应用发展。Mazars 等人首先开创了丘脑和内囊的电刺激，数年后 Richardson 等人首次报道了导水管周围灰质/室周灰质电刺激治疗疼痛。

在 1970 年和 1980 年，导水管周围灰质/室周灰质电刺激被普遍用于慢性难治性疼痛的治疗。然而，在最近 20 年，DBS 治疗疼痛的病例数和研究报道越来越少。这很大程度上是由于非创伤性或者创伤性更小的治疗方法的出现，例如阿片类药物置管或者药物泵、新的药物和脊髓电刺激。尽管如此，DBS 仍是治疗慢性难治性神经病理性疼痛的方法。世界范围内，DBS 治疗疼痛越来越为人所关注，体现在相关文献数量逐年上升。这些研究多为开放性试验，报道了 DBS 对于多种病因所致疼痛的有效性，包括幻肢痛、臂丛损伤、中枢性卒中后疼痛、面部疼痛、脊髓损伤或者背部手术失败后综合征以及头痛。

第二节 脑深部电刺激手术靶点

在历史上，多个脑区都曾作为DBS治疗疼痛的靶点，最开始是隔区，之后是感觉丘脑（包括VPL和VPM核）、室周灰质（PVG）或导水管周围灰质（PAG）、内囊、下丘脑后部、伏隔核以及前扣带回皮质（ACC）。靶点脑区的选择是由疼痛的类型以及受累部位所决定的。

一、丘脑感觉核团

选择丘脑感觉核团VPL和VPM是从毁损性手术中借鉴的。在现有DBS治疗慢性疼痛的报道中，电刺激丘脑感觉核团对不同类型疼痛的效果不一。例如刺激VPM特别用于面部疼痛，靶点在前后联合中点后10~13mm，而根据不同的疼痛部位，最佳靶点可以是前后联合中点下5mm至上2mm。刺激VPM只对面部疼痛有效，在第三脑室壁和内囊之间。对于上肢疼痛，刺激VPL靶点在内囊内侧2~3mm，而对于下肢疼痛，靶点在内囊内侧1~2mm。刺激会导致疼痛区域一种愉悦的异常感觉。

二、室周灰质或导水管周围灰质

PVG和PAG最初是在动物实验中被用作了DBS的靶点。啮齿类动物实验表明，PVG和PAG区域的DBS治疗有效。随后该方法进入了临床，并被功能神经外科医师广泛使用。PVG外侧是内侧丘系，后方为上丘，前方为红核。电极一般放在后连合平面第三脑室旁2~3mm。当该区域被刺激时，痛觉会被一种温暖的感觉所取代或者疼痛有所缓解。刺激PVG还会导致自主功能的改变。

三、前扣带回皮质

尽管“感觉侏儒”已经被证明存在于丘脑腹后核和PAG/PVG区域，但DBS刺激这些位置对于治疗半侧身体疼痛的效果并不理想。刺激慢性疼痛情感相关区域如ACC可能对半侧身体或者全身疼痛更为有效。ACC活动的改变可影响多种精神或者运动功能，而且还与移情作用和疼痛预期有关。在历史上，扣带回毁损术曾被用于缓解难治性疼痛，特别是终末期癌症患者的疼痛。Caims最早在牛津大学开展了徒手扣带回切断术，之后Ballantyne在马萨诸塞州开展了立体定向扣带回毁损术。一篇关于扣带回毁损术的综述显示不同研究中该方法的有效率为32%~83%。有趣的是，PET研究或者fMRI研究显示人脑ACC有疼痛相关的激活。Hutchison等人也发现在疼痛刺激时有一些神经元被选择性地激活。研究还发现刺激丘脑VPM或者PVG可以调节ACC的活动。第1例以ACC为靶点的DBS治疗是Spooner等人在2007年开展并被报道的。随后，Aziz也发表了关于ACC-DBS缓解慢性病理性疼痛情感成分的文章。ACC刺激需要植入双侧电极，刺激靶点在侧脑室前角前端后20mm处。触点大部分位于扣带束中，而最深的触点位于胼胝体。

第三节 脑深部电刺激手术方法

一、患者选择

疼痛治疗最基础的一步就是辨别每位患者疼痛综合征的致病原因，以及疼痛主要为伤害性还是神经病理性。尽管没有研究比较不同靶点 DBS 的效果，但一般的共识是电刺激丘脑感觉核团对神经病理性痛可能有效。尽管出现疼痛 6 个月就可以考虑外科治疗了，但大部分患者在出现疼痛数年后才可能被推荐到外科治疗。最后，对于伴随明显精神心理症状，或伴有疼痛继发的收益，或伴有增加手术风险的临床状况的疼痛患者，外科治疗是禁忌。

二、解剖学靶点定位和外科手术计划

对于解剖学靶点定位，目前大部分的中心采用立体定向磁共振或者 CT（需要和术前的 MRI 影像融合）技术。如果仅用立体定向磁共振的话，神经导航软件则不是必需的。当然，使用神经导航的话可以有以下优势：①减少计算靶点坐标的时间；②可以在 3 个方向的图像上确定靶点；③减少 MRI 引起的图像变形。如果需要将立体定向 CT 图像和之前的 MRI 相融合，就需要使用对应的立体定向软件或者神经导航系统。尽管以前的立体定向手术是仅依靠脑室造影或 CT 协助完成，但我们认为 MRI 对于准确定位来说是必需的，MRI 对于识别大脑结构来说具有更高的分辨率。

丘脑电刺激一般来说是把电极植入到疼痛对侧丘脑的躯体感觉区域——腹尾核（ventral caudal，Vc）。双侧疼痛患者需要植入双侧电极。由于丘脑内部的解剖分界无法在 MRI 上看到，我们一般会依赖于靶点相对于前连合和后连合的坐标来间接定位。Vc 的 y 坐标是后连合前 2~3mm，z 坐标为 AC-PC 平面。根据身体不同区域在 Vc 中的分布，面部疼痛的坐标为 12~13mm，上肢疼痛为 14~15mm，而下肢疼痛为 16~17mm。

如前所述，对于丘脑梗死的患者，内囊后肢刺激可能是备选方案。该结构可以通过影像学直接定位，也可以借助坐标（中线旁 25mm，前后联合中点后 12~14mm，z 轴在 AC-PC 平面）。

对于 PAG/PVG 的定位，在磁共振上可以通过识别第三脑室和中脑导水管的边界来确定。在早期的研究中，PAG 电极常植入到导水管附近，但发现腹侧的刺激常导致副作用，因此近来的研究更常用 PVG 作为靶点。这个位置的坐标通常为 PC 前 2~5mm，三脑室壁旁 2mm，位于 AC-PC 平面。PAG/PVG 的单侧刺激可产生双侧的镇痛作用。

三、生理学靶点定位

在手术当中，很多中心采用 MER 和术中刺激来从生理学角度定位靶点。丘脑细胞外记录可用来监测单个神经元的活动以及其对应的感受区域。微刺激可用于确定投射的区域，即患者有刺激诱发感觉的区域。在大部分的患者中，在 Vc 区域的 MER 和微刺激可明确身体各部位的躯体感觉位置，包括触觉感受区域和微刺激诱发感觉异常所对应的投射区域，而在 PAG/PVG，MER 的特征性尚不明确。

一旦靶点确定后，就将 DBS 植入到该位置。然后就 DBS 电极上的每一个触点进行刺激以明确有无明显副作用。对于 Vc 来说，刺激会引出患者疼痛对应肢体部位的感觉变化（通常为感觉异常）。如果感觉异常没有覆盖到疼痛区域（如疼痛在上肢而感觉异常在下肢），就应该调整电极的位置。

PAG/PVG 刺激时，有的患者会述说一种温暖的感觉，这种感觉常常是放松和愉快的。还有一些患者报告振动幻视并最终不能向上凝视（有些作者认为出现这些效果说明电极位置准确）。高频率刺激或者电极植入位置偏前的话，患者可能会有交感神经反应和焦虑恐惧的感觉，而电极位置偏后或偏深的话会导致窒息、眩晕或者恶心。

电极植入后固定在颅骨上，连接皮下的延伸导线，将其经皮引出外挂并进行术后测试。

四、刺激测试

慢性疼痛患者常常会在术后刺激测试期内有好的反应，即使术中刺激效果不佳。因此，很多中心会在植入 IPG 之前进行术后的刺激测试。在这一阶段，可以尝试多个刺激参数组合。如果 VAS 评分减少在 50%以上的话可以认为刺激测试成功。之后就可以把电极连接到 IPG，IPG 一般在全身麻醉下植入到胸部锁骨下位置，一般在胸大肌筋膜上层。如果植入两根电极，患者可以连接 2 个 IPG 或者 1 个双通道的 IPG。如果患者刺激测试效果不佳，就可以将 DBS 电极或者外挂导线取出。就我们的经验，有些患者植入电极后即使不进行刺激也会有明显的疼痛减轻。对于这些患者，我们通常不能确定刺激是否有效，一般会剪断其外挂导线，并将电极埋于帽状腱膜下，先让患者出院。当疼痛又出现时，患者再收入院并再次进行外挂刺激。如果刺激试验证明有效，再将电极连接至 IPG。大约有 60%的患者刺激测试有效并最终植入了 IPG。

长期来看，丘脑刺激的参数会设置在能够产生较舒服的一种异常感觉。通常的参数为频率 100Hz，脉宽 60~210μs，电压 2~5V。需要说明的是，当刺激强度过大时，患者会感觉不适而无法耐受。

PAG/PVG 刺激的常用参数是 1~5V，脉宽 60~210μs，频率 10~25Hz。有刺激后温暖感觉的患者常常会要求参数设置在此处。尽管大多数的作者建议使用持续刺激，1 分钟开 10 分钟关的循环刺激有时也会被使用。

ACC 刺激效果不能在术中评估。因此，患者可以在全身麻醉下接受手术治疗。实际上，ACC 刺激通常需要一周以上才能体现出效果。研究报道中，最有效刺激参数是频率 130Hz，脉宽 450μs 和电压 4~6.5V，一般采用双极刺激，最深的电极为负极，而最浅的电极为正极。

第四节 脑深部电刺激治疗效果

一、镇痛效果

不同文献中 DBS 治疗慢性病理性疼痛的长期效果极不相同，但大部分的研究显示 20%~70%治疗有效。非伤害性疼痛患者的治疗效果略好些，为 40%~80%治疗有效。造成不同文献结果不同的原因在于治疗的疾病不同，以及评价临床效果的方法、随访时间、镇痛药物的使用等方面不一致等。

尽管研究结果差别很大，刺激测试有效的患者数量要明显多于能长期获益的患者（特别是神经病理性疼痛）。导致该情况的原因尚不清楚，但神经环路的可塑性可能扮演了重要角色，随着时间推移脑组织对刺激产生了适应。另外也可能是有些病人过高评价了刺激测试的效果而植入了 IPG。另外一个需要考虑的是耐受现象，主要出现在 PAG/PVG 刺激时。患者会不断要求更高的电压以获得与之前一样的效果。目前尚不清楚该现象是否与阿片耐受有关。尽管动物实验发现 DBS 和阿片类药物之间有交叉耐受的现象，但该现象并没有在临床观察到。最后一点，不能低估 DBS 治疗对于慢性疼痛患者的安慰剂效应。

另外，最近的一些报道 DBS 治疗疼痛的结果比以往报道的结果要差。这和两个多中心临床试验的结果是一致的。该项研究是刺激器制造商美敦力公司主持的，由于试验结果较差，该公司没有申请 DBS 作为疼痛治疗的适应证。值得说明的是，尽管 DBS 治疗长期有效的患者比例不高，但对于那些确实长期有效的患者来说，治疗效果还是很显著的，VAS 评分可减少 50%～80%。因此，明确治疗有效的预后因素对于以后选择病者来说是非常重要的。

二、可能的预后因素

DBS 对于伤害性疼痛的患者会比神经病理性疼痛的患者要好。臂丛神经撕脱伤、复杂区域性疼痛综合征和外周神经性疼痛的效果好于带状疱疹后疼痛和丘脑痛。与其他外科治疗一样，有心理或者诉讼问题的患者手术预后不佳。除了合适的选择患者外，出现插入效果提示术后刺激测试有效。我们的印象是长期有效的患者在刺激测试开始时就会自动报告有明显的镇痛效果。

Vc 刺激有效的患者常常会说疼痛区域有一种舒服的异常感觉。而 PAG/PVG DBS 刺激有效的患者会感觉到一种舒服的温暖感。

最近的一些报道中，PVG 刺激期间记录了丘脑的场电位。当 50Hz 的电刺激“关”或者“开”时（该频率的电刺激与镇痛效果无关），Vc 区域可以记录到 0.2～0.4Hz 的场电位。有趣的是，当 5～35Hz 可引起镇痛作用的 PVG 刺激打开时，Vc 区域场电位的幅度明显降低了。基于这些结果，文章作者认为 PVG 刺激后丘脑场电位幅度减低提示好的治疗效果。

三、并　发　症

DBS 治疗疼痛的手术并发症及硬件相关并发症与 DBS 治疗其他疾病类似。颅内出血的风险是 2%～3%，大多数是无症状的。电极问题出现的概率为 4%～5%，包括电极移位、导线断裂等，这时需要重新植入电极。感染概率为 3%～5%，大约 50%的患者需要拔出部分或者整个 DBS 系统。

PAG/PVG 电刺激导致副作用与之前所述在术中测试时一样。另外，有些病人术后会有偏头痛样的头痛，但这与刺激无关。

第五节 总结与展望

尽管痛觉传导通路已经明确，即从外周感受器经由脊髓后角、中脑、丘脑至新皮质，DBS 治疗慢性病理性疼痛的机制仍不清楚。尽管如此，一些动物和临床研究显示，PAG 和丘脑是慢性疼痛病理学机制中重要的痛觉感受结构。VPM 刺激可能通过非阿片类机制发挥作用，从而缓解中枢性疼痛。联合刺激 PAG 和 VPM 可以发挥协同作用。PAG DBS 可能是通过阿片类系统或者自主神经系统机制发挥作用。在最近的临床电生理学研究中，采用体感诱发电位和统计模型，结果显示 PAG 发挥上行的调节至腹侧丘脑。

ACC 不仅在认知和运动功能方面发挥重要作用，还与疼痛预期和移情作用有关。背侧 ACC 与痛觉情感成分相关，并且对痛性刺激有反应。人脑脑磁图和 MRI 研究已经证实 ACC 区有疼痛相关的激活。另外，DBS 的 MER 也发现了痛觉刺激特异性的神经元。近来研究还发现，ACC-DBS 长期刺激后 ACC 的活动有所改变，而且 PAG 也被激活。这些结果支持了 PAG 有两个部分的理论。实际上，背外侧 PAG 是躯体感觉痛觉通路的一部分，而腹内侧 PAG 则与疼痛情感相关。因此，以 PAG 和 ACC 为靶点的 DBS 在抑制疼痛情感通路上有协同作用，而丘脑 DBS 主要作用于感觉通路。

世界范围内，从 20 世纪 50 年代大脑刺激研究开始，只有很少的研究团队发表了 DBS 治疗慢性疼痛的大样本研究。这些研究也有很多局限。第一，几乎所有的研究都是开放性的，没有随机或者对照。而且，招募患者非常困难，只有 3 个研究的病例数在 50 个以上。再次，即使是大样本，随访缺失也影响了其分析的价值。最后，不同研究中 DBS 疗效的也不一致，原因可能是研究设计中疼痛评价试验的不同所致，或者源于个体差异。

尽管如此，DBS 仍然是慢性疼痛治疗的方法之一，因为确实有一部分患者有长期明显的疗效。这也要求以后的研究要更恰当地评价这一方法，避免以往研究的不足。这包括采用更合理的对照组，合并的镇痛用药以及更被认可的数据收集和分析方法。另外，新的研究需要纳入更为一致的病人，如根据疼痛致病原因进行分类。这些将有助于阐明刺激有效的预测因素，并最终建立严格的 DBS 治疗疼痛的纳入标准。由于 DBS 可以在患者盲法的条件下切换开关，随机对照临床试验可能并不需要很多的病例数。

（周 杰 明 扬 陈礼刚）

参考文献

1. Torrance N, Smith BH, Bennett MI, et al. The epidemiology of chronic pain of predominantly neuropathic origin. Results from a general population survey. J Pain, 2006, 7 (4): 281-289.

2. Jensen TS, Baron R, Haanpaa M, et al. A new definition of neuropathic pain. Pain, 2011, 152 (10): 2204-2205.

3. Rosenberger PH, JoklP, Ickovics J. Psychosocial factors and surgical outcomes: an evidence-based literature review. J Am Acad Orthop Surg, 2006, 14 (7): 397-405.

4. Moore NZ, Lempka SF, Machado A. Central neuromodulation for refractory pain. Neurosurg Clin N Am, 2014, 25 (1): 77-83.

5. Pereira EA, Green AL, Nandi D, et al. Deep brain stimulation: indications and evidence. Expert Rev Med

Devices, 2007, 4 (5): 591-603.

6. OLDS J, MILNER P. Positive reinforcement produced by electrical stimulation of septal area and other regions of rat brain. J Comp Physiol Psychol, 1954, 47 (6): 419-427.
7. Boccard SG, Pereira EA, Aziz TZ. Deep brain stimulation for chronic pain. J Clin Neurosci, 2015, 22 (10): 1537-1543.
8. Hosobuchi Y, Adams JE, Linchitz R. Pain relief by electrical stimulation of the central gray matter in humans and its reversal by naloxone. Science, 1977, 197 (4299): 183-186.
9. Fontaine D, Lazorthes Y, Mertens P, et al. Safety and efficacy of deep brain stimulation in refractory cluster headache: a randomized placebo-controlled double-blind trial followed by a 1-year open extension. J Headache Pain, 2010, 11 (1): 23-31.
10. Seijo F, Saiz A, Lozano B, et al. Neuromodulation of the posterolateral hypothalamus for the treatment of chronic refractory cluster headache: experience in five patients with a modified anatomical target. Cephalalgia, 2011, 31 (16): 1634-1641.

第二十章

脑深部电刺激治疗难治性癫痫

第一节 概 述

对于癫痫这种极其多样表现的疾病，在讨论DBS应用之前，我们首先要了解其症候群分型。从大脑刺激治疗的观点来看，癫痫分型的重要意义是区别刺激发作的脑区。对于全身性癫痫发作，电活动异常广泛影响了整个皮质。相关的发作类型包括失神发作（短暂的凝视和意识中断），肌阵挛发作（短暂、闪电样的肌肉收缩），强直性发作（肢体僵直），阵挛性发作（肢体重复性收缩），强直阵挛发作（僵直与阵挛交替出现）和失张力发作（表现为肌张力突然消失常导致患者摔倒）。在区域性发作（又称为部分性发作或者局限性发作）癫痫中，电活动异常局限在某个特定的脑区。部分性发作最常累及的脑区是颞叶，但任何新皮质或者颞叶内侧区域（海马、杏仁核）都可能是致癫灶。发作类型包括简单部分性发作（病人表现为刻板的躯体感觉变化、肌肉抽搐或者体验性症状，但不伴有意识丧失）和复杂部分性发作（意识障碍并伴有自动症）。部分性发作的患者常会发生继发全身性发作，开始时局限性的大脑异常电活动扩展到整个大脑皮质，典型表现为强直阵挛发作并伴有意识丧失。

药物是癫痫的一线治疗。目前有多种有效的抗癫痫药物，而且大部分的癫痫患者服用一种或者多种药物后可达到癫痫发作完全控制。但还有不少的患者，约30%或者更多，采用药物治疗后无法满意地控制发作，或者无法耐受多药联合治疗的副作用。药物难治性癫痫患者迫切希望新的治疗方法能够长期有效地控制发作，并且没有难以忍受的副作用。对于部分药物难治性患者，外科切除大脑致癫灶可以完全控制发作或者减少发作频率或者强度。然而并不是所有的患者都适合切除手术。有些类型的患者切除术后长期无发作的概率可达95%，但另一些类型只有50%。另外，切除部分脑组织必然是不可逆的，有时会导致认知或其他神经功能受损。因此，癫痫治疗迫切希望出现一种耐受性好、非破坏性的非药物治疗，能够有效控制癫痫发作，提高生活质量。于是神经刺激治疗，包括DBS就被推到了前台，以满足这一巨大的医疗需求。

第二节　脑深部电刺激治疗难治性癫痫

一、脑深部电刺激治疗癫痫的方法设想

DBS 治疗癫痫有多种不同的策略和模式可供参考，如刺激电极的位置，刺激电极的结构以及刺激参数。

关于刺激电极的位置主要有两种。一种是把电极定位到致癫灶里面或者附近，这一般适用于部分性发作癫痫。其目的是通过局部电刺激来阻止致癫神经网络起始发作或者限制发作传播到致癫灶范围之外。这一策略特别适用于孤立的、易于识别且易于手术到达的致癫灶。对于新皮质致癫灶，一般采用硬膜下或者硬膜外的皮质刺激；而对于海马或杏仁核致癫灶，则需要植入 DBS 电极到致癫灶脑实质中。其他深部致癫灶刺激，如岛叶皮质，也可以通过 DBS 植入实现。然而，这一策略在以下情况不适用：①致癫灶分布较广时；②有多个孤立的致癫灶；③难以确定致癫灶位置和范围；④或者癫痫灶位于功能区，刺激参数无法在有效抑制发作的同时不影响大脑正常功能。

另一种是把癫痫定位到远离致癫灶的发作起源或者传播处。显然这一策略适用于没有孤立病灶的全身性发作癫痫，该方法同时也适用于部分性发作。DBS 刺激中心结构可能有抗癫痫起源的效果从而缓解发作，或者干预异常电活动在单侧或者双侧大脑半球的传播。该方法的候选刺激靶点包括丘脑的多个核团，因为丘脑具有广泛的连接以及它在丘脑皮质周期性节律中具有重要作用，至少该节律参与了部分类型的癫痫发作。一旦刺激位置已经选定，电极阴极和阳极的排列情况以及刺激的波形将对于其治疗效果有重要作用。

在大脑刺激治疗癫痫中，3 种主要的刺激模式会被采用，即持续刺激、周期性刺激或发作起始时刺激。持续刺激也就是每日重复不停地刺激，也是 DBS 治疗运动障碍疾病中采用的模式。它对于治疗癫痫可能有效的原因在于可不断地对致癫灶或致癫网络产生抗癫痫作用。周期性刺激是指在特定的时间内重复刺激，但存在刺激间期。目前的神经刺激设备可允许程控设置一个较长时间的刺激开关期循环。循环可以比较快（1 秒开 1 秒关）也可以比较慢（5 分钟开 5 分钟关），而且开关期时长可不相同。周期性刺激同样可以根据具体情况在一天中某段时间开启，例如夜间癫痫发作的患者可以在晚上打开刺激。最后，更复杂的刺激模式是在癫痫发作时即进行刺激。假设刺激脑区可以在癫痫发作后立即迅速有效地将其终止，发作起始时刺激就可以按需给予。当然这种模式有赖于能够立即准确地检测到癫痫发作或者在癫痫即将发作前就能预测出来。闭环刺激是将检测算法和条件性刺激结合起来的刺激方法。在闭环刺激系统中，刺激电极能作为记录电极使用，或者刺激电极和记录电极在不同的位置。

二、脑深部电刺激治疗癫痫的靶点

动物和临床试验尝试了脑内多个不同的靶点治疗癫痫，总结如下。

（一）丘脑前核

由于丘脑的核团与大脑皮质有广泛的联系，而且各亚核团间相对分开，因此可能通过刺激单个亚核团而广泛改变皮质生理功能，因此丘脑核团一向都是 DBS 治疗的靶点。动物

实验显示丘脑刺激对于皮质同步有着频率依赖的效果，高频率的刺激能够使皮质活动去同步化，这一特性有中断癫痫状态高同步化的可能。

丘脑前脑作为癫痫刺激治疗靶点有以下原因。①根据动物模型中大脑代谢定位研究，这一脑区参与了癫痫全身性发作；②基于该脑区在Papez环路中的作用，其解剖联系似乎与癫痫发生高度相关；③大鼠药物惊厥模型中，丘脑前核的高频刺激抑制了全身性发作。另外还有其他一些证据共同促使了丘脑前核刺激治疗癫痫的临床试验。

在一个纳入5个全面性发作、位置相关性或者多灶癫痫患者的临床试验中，平均随访15个月后发作频率减少了54%。长期随访（平均随访5年）这些患者并且多次调整刺激参数后，发作减少至少50%。有些患者癫痫发作减少甚至出现在手术后开机刺激前，提示可能的“微毁损”效应。而在其他2例患者中，治疗效果在术后5~6年才显现。所以药物至少对于增加的发作控制部分有效。另一项纳入5例难治性位置相关性癫痫患者的研究显示，双侧丘脑前核周期性刺激（1分钟开，10分钟关）改善了4例患者的发作严重程度，明显减少了另1例患者的发作频率。一个多中心初步研究显示，14例药物难治位置相关性癫痫或伴有继发的全面性发作，在接受刺激后3个月随访时癫痫发作频率有64%的减少，其中8例患者发作频率的减少高于50%。术后6个月和12个月的结果也类似。本研究还显示，颞叶或者额叶癫痫患者的发作频率减少最为显著。

在这些结果的基础上，美国进行了一项丘脑前核电刺激治疗癫痫的前瞻性多中心随机对照试验（SANTE研究）。该项研究中，难治性部分性发作癫痫的患者接受丘脑前核DBS电极植入，然后随机双盲分为刺激组和非刺激组。长期随访研究显示，与基线时相比，刺激组1年时及5年时癫痫发作频率（中位数）分别下降41%及69%。1年时及5年时的缓解率（发作频率下降≥50%）分别为43%及68%。5年随访中，16%的受试者至少6个月无癫痫发作。该结果提供了ANT DBS治疗难治性癫痫的有效性证据。

（二）丘脑中央中核

网状系统-丘脑皮质神经元参与了全面性发作的发生和传播，生理学研究发现丘脑中央中核与此有关。有研究团队分析了数个采用丘脑中央中核电刺激治疗各种类型癫痫的注册研究。结果总体来说是有效的，各种类型的癫痫有50%~100%的发作减少。一项纳入了49例患者的研究中，6个月至15年的随访显示中央中核刺激可以有效减少强直阵挛发作、非典型性失神发作和强直性发作，但对复杂部分性发作无效。另一项纳入7例患者的双盲交叉对照设计研究显示，刺激时强直阵挛发作频率减少了30%而未刺激时发作频率只减少了8%，但两者间无统计学差异。而在该研究的随访阶段，6例全面性发作患者中的3例至少有50%的发作减少。

（三）尾状核

多个动物实验显示尾状核电刺激可以减少发作间期和发作期癫痫样的脑电活动。其中一项研究显示出频率依赖性的效果，低频刺激（<100Hz）可以减少癫痫发作而高频刺激可以增加癫痫的活动。目前还没有对照设计的临床试验，但一项研究表明部分患者癫痫样脑电活动减少。

（四）小脑核团

非对照研究表明刺激小脑治疗癫痫有不错的效果。一项双盲随机对照研究对5例症状性全面性癫痫发作患者进行了小脑上中表面刺激，发现刺激时癫痫发作频率有明显的减少。然而，其他对照试验并没有发现刺激小脑能够明显减少癫痫发作。

（五）海马和杏仁核

动物实验、人脑切片和临床研究均显示内侧颞叶（海马和杏仁核）电刺激可以抑制癫痫样脑电。在短期研究中，海马持续性电刺激可以抑制癫痫发作，减少发作间期癫痫样放电的数量。一项研究纳入了3例颞叶内侧癫痫患者，行双侧海马刺激发现复杂部分性癫痫发作的频率在术后4~6个月随访时减少了50%~97%。该研究未发现刺激相关的副作用。然后，一项双盲交叉对照设计的单侧海马刺激试验中，纳入4例难治性左侧颞叶内侧癫痫患者，结果显示仅有轻度地发作减少（平均为15%）。同时还发现刺激停止后有遗留的抗癫痫作用，而且1例患者有长期的收益（4年）。

（六）蓝斑核

两篇病案报道探讨了蓝斑核刺激治疗癫痫的效果。其中一篇报道1例患者接受刺激后全面性发作癫痫样放电活动被抑制。而另一篇报道了2例患者，1例有75%的癫痫发作减少，而另一例患者从单纯部分性发作转变为其他更严重的类型的时间有所延长。

（七）丘脑底核

大量的研究数据支持内源性控制系统的理论，该系统调节皮质的兴奋性并发挥出抗癫痫效果。这一系统包括黑质网状部和其传出至背侧中脑抗惊厥区域（dorsal midbrain anti-convulsant zone，DMAZ）的纤维，即上丘的腹侧区域的GABA能抑制性传出纤维。因此推测刺激STN是通过激活了DMAZ区域而发挥抗癫痫作用的。在全面性发作的大鼠模型中，高频刺激STN核中止了自发的发作。一项应用海仁酸诱导的癫痫大鼠模型的研究显示，丘脑底核刺激缩短了全面性发作的时间但却延长了部分性发作的时间。生理学研究表明临床患者发作间期癫痫样放电和癫痫发作能够在STN核团中记录到（头皮EEG可同时记录到）。在癫痫患者中，数个病案报道已经证实了STN刺激的抗癫痫效果。一例中央顶部皮质发育不良的癫痫患儿接受STN刺激后发作频率减少了80%，且效果持续30个月以上。另一个病案报道了3例部分性发作癫痫患者，其中一例肌阵挛癫痫患者明显改善（发作频率减少了80%），但另一例遗传性额叶癫痫患者对刺激没有反应。在另一个研究中，两例不明原因的额叶癫痫患者，1例随访6个月而另一例随访18个月，接受STN刺激后发作频率减少了80%。

三、手术方法

这里主要描述ANT-DBS的手术方法。总的来说与其他电极植入手术类似，且需要双侧植入，其基本步骤如下。

（一）固定头架

一般在固定头钉的位置进行局部浸润麻醉，前面的头钉一般在眉弓上2~3cm，并使头架平行于外眦与耳屏的连线。也可以进行眶上神经封闭。

影像学定位：可采用MRI扫描定位或者CT与MRI融合定位的方法，一般采用2mm层厚，无间距地MRI扫描。T_1或者T_2均可显示丘脑，但无法区别丘脑中各核团。

靶点坐标：丘脑前核的坐标为前后联合间线外6mm，后联合前8mm，前后联合平面上12mm。电极植入角度约为60°从前上方至后下方。骨孔一般冠状缝前中线旁，如果使用神经导航系统，尽可能使入颅点在脑回上，避开脑沟和其他静脉结构。

（二）电生理记录

需要注意的是，丘脑前核电极植入的路径总是会经过侧脑室。一旦通过脑室壁，就能够记录到丘脑特异性的电信号，即增加的背景噪声和动作电位。一般来说该靶点神经元放电是短而高频的爆发性放电。电生理记录并不能区别丘脑前核和其他周围的核团。一般来说电生理记录的范围是靶点上 10mm 至靶点下 5mm。

定位准确后，可以植入 DBS 电极，由于丘脑前核大约 6mm 长，因此可能有 1~2 个触点会落在丘脑前核外面。植入电极后可以将电极连接延伸导线以便术后临时刺激或者进行记录，也可以直接在全身麻醉下植入胸部的脉冲发生器及延伸导线而完成整套系统的植入。

（三）刺激参数

电压一般为 5~7.5v，频率为 145~185Hz，脉宽一般为 90μs，一般采用周期性刺激，即 1 分钟刺激开，5 分钟刺激关，这样可以有效的延长 IPG 电池使用寿命。

第三节 讨 论

目前，DBS 治疗癫痫已经获得欧洲 CE 认证。就 SANTA 研究的结果来看，DBS 治疗癫痫的前景较好。长期随访来看，DBS 丘脑前核持续地减少部分性癫痫的发作，同样在癫痫严重程度，生活质量方面也有改善。值得注意的是，随着刺激时间的延长，DBS 治疗癫痫的效果越来越好，这个特征在以往的迷走神经电刺激和反馈式电刺激中也有发现。这一特征完全不同于 DBS 治疗帕金森病，电刺激对于震颤和行动迟缓的改善可以说是即时的。造成这种不同的原因尚不清楚，但可能和疾病类型以及刺激的靶点等有关系。

DBS 治疗癫痫的并发症与其他疾病也类似，主要是围术期的不良事件。尽管动物实验中，反复电刺激大脑可以诱发癫痫发作。但在临床研究中并没有发现这一点。SANTA 研究中 5 年以上的随访也没有发现类似的情况。丘脑前核 DBS 对于难治性癫痫患者来说又多了一种治疗选择，尽管和其他 DBS 治疗相似，其治疗机制尚有待于我们进一步研究。

（彭里磊 西 建 明 杨）

参考文献

1. Laxpati NG, Kasoff WS, Gross RE. Deep brain stimulation for the treatment of epilepsy: circuits, targets, and trials. Neurotherapeutics, 2014, 11 (3): 508-526.
2. Kwan P, Sperling MR. Refractory seizures: Try additional antiepileptic drugs (after two have failed) or go directly to early surgery evaluation? Epilepsia, 2009, 50: 57-62.
3. Wiebe S, Blume WT, Girvin JP, et al. A randomized, controlled trial of surgery for temporal-lobe epilepsy. N Engl J Med , 2001, 345: 311-318.
4. Sander JW. The epidemiology of epilepsy revisited. Curr Opin Neurol, 2003, 16: 165-170.
5. Engel J, Jr. Why is there still doubt to cut it out? Epilepsy Curr, 2013, 13: 198-204
6. Helmstaedter C, Richter S, Röske S, et al. Differential effects of temporal pole resection with amygdalohippocampectomy versus selective amygdalohippocampectomy on material-specific memory in patients with mesial temporal lobe epilepsy. Epilepsia, 2008, 49: 88-97.
7. Helmstaedter C, Roeske S, Kaaden S, et al. Hippocampal resection length and memory outcome in selective

epilepsy surgery. J Neurol Neurosurg Psychiatry, 2011, 82: 1375-1381.

8. Engel J, McDermott MP, Wiebe S, et al. Early surgical therapy for drug-resistant temporal lobe epilepsy: A randomized trial. JAMA, 2012, 307: 922-930.

9. Beleza P. Refractory Epilepsy: A clinically oriented review. Eur Neurol, 2009, 62: 65-71.

10. Amar APMD, Apuzzo MLJMD, Liu CYMDPD. Vagus nerve stimulation therapy after failed cranial surgery for intractable epilepsy: Results from the vagus nerve stimulation therapy patient outcome registry. Neurosurgery, 2004, 55: 1086-1093.

11. Hariz MI, Blomstedt P, Zrinzo L. Deep brain stimulation between 1947 and 1987: the untold story. Neurosurg Focus, 2010, 29: E1.

12. Cheney PD, Giffin DM, Van Acker GM. Neural hijacking: Action of high-frequency electrical stimulation on cortical circuits. Neuroscientist, 2013, 19: 434-441.

第二十一章

脑深部电刺激治疗慢性意识障碍

第一节 概　　述

慢性意识障碍（disorders of consciousness，DOC）分为持续性植物状态（persistent vegetative state，PVS）和微意识状态（minimally conscious state，MCS ）两个层次。致病因素分为外伤和非外伤两大类，外伤是导致DOC的首位病因，非外伤包括缺氧性脑病和卒中。患者存活时间一般为2~5年，非外伤性的死亡率高于外伤性患者，PVS死亡率高于MCS。MCS预后明显好于PVS，但部分患者会长期停滞于此状态。MCS具有间断但明确的意识行为，如痛觉定位、视物追踪或凝视目标等，由于有较好的意识恢复潜能，MCS应该给予更积极的促醒治疗。

近年来在药物及神经康复治疗等领域都进行了有益的临床研究和尝试，其中以DBS和脊髓电刺激（spinal cord stimulation，SCS）为代表的神经调控技术的进步最为引人注目，从1968—2010年，DOC的神经调控治疗研究已近50年历史，共有6个临床研究55例DBS手术病例。1988年以来，共有10个临床研究308例SCS患者。此外，有零星报道使用巴氯芬泵、迷走神经电刺激及皮质电刺激唤醒的个案报道。多个临床研究显示神经调控技术对意识及行为学具有明显改善作用，其极有希望最先成为治疗慢性意识障碍患者的有效手段。

第二节 脑深部电刺激治疗慢性意识障碍

一、概　　述

（一）临床研究历史

临床研究大致可以分为3个阶段：

1. 早期研究证实了DBS对醒觉系统具有提高作用　1968年McLardy第一次对1名19岁脑外伤后8个月的植物状态患者实施了左侧板内侧核和中脑网状结构DBS治疗。随后的其他研究使用板内核和延髓腹丘脑核作为DBS靶点。由于时代所限，这些研究都是持续数周的短期刺激，没有明确证据证明刺激靶点在结构上符合觉醒系统。但是，都注意到刺激能产生行为反应提高和 EEG 去同步化活动。

2. 寻找符合生理基础的靶点和适应证 20 世纪 80 年代一项多中心研究，对病程超过 3 个月的 25 名植物状态患者，以丘脑束旁板内核和丘脑中央中核为靶点实施 DBS 治疗，13 例患者在治疗 1~3 周后出现显著的意识水平改善。Tsubokawa 等对 8 名患病 2~3 个月的植物状态患者行 DBS 手术，3 例出现行为改善，1 例部分改善。2010 年 Yamamoto 等报道 21 例 PVS 病人 DBS，苏醒 8 例（38. 1%）。2013 年 Yamamoto 等再次报道对 36 例 DOC 患者手术，其中 DBS 组意识恢复 15 例（15/26 例）。其他一些研究者也报道了类似改善。

3. 符合生理学机制的个体化 DBS 治疗方案 2007 年 nature 报道 Schiff 等发表的研究，对确认 DBS 的治疗效能具有极高的参考价值。在 1 名外伤后 6 年的微意识状态患者个案报道中，采用丘脑板内核 DBS 治疗，患者症状明显改善。其表现为在早期参数滴定阶段即出现的可理解语言表达和物品正确使用，随后是遵嘱活动、肢体自主运动及经口进食，特别是与外界的功能性交流能力得以恢复。持续 DBS 产生持续的行为影响，在 DBS 刺激关闭期行为提高仍得以保持。

（二）治疗靶点

最早的 DBS 靶点有网状结构、基底节，特别是在丘脑。经过短暂的摸索后，治疗逐渐集中在以 CM-pf 为靶点的中央丘脑。中央丘脑可能是唯一一个通过单区域刺激，就能激活广泛皮质-皮质和纹状体脑网络的靶点。Nature 中报道病例靶点丘脑板内侧核，但实际上电极覆盖中央丘脑的多个核团，见图 21-1。

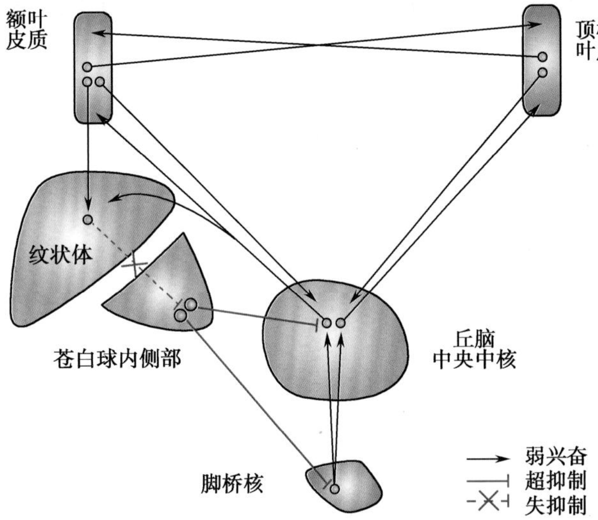

图 21-1 中央环路是维持意识的核心机制

中央丘脑作为 DBS 治疗 DOC 的最佳靶区，有几个原因：① 中央丘脑的细胞丢失总是与意识障碍病患者的恢复程度有关。②创伤性脑损伤常出现前脑活动减少，而部分原因是由于在注意和觉醒管理中起重要作用的中央丘脑神经元受损所致。中央丘脑神经元被内侧额叶区监控，病变会导致同侧半球神经活动减弱。③ DBS 可使中央丘脑和板内核正常的轴突纤维产生动作电位，通过中间环路产生大范围的脑活动。

（三）治疗机制

DOC 发病机制目前尚不十分清楚。一般认为完整的上行网状激活系统——丘脑-皮质和皮质-皮质环路是意识存在的必要条件。在该网络中由中央丘脑、纹状体及苍白球内侧部组成的中央环路起到至关重要的作用，重度脑损伤后中央环路调制异常，将导致严重而持续的意识障碍。

丘脑 DBS 旨在通过激活植物状态相应的神经网络来增强醒觉和意识水平，倘若这个大网络内部或丘脑和该网络间的连接被破坏，DBS 就不太可能通过丘脑对该网络产生明显作用。外伤性病灶常多但散在，从而使更多的神经连接得以保留。丘脑板内核可能是与高级皮质区特异连接的核团。当前部和中线部核团损伤时，功能保留程度较高；若叠加板内核区损害则常导致严重残疾，甚至植物状态。因此，丘脑中央核群（特别是板内核）在 DOC 病理机制中可能发挥着核心作用。通过在意识形成和维持的关键整合中枢中央丘脑的持续低频刺激，能诱发 EEG 的募集增加（incremental recruiting）、反应增强（augmenting response）及诱导 EEG 的调幅现象，从而达到激活和增强意识相关的脑网络活动，因此，通过 DBS 刺激来补偿中央丘脑神经元的活动，从而使基于这些网络（如注意、记忆、语言及执行功能等）的认知功能得以恢复，达到提高意识水平的目的。DBS 还有神经细胞修复作用及神经重塑现象，可有效地控制疾病的发展。

二、手术适应证、辅助检查及禁忌证

根据 DOC 疾病的预后以及现阶段神经调控技术的治疗能力，目前认为：微意识状态患者是神经调控的适合人群，而昏迷程度较深的植物状态患者尚无法从该疗法中获益。

（一）适应证

1. 符合微意识状态诊断标准。
2. 突发意识障碍。
3. 患病时间>3 个月。
4. 年龄 18~65 岁。
5. 入组前 1 个月内意识无持续改善或恶化者。
6. 无严重并发症及手术禁忌证者。
7. 监护人知情并签署知情同意书者。

微意识状态的临床评定应符合昏迷恢复量表（修订版）（coma recovery scale-revision，CRS-R）评分标准。在听觉定位、盯视或视物追踪及痛觉定位中，至少符合其中 1 项，且阳性重复率大约 50%。临床评定疑似 MCS，但未达到临床标准，在功能 MR、电生理检查中具有较明确的意识活动特征也可作为治疗对象。

（二）辅助检查

1. 脑成像检查　功能性 MR（functional magnetic resonance imaging，fMRI）能够在早期捕捉脑内意识相关的活动，意识水平与脑网络中的默认网络（default mode network，DMN）活动显著相关。弥散张量成像技术（diffusion tensor imaging，DTI），对 PVS 和 MCS 的鉴别有一定的准确度及临床应用价值，PET 发现植物状态患者的脑代谢较正常人降低，据此可为 DOC 意识诊断提供有益的帮助。

2. 神经电生理　脑电图是记录脑功能的重要手段，但 EEG 目视分析无法提取脑电的全部信息。定量脑电分析方法对原始脑电数据进行分析处理，可以提取出无法直接目测的特征。量化脑电图和基于 EEG 的脑网络分析，提供了更高的临床诊断价值。双谱指数（bispectral index，BIS）在植物状态比微意识患者值更低。失匹配负波（mismatch negativity，MMN）在预后较好的 DOC 患者中明显，检测到 MMN 或 P300 被认为是预后良好的标志。经颅磁刺激-脑电图记录到脑本身对磁刺激的反应，与肌电或行为认知观察相比，因果关系更为明确。

3. 功能性近红外光谱技术（functional near-infrared spectroscopy，fNIRS）　fNIRS 利用血液的主要成分对 600~900nm 近红外线良好的散射性，从而获得大脑活动时氧合血红蛋白和脱氧血红蛋白的变化情况。技术可运用于自然情境下的高级认知、发展心理学、异常心理学等多个领域的研究。

（三）禁忌证

1. 神经退行性疾病、颅内感染及恶性脑肿瘤术后昏迷。
2. 其他疾病并发昏迷，预期生存期不足 2 年。
3. 外伤后患病时间<3 个月。
4. 手术前 1 个月内意识持续改善或恶化者。
5. 不适合手术的各类严重疾病。
6. 未获知情同意书。

三、手术方法

（一）疗效评定

1. 优秀　清醒，且与外界可稳定交流。
2. 良好　出现稳定、持续的遵嘱活动。
3. 有效　临床评定及检查较术前提高，但仍未达到遵嘱活动。
4. 无效　无改变。由于患者的病情特点，通常开启刺激 2 年后仍无法获得意识恢复，可以基本判定对本治疗无效。

（二）术前准备

1. 临床神经系统查体及评定。
2. 昏迷恢复量表（修订版）（coma recovery scale-revision，CRS-R）评分。
3. 神经影像学检查　CT、磁共振（功能性 MR，弥散张量成像 DTI）、PET 等。
4. 神经电生理检查　动态脑电图、TMS-EEG、诱发电位（听觉、体感、失匹配负波 MMN、P300、N20 等）。
5. 功能性近红外光谱技术。

（三）手术步骤

1. 体位与麻醉　全身麻醉。由于 DOC 患者无意识，但痛觉反应明显而无法配合框架的安装，使用常规的局部麻醉患者头动明显，无法保证安装的准确性，故应在全身麻醉或较深的镇静状态下进行立体定向仪基环的安装。通常患者都有气管切开，可以直接接麻醉机。手术体位同其他 DBS，仰卧位，上身略抬高。

2. 头架安装及扫描　基本原则同其他功能手术。

3. 靶点及手术规划　DBS 核团选择的大多数是中央中核-束旁核复合体（CM-pf）。解剖坐标为 X=7~9mm，AC-PC 线中点后 Y=8mm，Z=0~3mm。CM X=9，Y=-8，Z=3；束旁核：X=5，Y=-10，Z=1。输入解剖靶点数据，确认靶点位置及入路。手术计划系统规划入颅点及穿刺针道，避免针道进入侧脑室。立体定向手术计划系统叠加 AtlasSpace 脑核团电子图谱将提高手术的精度。

当伴有明显脑萎缩，丘脑核团发生了较明显的位移，通过经验及计划系统等方法已较难矫正以确保精确植入时，建议放弃。当一侧丘脑有明显病灶或手术残腔，无论从结构和功能上都不适合植入（图 21-2）。

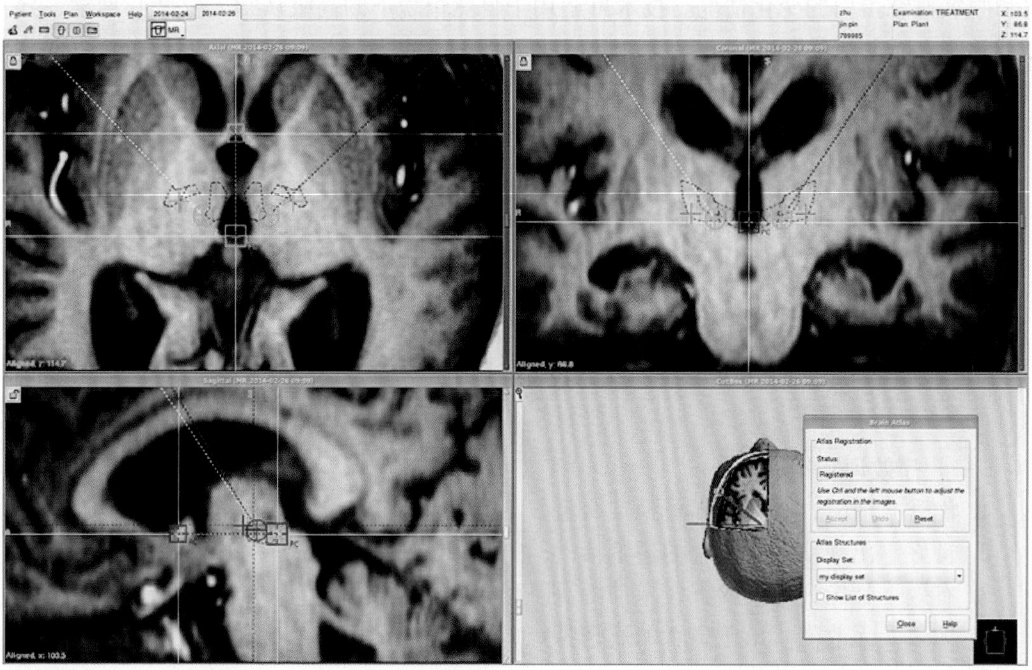

图 21-2 丘脑中央中核-束旁核复合体靶点及入路规划

4. 电极植入 由于普遍存在脑室扩大，头皮切口和颅骨钻孔的位置多在中线旁开 4~5cm 处。微电极记录及刺激电极植入过程同其他 DBS 手术。

为获得满意的微电极记录信息和术中临时测试，在钻孔完毕后应停止影响细胞活动的麻醉或强镇静药物。CM-pf 是少用的靶点，靶区核团单细胞放电特征鲜有描述。经我们观察发现，相较于其他的丘脑细胞放电，进入靶区后细胞放电明显减弱，但仍需临床积累验证。植入电极选择长触点间距型，目的是为尽可能的覆盖中央丘脑的各个核团，为术后程控提供足够的调整空间和选择（图 21-3）。

5. 连接导线及脉冲发生器 基本原则及方法同其他 DBS 手术。很多患者在 DBS 手术前接受了脑室-腹腔分流手术，分流管已占用一侧胸部皮下空间，故最好选用“一拖二”型脉冲发生器。IPG 置于分流管的另一侧，并尽量远离分流管。脉冲发生器放置于锁骨下、腋前线与胸骨中线的中央部，避免因长期卧床 IPG 向外侧移位。

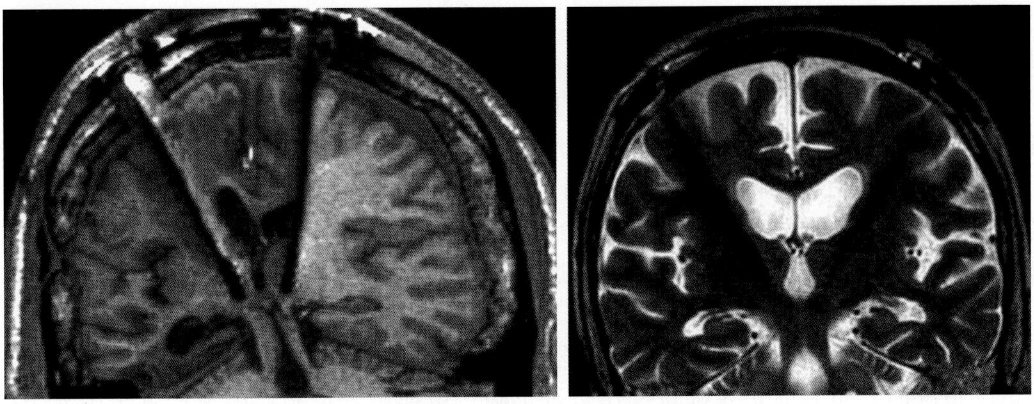

图 21-3　脑深部电刺激电极植入后影像学表现

四、程　　控

一般认为，高频率刺激会产生抑制作用，低频率刺激会导致脑的激活效应。文献报道的 DOC 促醒治疗 DBS 常用程控参数为：8～250Hz，120～200μs，1.0～7.0V。低频刺激是多数研究者普遍遵循的原则。Yamamoto 早期使用频率 50Hz，后续研究参数调整为 25Hz，似有选择更低频率刺激的趋势。但 Schiff 认为意识的恢复可能需要 100Hz，甚至更高的频率。结果仍需进一步的观察和研究。

术后 1～2 周开机。多数微意识状态患者的意识水平存在波动，应仔细观察患者的意识波动规律，选择意识状态最佳的时间段开启。部分患者服用镇静剂或抗癫痫药物，开机前应尽量减少或停止服药，以减少对意识的影响。参数滴定，刺激强度由低逐渐提高。设置在 25～100Hz，100～200μs，1.0～4.0V 范围内。双极刺激，也可设计不同的触点组合。循环刺激模式：开/关：15 分钟/15 分钟。日间刺激，夜间关闭，以对应正常的清醒-睡眠周期。由于患者程控个体差异大，推荐预设多个刺激组，以减少随访程控次数，2～3 个月无明显提高可调整程序组。

由于 DOC 患者无法反馈调控即时的刺激感受，因此，程控参数合理设置是微意识状态神经调控治疗中最具挑战性的工作。2011—2016 年陆军总医院共完成意识障碍（DOC）手术病例 70 例，清醒率约 30%。为提高程控参数设置的可靠性，参数滴定使用动态 EEG 观察不同刺激组合，对皮质脑电活动的影响，使用量化脑电图的功率谱、时频及因果分析等，优选及排序调控参数。促醒成功患者中发现 50～70Hz 的中低频刺激较好，电压 3.0～4.0V。出现明显意识改善多在开始刺激后 8～12 周，超过 12 个月后较少继续提高。

五、不良反应及并发症

（一）电极位置偏差

由于脑萎缩变形、脑室扩大、计算、术中脑移位等因素，DBS 电极实际植入可能与术中规划出现偏差。因此，除在植入过程中的仔细核对和操作外，使用手术计划系统及电子脑核团图谱提高定位精度外，选择有较长间距触点的刺激电极，使有效触点尽量的覆盖到靶区。

（二）切口及皮肤破损

由于微意识状态患者普遍存在营养不良，皮肤破损发生的风险较高。包括 DBS 头部、耳后及锁骨上导线处皮肤破溃，以及胸部 IPG 切口裂开感染。

发生最多的部位为 IPG 植入处。多由于囊袋准备过小、浅，以及术后皮肤牵拉导致。发生切口裂开后，应早期进行清创，并扩大囊袋，深埋。无张力情况下缝合切口，多可治愈。IPG 下皮下积液发生不多，通过局部加压多可自行吸收。

（三）患者控制器故障

患者采用间断刺激模式，患者控制器使用较为频繁，故程控器故障时有发生。发生以上情况时，可嘱看护者确认操作是否正确；更换患者控制器电池；置于阳光下适当晾晒或电吹风冷风档吹干。以上措施后仍无法正常使用，应及时联系手术医生或制造商。

（四）出血

出血是 DBS 手术常见的严重手术并发症，由于微意识状态患者的病例数较少，目前尚未见相关的并发症报告。

第三节 典型病例

病史：男性，28 岁。车祸外伤昏迷 2 个月入院。原诊断为多发脑挫裂伤、弥漫性轴索损伤、原发性脑干伤；右肺挫裂伤。伤后 8 周，接受完整的治疗及康复，胸腔闭式引流。病情稳定，但意识无明显恢复。查体：昏迷，气管切开，去皮质强直状，严重营养不良，右侧胸部塌陷，自发睁眼，间断视物追踪。CRS-R 评分 9～10 分，肌张力增高，左侧肢体肌力Ⅰ级，右侧Ⅱ级。临床诊断：微意识状态。入院后继续 6 周药物、康复治疗，连续临床 CRS-R 量表评定未见明显改善。功能 MR 分析：默认网络 DMN 存在明显、广泛的激活区，提示患者具有较好的意识恢复潜力；多网络分析：在突显网络（SN）、执行网络（EN）、运动感觉及视、听觉网络，均具有较大程度的残留，预测其他功能良好，可能获得较为完全的恢复。

伤后第 4 个月，评估符合手术适应证，全身无手术禁忌证。充分告知手术风险及疗效，并签署知情同意书。全身麻醉下行双侧 DBS，靶点 CM-pf。美敦力 3387 植入电极，7428 脉冲发生器。术后 1 周开机，经脑电图辅助下“参数滴定”1 周，最后确定刺激模式：70Hz，120μs，4.0V。0～1+的双极、循环刺激模式。开/关：15 分钟/15 分钟。8：00-20：00。日间刺激（图 21-4）。

开机刺激后 4 周，意识快速提高，出现遵嘱注视、双侧动手活动，CRS-R 评分达 16 分。8 周达 20 分。术后 4 个月后意识完全恢复，肢体活动障碍；继续康复锻炼，术后 8 个月恢复正常意识及肢体功能（图 21-5）。

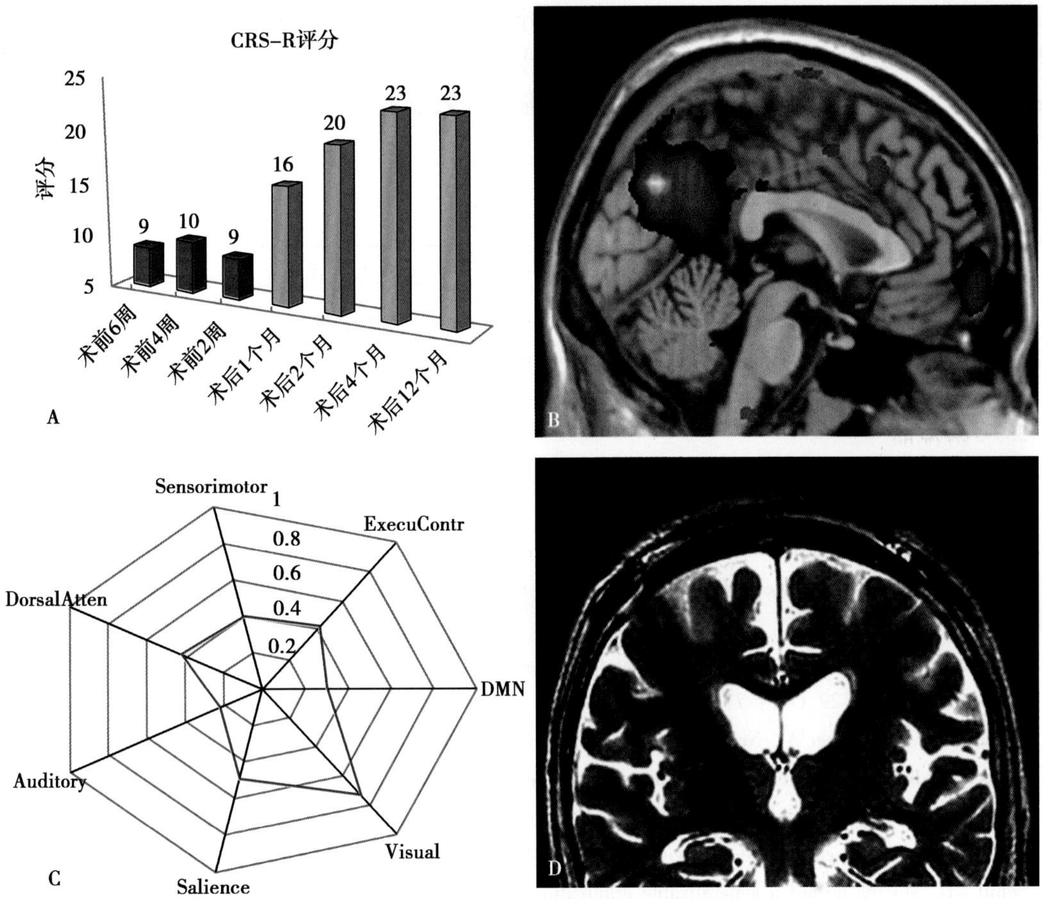

图 21-4　脑深部电刺激治疗意识障碍的评估方法

A. CRS-R 临床评分；B. DMN 网络激活区明显，以 PCC 为著；C. fMRI 多网络分析提示多项功能保存良好，具有较全面恢复的潜力；D. 脑深部电刺激术后复查 MRI

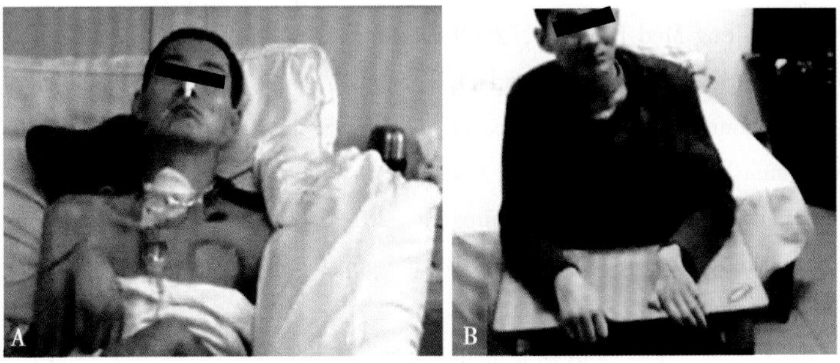

图 21-5　脑深部电刺激术后患者

A. 术后 4 周；B. 术后 4 个月

第四节　总　　结

尽管神经调控治疗正成为意识障碍治疗的主要研究热点及方向之一，但神经调控治疗研究受疾病认识水平所限，在患者选择、治疗靶区确定、程控参数设定及疗效科学验证上存在诸多缺陷，因此，在成为普遍应用的临床治疗手段前，现阶段应定位为探索性的临床试验治疗，需谨慎、科学开展，并详细记录临床疗效及不良反应。

（何江弘 杨 艺 夏小雨）

参考文献

1. Georgiopoulos M，Katsakiori P，KefalopoulouZ，et al. Vegetative State and Minimally Conscious State：A Review of the Therapeutic Interventions. Stereotact Funct Neurosurg，2010，88（4）：199-207.
2. Giacino J，Fins JJ，Machado A，et al. Central thalamic deep brain stimulation to promote recovery from chronic posttraumatic minimally conscious state：challenges and opportunities. Neuromodulation，2012，15（4）：339-349.
3. Giacino JT，Ashwal S，Childs N，et al. The minimally conscious state Definition and diagnostic criteria . Neurology，2002，58（3）：349-353.
4. Guerra A，Costantini EM，Maatta S，Ponzo D，Ferreri F. Disorders of consciousness and electrophysiological treatment strategies：a review of the literature and new perspectives. Curr Pharm Des，2014，20（26）：4248-4267.
5. Hirschberg R，Giacino JT. The vegetative and minimally conscious states：diagnosis，prognosis and treatment . NeurolClin，2011，29（4）：773-786.
6. Lemaire JJ，Sontheimer A，Nezzar H，et al. Electrical modulation of neuronal networks in brain-injured patients with disorders of consciousness：a systematic review. Ann Fr Anesth Reanim，2014，33（2）：88-97.
7. McClenathan BM，Thakor NV，Hoesch RE. Pathophysiology of acute coma and disorders of consciousness：considerations for diagnosis and management. Semin Neurol，2013，33（2）：91-109.
8. Schiff ND. Moving toward a generalizable application of central thalamic deep brain stimulation for support of forebrain arousal regulation in the severely injured brain . Ann N Y Acad Sci，2012，1265（8）：56-68.
9. Schiff ND，Giacino JT，Kalmar K，et al. Behavioural improvements with thalamic stimulation after severe traumatic brain injury . Nature，2007，448（7153）：600-603.
10. Shah SA，Baker JL，Ryou JW，et al. Modulation of arousal regulation with central thalamic deep brain stimulation . Conf Proc IEEE Eng Med Biol Soc，2009，3314-3317.
11. Vanhaudenhuyse A，Noirhomme Q，Tshibanda LJ，et al. Default network connectivity reflects the level of consciousness in non-communicative brain-damaged patient. Brain，2010，133（Pt 1）：161-171.
12. Yamamoto T，Katayama Y，Obuchi T，et al. Deep brain stimulation and spinal cord stimulation for vegetative state and minimally conscious state. World Neurosurg，2013，80（3-4）：S30. e1-9.
13. Yamamoto T，Kobayashi K，Kasai M，et al. DBS therapy for the vegetative state and minimally conscious state. Acta Neurochir Suppl，2005，93：101-104.
14. 何江弘，杨艺，焦辉，等. 持续性植物状态的神经调控治疗. 广州：中华神经医学杂志，2013，12（12）：1197-1200.
15. He JH，Cui Y，Song M，et al. Decreased functional connectivity between the mediodorsal thalamus and default mode network in patients with disorders of consciousness. Acta Neurol Scand，2015，131：145-151.
16. He JH，Yang Y，Zhang Y，et al. Hyperactive external awareness against hypoactive internal awareness in disorders of consciousness using resting-state functional MRI：highlighting the involvement of visuo-motor modulation. NMR Biomed，2014，27：880-886.
17. Chudy D，Deletis V，Almahariq F，et al. Deep brain stimulation for the early treatment of the minimally con-

scious state and vegetative state: experience in 14 patients. J Neurosurg, 2017: 1-10.

18. Magrassi L, Maggioni G, Pistarini C, et al. Results of a prospective study (CATS) on the effects of thalamic stimulation in minimally conscious and vegetative state patients. J Neurosurg, 2016, 125: 972-981.

第二十二章

脑深部电刺激的展望与未来

在过去的20年里，DBS已经替代了立体定向功能神经外科常用的毁损手术，成了现代功能神经外科手术疗法的中流砥柱。一项新技术能否在临床长期应用与保留，重点在于其发展趋势，不仅需要关注其疗效，还应关注其对人体的影响，以及患者对治疗的自身评价、工作能力的提高和生活质量的改善。在这方面，DBS已被证实是一种有效的治疗方法，由于它具有可逆性和可调节性的特点，允许我们将该技术应用于毁损方法无法尝试的靶点和疾病，大大降低了手术的致残率。目前，虽然有关DBS的很多研究领域并未完全探明，但随着越来越多的研究者投入到这一领域和一个接一个重大研究成果的突破，我们相信，其优良的效果和独特的价值将使其在未来的运动障碍性疾病乃至其他疾病的治疗中有着更为广阔的应用前景。

在技术发展和科学进步的步伐突飞猛进的时代，DBS未来的前景是很难预测的。但我们仍可在现有研究基础上摸索出一些DBS未来研究发展方向：①进一步阐明其作用机制；②拓宽其手术适应证；③改进技术：包括探寻更多的刺激靶点，调整适当的刺激参数，建立合理的术后程控体系，达到更方便和更有效地服务于患者的目的；④开发硬件，研发寿命更长的电池或可充电电池，减少刺激器体积及刺激电极个体化，使DBS获得更好的治疗效果。

第一节　阐明作用机制

DBS作为一项神经调控技术，是否具有临床应用前景，电刺激对神经细胞和神经递质的作用是否能够刺激神经核团、填补神经递质空隙、保护神经功能、诱导神经再生，其作用机制并未阐明。从目前来看，其对神经核团进行电刺激仅能改善患者临床症状，提高生活质量。因此，需要我们集神经解剖学、神经生理学、神经生化学、神经影像学、神经网络学、生物医学工程学、基因组学等多学科共同努力，进一步探明DBS的作用机制，为人类造福。

高频率刺激作用机制很复杂，可能包括细胞放电的抑制、神经递质的耗竭、阻断或兴奋抑制性环路进而产生功能性阻滞，在刺激部位产生类似毁损的效应等。例如在动物模型中已证实高频电刺激STN可以产生神经保护作用，但在帕金森患者还没有得到验证。

目前众多研究者提出多种可能，例如：①电刺激神经核团，影响电极周围神经细胞、轴突和神经纤维，从而产生突触抑制作用；②高频电刺激致神经递质耗竭，阻碍突触信息传递，从而影响电极周围神经信号转导；③通过电流、化学或其他调节途径，直接调节病理状态下的神经网络；④改变基底节单个神经细胞的活动模式，消除皮质和基底神经节之间的异常节律；⑤电流也作用于突触，激发相邻星形胶质细胞释放钙离子，从而促进传出神经元释放神经递质（如腺苷和谷氨酸）；⑥电刺激可以增加脑血流量，从而刺激神经元再生。尽管能够利用这些假说来解释 DBS 产生的工作效果，但是这些并不能完全解释 DBS 的工作机制，有的只注重于分析核团放电信号而忽略了相关核团神经递质的浓度变化，或者注重于电生理学方法而忽视了功能影像学应用，并没有综合各种相关数据来分析。DBS 的作用机制极其复杂，目前对其了解甚少，尚待进一步研究。

第二节　拓宽手术适应证

DBS 首先应用于帕金森病和特发性震颤等运动障碍疾病方面，现已拓展到癫痫、肌张力障碍等其他适应证，近年来精神障碍疾病也常用 DBS 作为外科手术方法，比如：难治性抑郁症、强迫症、神经性厌食症、成瘾性疾病、植物状态和阿尔茨海默病等。

随着科技的发展，DBS 新的适应证也在不断地扩大。尽管 DBS 对帕金森病及其他运动障碍疾病的治疗已有 20 余年，但术后的运动改善率仅为 50%~80%，非运动症状的疗效更差。对于不宜手术治疗的药物难治性癫痫、抽动秽语综合征、强迫症患者，DBS 可以减少发作频率、减轻临床症状或改善精神症状，而对于植物状态、阿尔茨海默病、肥胖症、慢性疼痛的长期疗效尚不确定，需进一步临床验证。

第三节　技术改进

一、探寻更多靶点

DBS 会干扰靶点的很多功能，或影响通过该靶点的很多神经通路。这也解释了为什么 STN 电刺激可以治疗震颤、运动迟缓和僵直，还可以治疗难治性强迫症或癫痫。

相反的，一个症状（或综合征）可以被很多靶点的刺激而影响，例如震颤的患者除了刺激 STN，还可以通过刺激 VIM、CM-pf 和 GPi 改善；运动迟缓和僵直的患者 STN 和 GPi-DBS 均可改善相同的症状；难治性强迫症、抑郁症和癫痫等功能神经疾病均可通过不同的靶点刺激改善相同的症状。因此这些靶点都可能涉及了这一功能或这些症状的产生。

不同疾病的新的靶点还在不断的研究和开发中，相信今后在靶点定位方面会有更完善的方法和途径。目前相关的研究大部分是个案报道或小样本研究，获得的临床资料有限，也难以对其治疗效果做出确定的评价。所以，仍需较大规模随机对照试验来评估其有效性及安全性，同时探索合适的治疗靶点和电刺激参数，以期达到最佳效果的同时尽可能减少术后的并发症及不良反应。

二、调整刺激方式与合理的术后程控体系

DBS 术后的程控是一项细致而复杂的工作。程控质量的好坏直接影响术后病人疗效和

病人接受程度。在程控过程中，除遵循最低能量、最佳效果、最少不良反应的基本原则外，更需要程控人员对病人的实际情况进行综合分析，才能寻找出最适合病人的刺激参数。例如对帕金森病患者，使用循环刺激模式以及 STN 控制步态和异动的疗效等方面还需要进一步探索。

目前应用的高频方波持续电刺激是一种非常有效的治疗方法。通过以下的改变持续刺激的方法可以使症状控制变得更有效：随机释放的可变频率，但平均刺激频率仍在或高于 100Hz；更为灵活的刺激序列，如阶段脉冲调整；调整在帕金森病人中过多的 β 节奏；根据监测到的脑深部电活动或周围肌肉活动，通过反馈环路驱动电刺激。逻辑上还存在其他的更有效的刺激方式，比如改变波形，方波可以被正弦波、上下波动或双相脉冲取代。

刺激方式的另一方面，在原有的“开环刺激”的模式上开发“闭环刺激”，根据大脑动能变化情况形成反馈环路，进行适时刺激治疗，这能有效降低电池耗能，更适用于癫痫、疼痛等发作性疾病的治疗。

第四节 硬件开发

在硬件开发这一方面，目前看来主要的现实需求就是缩小植入设备，使它更容易植入皮下，从而减少对皮肤的磨损以及进一步导致的感染。还有一个需求就是采用可充电电池，这样可以减少治疗的花费以及避免再次手术更换刺激器。

DBS 作为一项新技术，还有些方面需要进一步改进，如电源供给方案的优化、植入材料的性能提升等。目前，一种新的电源供给方案是无接触式的充电方式，主要有体外射频经皮供电、红外线耦合供能等。此外，电极和导线等材料也需要进一步提高其生物相容性、机械强度等。

总而言之，DBS 未来的发展前景是光明的，仍存在很大的提升空间。这不但需要相关产品工程设计人员的不懈努力，发明出更优更好的产品，也需要临床神经外科医生的继续钻研，从手术适应证的判定、到严谨的手术流程以及术后程控方面，都需进一步的完善和提高。进一步阐明作用机制、拓宽适应证、改进手术技术、探索 DBS 脑-机接口、建立合理的术后程控体系和实现远程程控等，将理论与实际应用情况相结合，促进 DBS 的快速发展与应用。

（王学廉　陈礼刚）

52检